AF525019

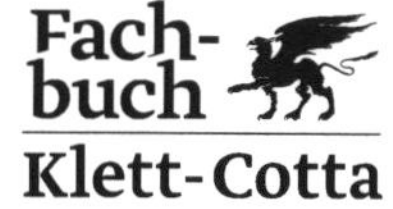
Fach-
buch
Klett-Cotta

Heinz Weiß

Das Labyrinth der Borderline-Kommunikation

Klinische Zugänge zum Erleben von Raum und Zeit

Mit einem Vorwort von John Steiner

Klett-Cotta

Klett-Cotta
www.klett-cotta.de
© 2009 by J. G. Cotta'sche Buchhandlung
Nachfolger GmbH, gegr. 1659, Stuttgart
Alle Rechte vorbehalten
Printed in Germany
Schutzumschlag: Klett-Cotta Design
Foto: fotolia.com
Gesetzt aus Scala von r&p digitale medien, Leinfelden-Echterdingen
Gedruckt und gebunden von Esser printSolutions GmbH, Bretten
ISBN 978-3-608-98081-3

Zweite Auflage, 2021

Bibliographische Information der Deutschen Nationalbibliothek
Die Deutsche Nationalbibliothek verzeichnet diese Publikation in der Deutschen Nationalbibliographie; detaillierte bibliographische Angaben sind im Internet über http://dnb.d-nb.de abrufbar.

Inhalt

Vorwort

Der Leser dieser außergewöhnlichen Arbeit mag über eine derart klare und anschauliche Darstellung von Borderline-Mechanismen und Borderline-Erfahrungen erstaunt sein. Heinz Weiß verfügt über eine breite klinische Erfahrung, die er sich zum Teil in seiner Funktion als Leiter einer psychoanalytisch orientierten psychosomatischen Abteilung an einem Allgemeinkrankenhaus erwarb und die er insbesondere durch seine genaue und intensive analytische Arbeit als praktizierender Psychoanalytiker vertiefte. Diese klinische Erfahrung wird durch ein präzises Verständnis seelischer Vorgänge sowie durch die Vertrautheit mit den Werken von Freud, Klein und einem breiten Spektrum zeitgenössischer Psychoanalytiker ergänzt.

1992 lernte ich Heinz Weiß während seines mehrmonatigen Forschungsaufenthalts an der Tavistock Clinic kennen und war sofort von seiner Auffassung, seiner Wissbegierde und seinem Enthusiasmus beeindruckt. Zu dieser Zeit beschäftigte er sich mit den Werken zeitgenössischer Londoner Psychoanalytiker und begann sich so für den klinischen Ansatz von Melanie Klein und ihren Nachfolgern zu interessieren. Ausgehend von einem umfangreichen Wissen über die Theorien Freuds machte er sich nun mit dem Werk Kleins und anschließend mit den Arbeiten von Bion, Rosenfeld, Joseph, Rivière, Money-Kyrle und Segal vertraut. Leser, die mehr über diese Autoren wissen möchten, finden in diesem Buch äußerst klare und genaue Darstellungen. Heinz Weiß hat seither die Entwicklungen hier in London und anderswo in der Welt nicht nur mit verfolgt, sondern in neuerer Zeit auch selbst zu ihnen beigetragen.

In der vorliegenden Arbeit werden Borderline-Phänomene, -Mechanismen und -Strukturen beschrieben. Die besondere Stärke des Buchs liegt darin, zu zeigen, wie Patient und Analytiker in etwas verstrickt werden, das treffenderweise als Labyrinth bezeichnet wird. Dieses Labyrinth von Verbindungen kann eine Art Gleichgewicht aufrechterhalten und dem Patienten dadurch ein Funktionieren ermöglichen, verhindert aber gleichzeitig jede Entwicklung. Nichtsdestoweniger gibt es immer ein Potential für Veränderung, und die Kunst des Analytikers besteht darin, die verdeckten Kommunikationsversuche zu entschlüsseln und dem Patienten die Erfahrung zu vermitteln, dass er verstanden wird.

Der Autor vertritt die These, dass psychische Veränderung bei manchen Patienten davon abhängt, dass der Wachstum und Entwicklung ermöglichende innere Raum wiederhergestellt und erneuert wird. Von dieser Annahme ausgehend stellt er dar, wie wichtig es für den Analytiker ist, seine Aufmerksamkeit auf das Feingewebe der analytischen Sitzung zu richten. Zudem zeigt er, wie diese Art detailgerichteter Aufmerksamkeit subtile Einflüsse (enactments) seitens des Analytikers zu enthüllen vermag, die, einmal entdeckt, dazu beitragen können, das Labyrinth zu entwirren.

Heinz Weiß hat ein besonderes Interesse an dem Umgang mit Ängsten, die sich auf das Zeiterleben beziehen. Er schildert, wie Patienten sich manchmal in eine zeitlose Welt zurückziehen und sich so verhalten, als könne das Leben ewig weitergehen. Besonders klar ist seine Beschreibung von Patienten, die Verlusterfahrungen aus dem Wege gehen, indem sie sich in Phantasien einer zeitlosen Welt flüchten, in der sie für immer mit ihren Objekten eingesperrt sind und diese niemals loslassen müssen. Auf diese Weise können sie zwar Trauer und Verlust umgehen, versäumen dadurch aber auch viele Vorteile, die Leben und Leiden in der wirklichen Welt bieten.

Bei all seinen klinischen Beispielen findet es der Autor hilfreich, das Material in Hinblick auf seelische Vorgänge und Strukturen darzustellen. Er verwendet Konzepte wie das der projektiven Identifizierung, des agoraklaustrophoben Dilemmas, der pathologischen Organisationen und der seelischen Rückzugsorte. Die präzisen Erklärungen des Buchs zeugen von einem tiefgehenden Verständnis dieser Modelle. Wenn der Autor Bions Überlegungen zum Containment erkundet, betritt er auch kontroverses Terrain. Dabei entwickelt er eine eigenständige Theorie und beschreibt verschiedene Phasen der projektiven Identifizierung.

Es ist die Verbindung von Klarheit, Präzision und Sensibilität, die dieses Werk so lesenswert macht. Meiner Meinung nach wird es zu einer unverzichtbaren Lektüre für jeden werden, der seine klinische Technik erweitern möchte, ob Psychoanalytiker, Psychotherapeut, Psychiater, Lehrer oder Forscher im Bereich der Medizin und Sozialwissenschaften.

London, im Februar 2009
John Steiner

1. Einleitung

Borderline-Patienten[I] konfrontieren ihre Behandler mit einer Reihe von Problemen: Sie stellen eine intensive Nähe her und fühlen sich schon im nächsten Moment von ihrem Gegenüber eingeschlossen. Um Gefühlen des Gefangenseins zu entgehen, müssen sie aus der Nähe, die sie eben noch gesucht haben, schnell wieder fliehen, um kurz darauf von Verlassenheits- und Verfolgungsängsten eingeholt zu werden. Gerade dann, wenn sich in der Behandlung Fortschritte ankündigen, werden diese in einer negativen therapeutischen Reaktion wieder zurückgenommen, weil Abhängigkeit schwer erträglich ist und Neid, Scham- oder Schuldgefühle überhandnehmen. Oft laden Borderline-Patienten ihr Gegenüber mit intensiven Gefühlen auf, um sich dann, wie unbeteiligt, an einen seelischen Rückzugsort zu begeben, an dem sie vor Gesehenwerden und vor schmerzlichen Veränderungen geschützt sind. An diesen Orten scheint die Zeit stillzustehen, und das, was eben noch in Bewegung war, gerinnt zu einem endlosen Augenblick. Es ist dieses Herausgleiten aus der Zeit, das zu zeitlosen Zuständen und längeren Phasen von Stillstand in der Behandlung führt.

Die Mitteilungen dieser Patienten wirken zum Teil widersprüchlich und verwirrend. Dies hängt mit der Konkretheit ihrer Sprache zusammen, die zum Handeln drängt und in der Wörter wie Dinge behandelt werden. Nicht selten entsteht dabei der Eindruck, als benutzten sie die Kommunikation weniger dazu, um etwas über ihren inneren Zustand mitzuteilen, als zu dem Zweck, ihre Beziehungen zu manipulieren und zu kontrollieren. Wenn diese Kontrolle zusammenbricht, wird für kurze Momente etwas von den verzweifelten Ängsten sichtbar, die dieser Form der Beziehungsaufnahme zugrunde liegen. Häufiger muss der Analytiker jedoch die Not des Patienten indirekt erschließen, indem er den Gefühlen, die in ihm entstehen, eine symbolische Bedeutung gibt.

Oft hat es dabei den Anschein, als strebte der Patient in erster Linie danach, sein Gegenüber in seine pathologischen Objektbeziehungen zu verstricken, und als ginge es weniger darum, diese zu verstehen und aufzulösen. Die daraus entstehenden Sackgassen und Verwicklungen sind Gegenstand des vorliegenden Buchs. Es nimmt auf Erfahrungen aus hochfrequenten psychoanalytischen Behandlungen Bezug und greift neuere theoretische Entwicklungen auf, um jene Vorgänge zu erkunden, die in das Labyrinth der Borderline-Kommunikation hineinführen. Einmal in dieses Labyrinth hineingelangt, fühlen sich Analytiker und Patient nicht selten in endlose destruktive Prozesse verstrickt. Manchmal scheint es dann, als diene die Behandlung ihrerseits der Aufrechterhaltung eines pathologischen Gleichgewichts.

Wie unter diesen Umständen dennoch Veränderungen möglich sind, ist ein weiteres Thema dieses Buches. Es geht von der These aus, dass Borderline-Patienten Schwierigkeiten beim Aufbau ihres psychischen Raumes haben und die therapeutische Aufgabe deshalb vor allem darin besteht, diesen inneren Raum zu konstruieren. Eine solche Sichtweise hat behandlungstechnisch eine Reihe von Implikationen, die an klinischen Beispielen erläutert werden. An ihnen werden Deutungsoptionen aufgezeigt, die es dem Analytiker ermöglichen können, sich aus schwierigen, manchmal als ausweglos erscheinenden Verwicklungen allmählich wieder herauszulösen.

Diese Überlegungen nehmen auf die klinische Erfahrung bezug, dass die grundlegenden Probleme dieser Patienten nur durch ein genaues Erfassen der in der Behandlungsstunde ablaufenden Mikroprozesse zugänglich werden. Erst wenn es gelingt, die Atmosphäre der Sitzung aufzunehmen und die subtilen einladenden, ausweichenden und antwortenden Bewegungen zwischen Patient und Analytiker zu registrieren, kann ein umfassendes Verständnis der Gesamtsituation erreicht werden. Hierzu haben neuere theoretische Entwicklungen wie das Konzept der pathologischen Persönlichkeitsorganisationen, die Theorie der projektiven Identifizierung und die durch sie ermöglichten Fortschritte im Verständnis von Gegenübertragungs- und Symbolisierungsprozessen wichtige Beiträge geliefert.

In *Kapitel 2* wird zunächst das Konzept der pathologischen Persönlichkeitsorganisationen dargestellt. Es geht auf frühere psychoanalytische Vorstellungen zu ›Charakterwiderständen‹ und Abwehrvorgängen zurück, die nun in einer Theorie komplexer Organisationen zusammengefasst werden (Steiner 1993). Pathologische Organisationen können sowohl als Ineinandergreifen von Abwehrmechanismen als auch als Netzwerk von Objektbeziehungen verstanden werden. Sie stellen dem Individuum einen Ort relativer Ruhe und Sicherheit zur Verfügung, wenn Verfolgungsgefühle und Verlustängste überhandnehmen. Allerdings schränken sie auch die psychische Entwicklung ein, so dass das, was zunächst als Zuflucht erscheint, bald zu einer Sackgasse und einem Gefängnis wird. In den Träumen der Patienten spiegeln sich diese Rückzugszustände z. B. in Bildern von Höhlen und Räumlichkeiten, in denen der Patient Zuflucht findet, oder auch in Phantasien von einem idealisierten, einsamen Ort – wie etwa einem fernen Land oder einer Insel –, welcher vor dem Kontakt mit der Wirklichkeit Schutz gewährt. Diese imaginären Orte sind der Zeit entrückt. Sie lassen sich als Utopien begreifen, in denen »Inszenierungen des Unmöglichen« (Rohde-Dachser, Wellendorf 2004) gesucht werden. Durch die psychoanalytische Behandlung solcher Patienten konnte in den vergangenen Jahren eine Reihe neuer Einsichten in den Aufbau und die Funktion dieser Organisationen gewonnen werden. Einige der Weiterentwicklungen werden in diesem Abschnitt diskutiert. Sie gelten nicht nur für Patienten, welche im engeren Sinn die deskriptiven Kriterien einer »Borderline-Persönlichkeitsstörung« (APA 1994) erfüllen, sondern auch für zahlreiche »normale«, neurotische und psychotische Individuen, die zur Aufrechterhaltung ihres psychischen Gleichgewichts auf die Verwendung von Borderline-Elementen und Borderline-Mechanismen angewiesen sind.

Kippt das hochorganisierte Gleichgewicht, so wird dies als psychischer »Zusammenbruch« erlebt. Diese Krisenzustände sind es, welche die Patienten oft verzweifelt um Hilfe nachsuchen lassen. Sobald sie jedoch eine Behandlung aufgenommen haben, gewinnt man oft den Eindruck, als seien nicht wenige von ihnen bestrebt, den früheren Gleichgewichtszustand – nun mit Hilfe der Therapie – wieder herzustellen. Dieses Phänomen hat mit der Tendenz pathologischer Persönlichkeitsorganisationen zu tun, Bezugspersonen, wie z. B. die behandelnden Therapeuten, in ihre Funktionsweise einzubeziehen. Daraus resultieren jene typischen Verstrickungen, agora-claustrophoben Ängste und Missverständnisse, die in *Kapitel 3* als »Labyrinth der Borderline-Kommunikation« beschrieben werden. In diesem Abschnitt werden nicht nur einige charakteristische Schwierigkeiten dieser Patienten skizziert, sondern auch Wege aufgezeigt, die unter Umständen geeignet sind, aus den Sackgassen wieder herauszuführen.

Eine der Schwierigkeiten besteht darin, dass die Patienten in kritischen Situationen oft dazu tendieren, zu sehr konkreten, präsymbolischen Kommunikationsformen überzugehen, welche der Übermittlung primitiver emotionaler Zustände und der mit ihnen verbundenen unbewussten Phantasien dienen. Um diese Ebene des Austauschs »jenseits der Worte« zu erfassen, muss der Analytiker zum geeigneten Zeitpunkt in der Lage sein, von der Betrachtung der Inhalte auf die Untersuchung der Gefühle, die in ihm evoziert werden, überzugehen. *Kapitel 4* illustriert dies anhand eines ausführlichen klinischen Beispiels, in dem die Mitteilung von Träumen dazu verwendet wurde, die Übertragungssituation zu beeinflussen und Teile des Traumes unmittelbar innerhalb der Behandlungsstunde zu inszenieren. Anhand eines zweidimensionalen Schemas wird zwischen der *Struktur* des Traummaterials und seiner *Verwendung* zu kommunikativen bzw. Abwehrzwecken unterschieden. Hierzu wird die These formuliert, dass die Träume von Borderline-Patienten sowohl von psychotischen Träumen als auch von den Träumen neurotischer Patienten zu unterscheiden sind. Während psychotische Träume der Evakuation der Psyche von unverdaulichen Inhalten dienen und halluzinativen Zuständen ähneln, enthalten Letztere symbolische Elemente, welche Mitteilungen über die innere Welt des Träumers ermöglichen. Demgegenüber sind Borderline-Träume an der Grenzfläche zwischen innerer Welt und äußerer Realität angesiedelt. Sie entsprechen Videos, die den Analytiker dazu einladen sollen, in eine virtuelle Welt einzutauchen und mit dem Patienten bestimmte innere Szenarien durchzuspielen.

Diese virtuelle Welt ist weder wahnhaft noch real. Sie bildet eine eigene Wirklichkeit und einen eigenen Raum, der von Zeitlosigkeit geprägt ist. In ihm können innere und äußere Realität fließend ineinander übergehen. Zeitlosigkeit kann als ein allgemeines Merkmal psychischer Rückzugszustände aufgefasst werden. Im Verlauf einer Analyse führt sie mitunter zu erheblichen behandlungstechnischen Problemen. Manche der Patienten neigen dazu, ›endlose‹ Patienten zu werden, und fühlen sich nur so lange sicher, als die Therapie andauert. Trennungen, Unterbrechungen der Behandlung oder deren bevorstehendes Ende werden als psychische Katastrophe erlebt, der sie um jeden Preis entgehen müssen. Um dieser Gefahr zu begegnen, versuchen sie das Fortschreiten der Zeit aufzuhalten und stellen auf die eine oder andere Weise zeitlose Zustände her. Einige dieser Zustände werden in *Kapitel 5* als »Inseln von Zeitlosigkeit« beschrieben. In diesen Enklaven kommt jede Entwicklung zum Erliegen, was im Analytiker Gefühle von Ärger, Hoffnungslosigkeit und Verzweiflung auslösen kann. Anhand zweier Behandlungsverläufe werden ›romantische Idealisierung‹ und ›allwissende Verzweiflung‹ als zwei Erscheinungsformen von Zeitlosigkeit vorgestellt. Dabei werden Trauer und Hoffnung als grundlegende Merkmale des therapeutischen Prozesses in ihr Gegenteil verkehrt, so dass ein statischer Zustand entsteht, durch den Veränderung vermieden wird.

Missrepräsentationen des Zeiterlebens, wie sie bei Borderline-Patienten häufig anzutreffen sind, werfen ebenso theoretische wie behandlungstechnische Fragen auf. Sie werden in *Kapitel 6* unter dem Gesichtspunkt der von Melanie Klein (1946) eingeführten »paranoid-schizoiden« und »depressiven Position« diskutiert. Während in der paranoid-schizoiden Welt die Vergangenheit allgegenwärtig ist und die Zukunft als namenlose Bedrohung erscheint, tauchen erst mit dem Übergang zur depressiven Position genuin zeitliche Erfahrungen auf. Sie setzen die Rücknahme von Projektionen und damit das Erreichen von psychischer Getrenntheit voraus, durch die innere und äußere Realität voneinander unterscheidbar werden. Nach der hier entwickelten Vorstellung geht die Entfaltung des dreidimensionalen psychischen Raumes der Entwicklung des Zeiterlebens voraus. Daraus wird ein räumliches Modell der Übertragungssituation abgeleitet, welches zu der Überlegung führt, dass es nicht die Erinnerung ist, die Trauer ermöglicht, sondern dass umgekehrt erst die Fähigkeit zu trauern zu einem Erinnern mit Emotion und Bedeutung führt. Übertragungsdeutungen haben deshalb zunächst den Sinn, den inneren psychischen Raum zu erschließen, bevor zeitliche Rekonstruktionen sinnvoll werden. In diesem Modell wird die Aufgabe des Verstehens als diejenige einer Wiedergutmachung an den beschädigten inneren Objekten des Patienten, die Arbeit des Erinnerns als diejenige eines Anerkennens und Verzeihens gesehen.

Neben dem Rückzug in Zeitlosigkeit stellt der Aufbau komplexer Missrepräsentationen eine weitere Möglichkeit dar, der schmerzlichen Auseinandersetzung mit Erfahrungen von Trennung und Verlust aus dem Weg zu gehen. Missrepräsentationen beziehen sich auf »elementare Lebenstatsachen« (Money-Kyrle 1971), unter denen die Abhängigkeit von einer äußeren Quelle des Guten, die Anerkennung der ödipalen Situation sowie die Anerkennung der Unvermeidlichkeit von Vergänglichkeit und Verlust eine besonders wichtige Rolle spielen. Durch Missrepräsentationen werden diese Lebenstatsachen zugleich scheinbar anerkannt und heimlich negiert. Sie führen zu Verdrehungen und Verzerrungen der psychischen Realität, die auf unterschiedliche Weise organisiert werden können. Anhand von klinischem Material wird in *Kapitel 7* zunächst die Entwicklung einer psychotischen Missrepräsentation im ersten Behandlungsjahr beschrieben, die auf wahnhaften und omnipotenten Mechanismen beruhte. Im weiteren Verlauf der Analyse wurden von der Patientin vor allem narzisstische und perverse Elemente eingesetzt, um katastrophale Verlustängste abzuwehren. Sie spiegeln die Tätigkeit einer Borderline-Organisation wieder, die jedoch nicht mehr zu einer völligen Verleugnung der psychischen Realität führte. Schließlich wird anhand zweier Sitzungen aus dem fünften Behandlungsjahr dargestellt, wie die Patientin unter dem Eindruck des bevorstehenden Behandlungsendes zwar vorübergehend wieder auf solche Mechanismen zurückgriff, nun aber besser in der Lage zu sein schien, mit ihrer Trauer und ihren Verlustängsten umzugehen. Um zu diesen emotionalen Erfahrungen einen Zugang zu finden, kann es hilfreich sein, die Entwicklung von Missrepräsentationen sorgfältig zu beobachten und ihre Funktion innerhalb der Übertragungsbeziehung zu untersuchen.

Kapitel 8 beschreibt anhand von weiterem klinischen Material, wie sehr Borderline-Patienten unter dem Eindruck von Trennungserfahrungen auf verzweifelte Abwehrmaßnahmen zurückgreifen können, um Ängsten vor Fragmentierung und Identitätsverlust zu entgehen. Im vorliegenden Fall hatte der Tod des Vaters bei der Patientin zu einem psychischen Zusammenbruch geführt, der bei ihr frühe psychotische Ängste wieder aufleben ließ. In der Behandlung tauchten psychotische Elemente schon frühzeitig innerhalb der Übertragung auf, so dass sich die Patientin bedroht und verfolgt fühlte. Es wird dargestellt, auf welche Weise sie diese Ängste zu kontrollieren versuchte und wie sie jedes Mal, wenn die Kontrolle zusammenzubrechen drohte, erneut mit psychotischen Erfahrungen in Kontakt kam. Besonders ausgeprägt zeigte sich dies in ihrem Bemühen, die Behandlung vorzeitig zu beenden, um sich nicht in ihr gefangen zu fühlen. Unter Bezugnahme auf das in Kapitel 3 entwickelte Schema werden Übergänge zwischen Borderline-Träumen und psychotischen Träumen beschrieben. Als sich die Patientin schließlich in der Lage fühlte, ein Ende der Behandlung ins Auge zu fassen, geriet sie mit Trauergefühlen in Berührung, die sie manchmal als so bestürzend erlebte, dass sie sich in eine schlaftrunkene Phantasiewelt zurückzog. Dadurch breitete sich ein Gefühl von Unwirklichkeit aus, welches sie für den Analytiker schwer erreichbar machte. Gelang es, sie aus diesem zeitlosen Schlaf zu wecken, wurde sie erneut von Angst und heftiger Trauer ergriffen. Diese Bewegungen werden anhand der letzten vier Behandlungsstunden im Einzelnen dargestellt. Es wird aufgezeigt, wie die Situation des Abschiednehmens mit der Angst vor dem Wiederauftauchen verstörender innerer Objekt verbunden ist und wie oft gerade in solchen Augenblicken pathologische Organisationen erneut ins Spiel gebracht werden können, um mit diesen Ängsten fertigzuwerden.

Das Erfassen solcher Bewegungen ist an die Fähigkeit des Analytikers gebunden, die in ihm entstehenden Gefühle wahrzunehmen und über sie nachzudenken. Für das Verständnis der in ihm ablaufenden Gegenübertragungsprozesse hat das Konzept der projektiven Identifizierung eine wichtige Grundlage geliefert. Es beschreibt, wie das Individuum unter bestimmten Umständen dazu neigt, Teile seines Erlebens in sein Gegenüber hineinzulegen – manchmal in der Hoffnung, auf diese Weise etwas von seinem inneren Zustand mitzuteilen und verstanden zu werden, manchmal in der Absicht, etwas auf gewaltsame Weise loszuwerden, in den anderen einzudringen und diesen von innen her zu kontrollieren. Für das Verständnis der Borderline-Kommunikation hat sich vor allem die Untersuchung der pathologischen projektiven Identifizierung als bedeutsam erwiesen. Ausgehend von den Erweiterungen, die R. Money-Kyrle (1956; 1960) und W. R. Bion (1962; 1963; 1965) an dem von M. Klein formulierten Konzept vorgenommen haben, wird in *Kapitel 9* ein mehrphasiges Modell der projektiven Identifizierung entworfen. Es beschreibt zunächst, wie sich die vom Patienten ausgestoßenen Selbst- und Objektanteile an die psychische Oberfläche des Analytikers anheften, um dann in einem zweiten Schritt in sein Inneres aufgenommen zu werden. Dort angelangt, streben sie danach, sich mit seinen eigenen inneren Objekten zu verbinden. Diese innere Verbindung zu erfassen, über sie nachzudenken und sie schließlich wieder auflösen zu können, stellt wichtige Schritte im Durcharbeiten der Gegenübertragung dar. Es wird aufgezeigt, wie es im günstigen Fall zu einer Transformation der projizierten Elemente kommt, so dass sie der Analytiker in Gestalt seiner Deutungen in einer weniger ›unverdaulichen‹, symbolisierten Form an den Patienten zurückgeben kann. Die Unterscheidung verschiedener Teilphasen der projektiven Identifizierung trägt dazu bei, Schwierigkeiten und Blockaden im Durcharbeiten der Gegenübertragung genauer zu lokalisieren. Kurze klinische Sequenzen illustrieren die dabei auftretenden behandlungstechnischen Probleme. Abschließend werden noch einmal typische Sackgassen-Situationen und Deutungsoptionen bei der Behandlung von Borderline-Patienten beschrieben.

Auch wenn in diesem Buch häufig von »Borderline-Patienten« oder »Borderline-Problemen« die Rede ist, so wird damit doch kein einheitliches klinisches Bild beschrieben. Gemeint sind vielmehr Phänomene und Vorgänge, die auch bei neurotischen, psychotischen und ›normalen‹ Individuen vorkommen, welche für Borderline-Patienten aber besonders charakteristisch sind. Sie werden deshalb im folgenden als »Borderline-Elemente« bzw. »Borderline-Mechanismen« beschrieben. Ebenso wenig war es beabsichtigt, den vorliegenden Untersuchungen zur Klinik und Diagnose der Borderline-Pathologie eine weitere hinzuzufügen oder verschiedene Subtypen von Borderline-Störungen zu differenzieren. Hierzu wurden in den vergangenen Jahrzehnten eine Reihe von Ansätzen vorgelegt (Fairbairn 1952; Knight 1953; 1972; Rosenfeld 1965; 1971a,b; Guntrip 1968; Kernberg 1968; 1984; 2004; Rohde-Dachser 1979; Green 1990; Giovacchini 1993; Steiner 1993; Rey 1994; Britton 2003), von denen einige in dem von Kernberg, Dulz und Sachsse (2000) herausgegebenen *Handbuch der Borderline-Störungen* zusammengefasst sind.

Das Anliegen dieses Buches ist vielmehr ein klinisches. Es geht von der Schwierigkeit des Borderline-Patienten aus, einen Raum für seine emotionalen Erfahrungen zu konstruieren, und untersucht die Folgen, die sich daraus für den Beziehungsaufbau und die therapeutische Arbeit ergeben. Einige der Probleme haben mit dem Zeiterleben und der Symbolverwendung des Borderline-Patienten zu tun, welche ihrerseits mit seiner »geographischen Verwirrung« (Meltzer 1992) in Beziehung stehen.

Die Schwierigkeiten, einen dreidimensionalen psychischen Raum zu entfalten und diesen vom äußeren Raum und vom inneren Raum anderer Menschen zu differenzieren, wurden innerhalb der Psychoanalyse von verschiedener Seite thematisiert. In diesem Zusammenhang sind W. R. Bions (1962; 1963) Untersuchungen zum *Containment*, D. W. Winnicotts (1953; 1971) Überlegungen zum »intermediären Raum«, D. Meltzers (1966; 1992) und H. Reys (1979; 1994) Arbeiten zum »agora-klaustrophoben Dilemma« sowie H. Segals (1957; 1991) klinische Erforschung von Symbolisierungsstörungen zu nennen, die sich teilweise mit strukturalistischen (Lacan 1953; 1966) und neueren ichpsychologischen Ansätzen (Jacobson 1964; Mahler 1975; Mahler et al. 1975; Loewald 1986; R. Blanck, G. Blanck 1986; Meissner 1984) berühren. Aktuelle Forschungen zum Bindungsverhalten und zur frühen Entwicklungspathologie (Stern 1985) haben diese Phänomene als mangelnde Affektspiegelung bzw. als defizitäre »Mentalisierung« konzeptualisiert (Gergely, Watson 1996; Fonagy, Target 1997; Fonagy 2001; Fonagy et al. 2002). Obwohl diese empirischen Befunde für das Thema der vorliegenden Untersuchung von Bedeutung sind, wird auf sie nur insoweit eingegangen, als sie behandlungstechnische Fragen berühren.

Für das Verständnis des therapeutischen Prozesses sind dagegen vor allem solche Ansätze relevant, die unmittelbar aus der klinischen Erfahrung entwickelt wurden. Dies trifft z. B. für die Theorie der projektiven Identifizierung zu (vgl. Frank, Weiß 2007) oder für das Konzept der pathologischen Persönlichkeitsorganisationen, welches ab Mitte der 60er Jahre von Rosenfeld (1965; 1971a,b; 1987), Meltzer (1966; 1968; 1973) und anderen Autoren ausgearbeitet wurde (vgl. Weiß, Frank 2002). Die verschiedenen Ansätze wurden von J. Steiner (1993) in seiner Theorie der seelischen Rückzugsorte zusammengeführt, welche unter dem Titel der »Borderline-Position« die grundlegenden Gemeinsamkeiten klinisch sehr heterogener und komplexer Zustandsbilder betont. Steiners Theorie der *psychic retreats* ist für die in diesem Band entwickelten Vorstellungen von besonderer Bedeutung; denn sie integriert nicht nur vielfältige klinische Beobachtungen und vorhandene Theorien, sondern sie erlaubt es auch, die Wirkung von Interventionen unmittelbar im Zusammenhang mit dem psychischen Gleichgewicht des Patienten zu verstehen. Ein Überblick zur Entwicklung des Konzepts der pathologischen Persönlichkeitsorganisationen soll deshalb am Anfang der nachfolgenden Überlegungen stehen.

2. Zuflucht oder Gefängnis? Pathologische Organisationen der Persönlichkeit und Orte des seelischen Rückzugs

Borderline-Störungen umfassen bekanntlich ein weites klinisches Spektrum: Dieses reicht von psychotischen Zuständen mit langen Phasen von Fragmentierung und Desintegration bis hin zum scheinbar normalen, oft sogar besonders erfolgreichen und differenzierten Individuum, welches nur in Zeiten besonderer Belastung einen »Zusammenbruch« erlebt. Obwohl die klinischen Unterschiede des Borderline-Spektrums beträchtlich sind, gibt es dennoch gemeinsame Merkmale in der Qualität der vorherrschenden Ängste sowie in den Abwehrmaßnahmen, die zum Schutz vor diesen Ängsten errichtet werden. Um diese Gemeinsamkeiten zu charakterisieren, spricht man von einer Borderline-Persönlichkeitsorganisation (Kernberg 1967; 1975) oder auch von Borderline-Mechanismen und -Elementen, wie sie allerdings nicht nur bei Borderline-Patienten, sondern in bestimmten Situationen auch bei psychotischen, neurotischen und normalen Individuen anzutreffen sind. Gleichwohl erweist sich die Kenntnis dieser Elemente als hilfreich, um die Dynamik dieser Störungen in der konkreten klinischen Situation zu verstehen. Wenn sie zu einer zeitlich überdauernden Struktur zusammengefasst sind, sprechen wir von einer pathologischen Persönlichkeitsorganisation.

Das Konzept der pathologischen Persönlichkeitsorganisationen führt verschiedene theoretische Ansätze und klinische Beobachtungen in einem komplexen Funktionsmodell zusammen. Es beschreibt, wie unter dem Eindruck früher Angstsituationen hochorganisierte Strukturen – gleich einem Versteck oder einer schützenden Höhle – aufgebaut werden, um mit diesen Ängsten fertigzuwerden. Im Verlauf der weiteren Entwicklung zeigt sich jedoch, dass jene Zufluchtsorte, die ursprünglich Schutz vor unerträglichen

Ängsten gewähren sollten, nun ihrerseits zu einer Sackgasse und zu einem Gefängnis werden.

Pathologische Organisationen können sowohl in gesellschaftlichen Phänomenen, in Gruppenprozessen wie auch in der Persönlichkeitsentwicklung wirksam werden. Man spricht z. B. von einer zwanghaften, paranoiden, narzisstischen oder Borderline-Organisation und meint damit die vorherrschenden Strukturmerkmale und Mechanismen, welche die Tätigkeit der Organisation prägen. Von besonderem Interesse sind dabei die spezifischen Prozesse und Verbindungen, die zum Aufbau und zum Zusammenhalt solcher Organisationen beitragen. In der psychoanalytischen Behandlung erweisen sie sich z. T. als überaus veränderungsresistent; denn sie zielen darauf ab, den Analytiker in ihre Tätigkeit einzubeziehen. Dies führt zu einer Reihe von behandlungstechnischen Problemen, welche in den folgenden Kapiteln erörtert werden. Zunächst soll aber ein Überblick über das Konzept der pathologischen Persönlichkeitsorganisationen gegeben werden, wie es vor allem innerhalb der kleinianischen Tradition entwickelt wurde.

Zur Entstehung des Konzepts der pathologischen Persönlichkeitsorganisationen

Bereits Freud verwendete den Begriff »Organisation« und bezeichnete damit bestimmte Stadien der kindlichen Sexualentwicklung – die »infantilen Sexualorganisationen« –, die durch ihre jeweils vorherrschenden libidinösen Ziele und Objekte gekennzeichnet sind (Freud 1905d). Mit der Einführung der Narzissmustheorie (Freud 1914c) richtete sich sein Interesse auf pathologische Ich-Zustände, wie er sie bereits in seiner Analyse des Schreber-Falles (Freud 1911c) beschrieben hatte und später in *Trauer und Melancholie* (Freud 1916–17g) sowie in seinen Untersuchungen zum Fetischismus (1927e) und zur »Ich-Spaltung im Abwehrvorgang« (1940e) weiterführte. Freud war dabei mit komplexen Abwehrvorgängen beschäftigt, die seiner Meinung nach pathologische Identifikations- und Spaltungsprozesse beinhalten und die Beziehungen des Ich zur inneren und äußeren Realität nachhaltig prägen. Bereits 1913 hatte er den Ausdruck »narzißtische Organisation« geprägt (Freud 1912–13a), und nach Einführung des Todestrieb-Konzeptes (Freud 1920g) beschäftigte er sich in seinem Spätwerk (Freud 1937c) mit grundlegenden Widerständen, die als Ausdruck destruktiver Kräfte gegen die Kreativität und Liebesfähigkeit des Individuums gerichtet sind.

An Freuds Überlegungen konnten seine Nachfolger wie z. B. Karl Abraham (1919; 1924; 1925) mit der Erforschung überaus schwieriger Charakterwiderstände anknüpfen. Abraham hatte bereits 1919 eine besondere Form von narzisstischem Widerstand beschrieben, die durch scheinbare Gefügigkeit, die Vermeidung alles Kränkenden sowie die Tendenz des Patienten charakterisiert ist, alles alleine zu machen und sich selbst an die Stelle des Analytikers zu setzen. Wilhelm Reich (1933) prägte den Begriff des »Charakterpanzers«, und Helene Deutsch (1942) beschrieb einen Typus von Patient, den sie »Als-ob«-Persönlichkeit nannte. In ähnliche Richtung weisen die Überlegungen Michael Balints (1968) zu regressiven Zuständen, Donald W. Winnicotts (1960) Theorie der Organisation eines »falschen Selbst« sowie W. R. D. Fairbairns (1944) Beschreibung der Figur eines »inneren Saboteurs«. Darüber hinaus haben viele Autoren unterschiedlicher psychoanalytischer Schulen wichtige Ansätze zum Verständnis von Persönlichkeitsstörungen und Charakterwiderständen entwickelt (Nunberg 1956; Gitelson 1963; Kernberg 1967; 1975; 1983; Loewald 1978; Giovacchini 1975; Rohde-Dachser 1979; Green 1990; vgl. auch Lax 1989). Ihre Beiträge können hier nicht alle referiert werden. Stattdessen soll ausführlicher auf die von der Theorie Melanie Kleins ausgehenden Entwicklungen eingegangen werden.

Innerhalb der kleinianischen Tradition, welche besonders auf die zuletzt genannten Überlegungen Freuds sowie auf die Arbeiten Abrahams Bezug nahm, hatte Joan Rivière bereits 1936 in ihrem Aufsatz über die negative therapeutische Reaktion komplexe narzisstische Widerstände als »Teil eines *hochorganisierten Abwehrsystems*« gegen einen mehr oder weniger unbewusst-depressiven Zustand im Patienten (Rivière 1936, S. 138) beschrieben. Ihre Beobachtungen, wie auch die Formulierungen anderer Autoren, konnten sinnvoll integriert werden, nachdem M. Klein in ihrer Arbeit »Bemerkungen über einige schizoide Mechanismen« (1946) ein neues Modell des psychischen Funktionierens entwickelt hatte.

Nach diesem Modell bildet das frühe Ich keine einheitliche Struktur, sondern kann in Teile gespalten und in Objekte projiziert werden, um von hier aus zu einem späteren Zeitpunkt reintrojiziert und wieder zusammengefügt zu werden. Diese Sichtweise eröffnete den Blick auf primitive Abwehrmechanismen, mit deren Hilfe sich das frühe Ich unerträglicher innerer Spannungen zu erwehren sucht. Sie bildete zugleich die Voraussetzung dafür, um in der Folgezeit erstmals erwachsene psychotische und Borderline-Patienten in psychoanalytische Behandlung zu nehmen. Diese von Rosenfeld (1949; 1950; 1952a,b, 1954; 1965), Segal (1949; 1956; 1957), Bion (1950; 1954; 1955; 1956; 1957; 1958; 1959) und anderen durchgeführten Analysen (vgl. Weiß, Horn 2007) fanden im Rahmen des klassischen psychoanalytischen Settings statt. Sie konfrontierten die Analytiker mit bis dahin unbekannten, z. T. heftigen und verwirrenden Übertragungsreaktionen. Zugleich bereiteten sie ein umfassenderes Verständnis der Gegenübertragung vor (Heimann 1950; Racker 1953; Money-Kyrle 1956) und gewährten dadurch Einblick in den Aufbau und die Funktion pathologischer Persönlichkeitsorganisationen.

Das von Klein entworfene Modell beschreibt die Persönlichkeitsentwicklung als ein beständiges Oszillieren zwischen projektiven und introjektiven Bewegungen, zwischen Phasen von Integration und Desintegration, wobei konstitutionelle Faktoren und Umwelteinflüsse zusammenwirken. Seelische Gesundheit wird hier als eine Balance zwischen projektiven und introjektiven Prozessen aufgefasst, welche im günstigen Fall Entwicklung und Differenzierung ermöglichen, während sie im ungünstigen Fall zum Aufbau pathologischer Strukturen führen. Mit der »paranoid-schizoiden« und der »depressiven Position« beschrieb Klein dabei zwei psychische Organisationsformen, die sich hinsichtlich ihrer Funktionsweise, der verwendeten Mechanismen sowie der Selbst- und Objektorganisation grundlegend voneinander unterschieden. Klein konnte dabei auf die Erfahrungen aus ihren frühen Kinderanalysen (Klein 1932; vgl. Frank 1999) sowie auf ihre Untersuchungen zu normalen und pathologischen Trauerprozessen zurückgreifen (Klein 1935; 1940). Da diese Unterscheidung von grundsätzlicher Bedeutung ist, sollen die wichtigsten Erlebensmodi der paranoid-schizoiden und der depressiven Position hier kurz vorgestellt werden.

Paranoid-schizoide und depressive Position

Die Einführung der beiden »Positionen« erlaubte Klein die Untersuchung komplexer psychischer Organisationsformen, die sie sowohl als Entwicklungsstadien wie auch als Abwehrformationen bzw. zeitlich überdauernde psychische Strukturen begriff, welche es im Laufe des Lebens immer wieder durchzuarbeiten gilt. Letzteren Gesichtspunkt hob insbesondere Bion (1962; 1963) hervor, der das Oszillieren zwischen paranoid-schizoider (*PS*) und depressiver Position (*D*) als Teil eines Entwicklungsprozesses begriff (vgl. Britton 1998).

$$PS \leftrightarrow D$$

Sieht sich das Individuum in der *paranoid-schizoiden Position* in erster Linie mit Verfolgungs- und Fragmentierungsängsten konfrontiert, so werden die Beziehungen in der depressiven Position als Beziehungen zu ganzen Objekten konzipiert. Teilobjektbeziehungen kennzeichnen dagegen die paranoid-schizoide Position. Da diese Objekte aufgrund des Vorherrschens projektiver Prozesse in starkem Ausmaß Selbstanteile enthalten, sind in ihnen Selbst und anderer, Innen und Außen nur mangelhaft voneinander differenziert. Das Denken in der paranoid-schizoiden Position ist konkretistisch und relativ zeitlos. Da Erfahrungen von Mangel und Verlust nur unzureichend symbolisiert werden können, wird die Abwesenheit guter (befriedigender) Erfahrungen oft wie die Anwesenheit schlechter Objekte erlebt, und wenn dies unerträglich ist, werden diese sofort wieder projiziert. Dabei dient die projektive Identifizierung in erster Linie dazu, die Psyche von quälender Angst und Spannung zu entlasten. Da Integrationsprozesse noch nicht dauerhaft sind und rasch wieder zerfallen, überwiegt die Tendenz, belastende Gefühle so schnell wie möglich loszuwerden. Sie können deshalb nur kurzfristig und auf relativ primitive Weise symbolisiert werden (Segal 1957). Zustände von Idealisierung und Verfolgung wechseln einander in der paranoid-schizoiden Position in rascher Reihenfolge ab. Um Verwirrung und Fragmentierung zu entgehen, müssen idealisierte Selbst- und Objektanteile von schlechten, verfolgenden Anteilen getrennt gehalten werden. Spaltung, primitive projektive Identifizierung und omnipotente Kontrolle charakterisieren deshalb die Objektbeziehungen innerhalb der paranoid-schizoiden Position. Ängste und Schuldgefühle haben hier oft eine verfolgende Qualität, so dass das Hauptinteresse auf die Abwendung von Bedrohung und das Überleben des Selbst gerichtet ist.

In der *depressiven Position* kommt es dagegen zu einer schrittweisen Integration: Das Individuum entdeckt, dass es das gleiche Objekt ist, welches es befriedigt und frustriert und dem es sowohl liebende wie auch hasserfüllte Regungen entgegenbringt. Der Abzug von Projektionen lässt ein stärkeres Gefühl von Getrenntheit entstehen, was mit Verlusterleben und intensiver Trauerarbeit verbunden ist. Diese Veränderungen gehen aus einer wachsenden Fähigkeit zur Integration von Erfahrungen hervor und führen dazu, dass sich das Hauptinteresse vom Überleben des Selbst auf die Sorge um das Objekt verschiebt, von dem sich das Individuum abhängig fühlt. Mit der Anerkennung räumlicher Getrenntheit kommt es auch zu einer zeitlichen Integration. Symbole können nun zur Bezeichnung von Abwesendem verwendet werden, so dass ein Raum für die Generierung von Bedeutung, Erinnerung und zeichenvermittelter Kommunikation entsteht (Weiß 1998a). Mit der Integration ambivalenter Regungen kommen zugleich Verlustängste und Schuldgefühle ins Spiel. Sie leiten Wiedergutmachungsbestrebungen ein, die allmählich weniger omnipotent ausfallen und mit der Anerkennung des dem Objekt in der Phantasie zugefügten Schadens einhergehen. Diese Bewegung ist mit intensivem Konflikterleben verbunden und begleitet die einzelnen Stadien des Trauervorgangs (vgl. Steiner 1993, S. 60ff.). Sie fördert die Bereitschaft zu vergeben und ermöglicht es umgekehrt, sich vorzustellen, dass einem auch selbst vergeben werden kann (Rey 1986), woraus ein Gefühl von Dankbarkeit entsteht. Dadurch wird nicht nur die Beziehung zum Primärobjekt, sondern auch das Erleben der Ödipussituation modifiziert: Auch hier treten Spaltungsprozesse zurück, und das Kind gewinnt eine realistischere Sicht der elterlichen Paarbeziehung, von der es sich aufgrund seiner Kleinheit und Unreife ausgeschlossen fühlt.

Kleins Konzept der projektiven Identifizierung und Bions Erweiterung zum Modell Container/contained

In ihrer Arbeit »Bemerkungen über einige schizoide Mechanismen« (1946) hatte Klein nicht nur die beiden »Positionen« eingeführt, sondern auch das Konzept der »projektiven Identifizierung« formuliert. Die projektive Identifizierung umfasst eine Reihe von Vorgängen, die je nach Ausgangssituation und zugrunde liegendem Motiv sowohl der Übermittlung emotionaler Zustände als auch der Verfolgung von Abwehrzwecken dienen. In ihrer allgemeinsten Form lässt sie sich als Phantasie beschreiben, Teile des eigenen Selbst (Gefühle, ›Gedanken‹, psychische Funktionen) in ein aufnehmendes Objekt zu verlagern, wodurch dieses in unterschiedlicher Weise beeinflusst, zu Reaktionen veranlasst und in Besitz genommen wird. Es handelt sich demnach um einen Vorgang, der nicht nur die *Oberfläche* des Objekts berührt, sondern *in es hinein* gelangt und dessen inneren Zustand modifiziert. In Erweiterung der Auffassung Freuds (vgl. Weiß, Frank 2007) wurde die Projektion nun als ein Prozess betrachtet, der den inneren Raum und die emotionale Erfahrung eines anderen Menschen berührt – und nicht länger als etwas, das lediglich zu einer Verzerrung seines Bildes führt. Gleichzeitig wurde damit anerkannt, dass die projektive Identifizierung mit einem vorübergehenden oder dauerhaften Verlust von Teilen des Selbst einhergehen kann.

Obwohl Melanie Klein in ihren späteren Veröffentlichungen nur noch gelegentlich auf den Begriff »projektive Identifizierung« zu sprechen kommt (vgl. Spillius 2007), bildete ihre Entdeckung die Grundlage für zahlreiche nachfolgende Entwicklungen. Bereits in der ursprünglichen Beschreibung hatte sie eine Vorstellung davon vermittelt, wie die projektive Identifizierung verwendet werden kann, um schlechte Gefühle loszuwerden und in einer aggressiven Weise in das Objekt einzudringen, Teile davon in Besitz zu nehmen und es von innen her zu kontrollieren. Sie beschrieb die projektive Identifizierung zunächst als »omnipotente Phantasie«, fügte aber hinzu, dass die Projektion von Teilen des Selbst mit schwerwiegenden Folgen sowohl für das Selbst als auch für das Objekt einhergeht. Unter diesen Folgen erwähnte sie die Schwächung des Ich, die Entstehung von Verwirrtheitszuständen, von klaustrophoben und Verfolgungsängsten. Sie betonte die enge

Verbindung mit Spaltungsprozessen und wies darauf hin, dass pathologische Projektionen häufig mit pathologischen Introjektionen einhergehen, was die Angst vor Vergeltung, vor Bedrohung und Schuld noch verstärken kann (vgl. Sodré 2004).

Nach Klein können nicht nur schlechte Teile des Selbst in Verbindung mit schlechten inneren Objekten auf diese Weise projiziert werden. Das Gleiche trifft für gute Teile des Selbst zu, mit denen eine gute Beziehung zu einem guten Objekt hergestellt werden soll. Erfolgt diese Projektion zu exzessiv, so kann daraus eine übermäßige Abhängigkeit von einem idealisierten Objekt hervorgehen. Unter den Motiven, die der projektiven Identifizierung zugrunde liegen, scheinen Neid, Kontrolle und die Aufhebung von Getrenntheit eine wichtige Rolle zu spielen. Dabei wird die projektive Identifizierung vor allem verwandt, um mit überwältigenden Ängsten, die von primitiven destruktiven Regungen ausgehen, fertigzuwerden. Gelingt es im Verlauf der Entwicklung, diese Ängste durch die Introjektion guter Erfahrungen zu modifizieren, so können sie in einer anderen Weise kommuniziert und bewältigt werden. Klein betonte deshalb die wichtige Rolle, die dem liebevollen mütterlichen Verstehen bei der Überwindung primitiver psychotischer Ängste zukommt (Klein 1946, S. 20). Und sie benutzte bereits den Begriff *to contain*, wenn es in ihrer Arbeit heißt: »Insofar as the mother comes *to contain* the bad parts of the self she is not felt to be a seperate person, but to be *the* bad self.« (1946, S. 8, Hervorhebung, H.W.)

Es war vor allem Bion (1957; 1959; 1962; 1963; 1965), der in der Folgezeit Kleins Ideen aufnahm und in seinem Modell von der Beziehung zwischen *Container* und *contained* weiterführte. Die Aufmerksamkeit verlagerte sich nun von den primitiven innerpsychischen Zuständen auf die Veränderungen, die sich im aufnehmenden Objekt (*Container*) abspielen. Im günstigen Fall kann das projizierte Rohmaterial (bei Bion β-*Elemente*) durch die rezeptive, ahnende (»*rêverie*«) und verstehende Funktion des *Containers* (z. B. der Mutter) in ersten Bedeutungselementen (α-*Elemente*) organisiert werden. Als solche können sie vom Säugling reintrojiziert und als Bausteine zum Nachdenken über emotionale Erfahrungen verwendet werden. Bion bezeichnete die mütterliche Funktion, die zur Umwandlung der anfänglich von Sinnesdaten noch kaum unterscheidbaren »Proto-Gedanken« (β-*Elemente*) dient, als α-*Funktion*. Gelingt diese Transformation, so lässt der

Druck zum Ausscheiden ›unverdaulicher‹ Gefühle nach und es können – statt konkretistischer Handlungen – nun ›Gedanken‹ von zunehmend höherer Komplexität gebildet werden. Zusammen mit den α-Elementen wird auch der Umwandlungsprozess, der in der Mutter stattfindet, introjiziert. Er führt zur Etablierung der *α-Funktion,* welche das Kind schließlich in die Lage versetzt, seine eigenen Gedanken zu »denken«, d.h. seinen emotionalen Erfahrungen Bedeutung zu geben.

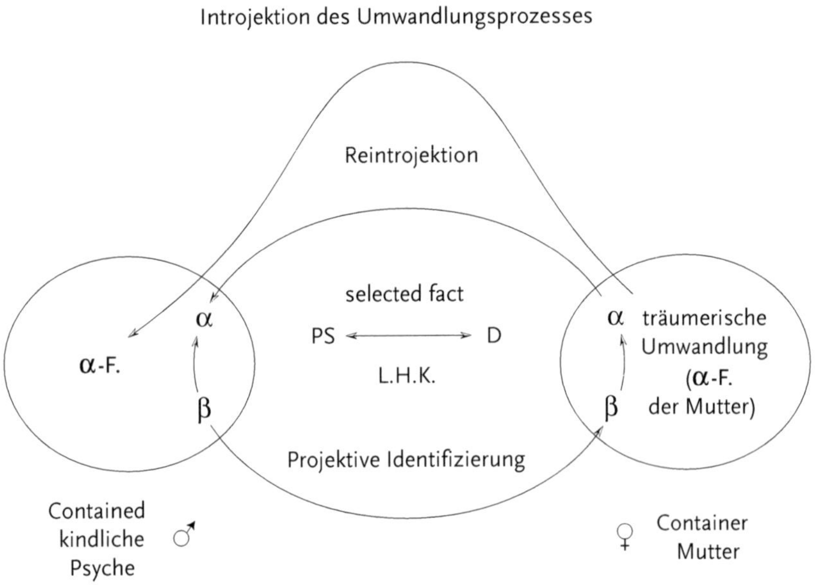

Introjektion des Umwandlungsprozesses

Reintrojektion

α-F.

α

β

selected fact

PS ⟷ D

L.H.K.

Projektive Identifizierung

α träumerische Umwandlung (α-F. der Mutter)

β

Contained kindliche Psyche ♂

♀ Container Mutter

Abb. 1: Containment und Transformation von β-Elementen nach W. R. Bion, »Lernen durch Erfahrung« (1962)

Bion beschreibt ein komplexes Zusammenspiel, an dessen Zustandekommen neben *Container/contained* (♀/♂, Ausstoßung ↔ Aufbewahrung) der Übergang von der paranoid-schizoiden zur depressiven Position (*PS* ↔ *D*), die Einwirkung von *L* (*love*), *H* (*hate*) und *K* (*knowledge*) als emotionalen Elementarverbindungen sowie das Auftauchen einer »besonderen Tatsache« (*selected fact,* nach H. Poincaré) als Kristallisationskern für entstehende Bedeutungen beteiligt sind (vgl. Weiß 2001). Darauf wird im Zusammenhang mit der Untersuchung von Gegenübertragungsprozessen noch näher eingegangen.

Die Theorie der pathologischen Persönlichkeitsorganisationen in der kleinianischen Tradition

Mit der Beschreibung der beiden »Positionen«, dem Konzept des Neides (Klein 1957) und der Theorie der projektiven Identifizierung – und zwar sowohl als Abwehrmechanismus wie auch als primitive Methode der Kommunikation – hatte Klein die Grundlage für die darauffolgenden Überlegungen zum Aufbau pathologischer Persönlichkeitsorganisationen gelegt. Für diese Entwicklung wurden neben den bereits erwähnten Arbeiten Bions vor allem Segals (1957, 1981, 1991) Theorien über primitive Stadien der Symbolentwicklung sowie Rosenfelds Arbeiten (1965, 1987) über destruktiv-narzisstische Zustände bedeutsam.

Bion unterschied zwischen normaler und pathologischer projektiver Identifizierung, wobei die Erstere die Grundlage für Kommunikation und Empathie bildet, wohingegen die Letztere auf gewaltsamer Projektion, Omnipotenz und pathologischer Spaltung beruht. Mit der Beschreibung des Prozesses *Container/contained* hatte er die Vorstellung eines pathologischen *Containment* durch die frühe Umgebung des Kleinkindes nahegelegt, wodurch dessen primitive emotionale Erfahrungen nicht ausreichend aufgenommen und modifiziert werden können. Dies kann zu gestörten Reintrojektionsprozessen führen, welche wiederum die Grundlage für gestörte innere Objekte bilden und als Bausteine für pathologische Persönlichkeitsorganisationen fungieren. Segal untersuchte pathologische Formen von projektiver Identifizierung und konnte zeigen, dass diese mit Störungen des Symbolisierungsprozesses einhergehen. Solche Patienten können ihre emotionalen Erfahrungen oft nur in einer sehr konkreten Weise kommunizieren. Am Beispiel eines Borderline-Patienten (Segal 1972) untersuchte sie im Einzelnen, wie bedürftige Teile seines Selbst immer wieder von einer wahnhaft-omnipotenten Organisation kontrolliert wurden. Dies führte in der Analyse zu wiederholten destruktiven Angriffen auf die therapeutische Beziehung, wann immer das bedürftige Selbst bei der Analytikerin Hilfe suchte.

Mit am einflussreichsten für die Theorie der pathologischen Persönlichkeitsorganisation waren die Arbeiten von Herbert Rosenfeld (1964; 1971a,b) und Donald Meltzer (1966; 1968; 1973). Rosenfeld beschrieb, wie Selbst- und Objektanteile in pathologischen Organisationen miteinander verschmolzen sind. Er zeigte auf, wie *narzisstische Abwehrsysteme* der Vermeidung von Gefühlen der Getrenntheit dienen, und er hob die Art und Weise hervor, in der omnipotente und destruktive Regungen in die Organisation einbezogen werden. Ihre Funktion verglich er mit der Tätigkeit einer intrapsychischen »mafiaähnlichen Bande«. Häufig wird dabei zunächst ein schwacher, abhängiger Teil der Persönlichkeit verführt und später von einem destruktiven Persönlichkeitsanteil in Verbindung mit destruktiven inneren Objekten grausam beherrscht und kontrolliert. Rosenfeld wies insbesondere auf die Art und Weise hin, wie destruktive Impulse idealisiert und erotisiert werden können, so dass ihre Grausamkeit maskiert wird und eine süchtige Abhängigkeit von der pathologischen Struktur entsteht.

Meltzer (1973) führte aus, dass sich der destruktive Teil des Selbst dem schwachen, leidenden Selbst zunächst als Beschützer in der Not anbietet. In einem zweiten Schritt wird das leidende Selbst dann mit narzisstischer und sexueller Gratifikation verführt, bis die Organisation schließlich zunehmend Kontrolle über das Selbst gewinnt und es zwingt, ihre Methoden bedingungslos zu akzeptieren. Die Grausamkeit dieser Dominanz wird oft erst dann deutlich, wenn sich das Individuum aus der Macht der Organisation lösen will, was in der Therapie nicht selten zu negativen therapeutischen Reaktionen führt.

Ähnlich wie Meltzer beschäftigte sich auch Henry Rey (1979, 1994) mit den zugrunde liegenden Prozessen pathologischer projektiver Identifizierung. Diese führen dazu, dass Teile des inneren Raumes in andere projiziert werden, woraus agora-klaustrophobe Ängste und charakteristische Probleme in der Nähe-Distanz-Regulation entstehen. Meltzer (1992) spricht vom Leben im *Claustrum* und Rey vom *agora-klaustrophoben Dilemma* des schizoiden bzw. Borderline-Patienten. Solche Patienten können weder die Nähe noch den Abstand zu ihren Objekten ertragen, weil sie sich entweder eingeschlossen fühlen oder panische Ängste vor Verlassenheit entwickeln. Sie vermögen deshalb nur in einem eng umschriebenen Grenzbereich zu existieren, in dem sie sich verzweifelt hin- und herbewegen. Einige der daraus resultierenden behandlungstechnischen Schwierigkeiten werden in den folgenden Kapiteln dargestellt.

Störungen im Aufbau des psychischen Raumes, wie sie Meltzer und Rey beschrieben, gehen nicht selten mit *Verzerrungen des Zeiterlebens* einher, so dass sich die Patienten in Zustände von Zeitlosigkeit begeben (vgl. Birksted-Breen 2003; Rohde-Dachser 2004; Weiß 2002b; 2003a). Auf welche Weise solche zeitlosen Zustände hergestellt werden, wie sie klinisch in Erscheinung treten und sich auf den analytischen Prozess auswirken, wird in Kapitel 5 und 6 im Einzelnen diskutiert.

Meist sind die Objektbeziehungen, die Patienten unter dem Einfluss pathologischer Organisationen eingehen, mehr oder weniger intrusiv. Leslie Sohn (1985) beschrieb eine Form parasitärer Objektbeziehung, bei der bestimmte Eigenschaften des Objekts konkret in Besitz genommen werden. Dieses *Identifikat* verstärkt das Allmachtsgefühl und führt dazu, dass entwicklungsbereite Teile der Persönlichkeit geschwächt und beeinträchtigt werden.

Der *komplexe Charakter pathologischer Persönlichkeitsorganisationen* wurde von einer Reihe von Autoren betont: Edna O'Shaughnessy (1981) untersuchte im Detail den Aufbau einer Abwehrorganisation und beschrieb deren Veränderung während der psychoanalytischen Therapie. Dabei zeigte sie, dass die Organisation zwar ihre Macht und Vorherrschaft allmählich verlor, aber in kritischen Zeiten weiterhin ein Refugium bildete, in das sich ihr Patient zurückziehen konnte, wenn er sich verfolgt oder übermäßig schuldig fühlte. Allerdings war die Inanspruchnahme der Organisation am Ende der Behandlung eher vorübergehender Natur. In einer weiteren Arbeit führte O'Shaughnessy (1993) aus, wie solche Patienten den Analytiker häufig in bestimmte Formen von Beziehung hineinlocken, die sie als *Enklaven* oder *Exkursionen* beschrieb. Kapitel 5 schildert eine solche Enklave, die auf einer verklärten romantischen Sehnsucht beruhte.

Auf die *narzisstischen und perversen Aspekte* pathologischer Organisationen hat auch Ruth Riesenberg-Malcolm (1970; 1981) hingewiesen. Sie legte dar, dass den perversen Elementen eine stabilisierende Funktion zukommt. Aufgrund der von ihnen gewährten Gratifikation können sie zu Wahrnehmungseinschränkungen führen und auf diese Weise zur süchtigen Abhängigkeit von der Organisation beitragen. Ähnlich zeigte Eric Brenman (1985), wie unter dem Einfluss einer narzisstischen Organisation das Gute im Patienten entführt und in Grausamkeit pervertiert werden kann, um ihm Stärke zu verleihen und dadurch eine befürchtete Katastrophe zu vermeiden.

Diese Befunde knüpfen an die Überlegungen Herbert Rosenfelds, Donald Meltzers und Betty Josephs an, wobei Joseph (1982; 1983; 1985; 1989) insbesondere die subtile Inszenierung dieser Beziehungen innerhalb der Übertragungssituation beschrieb. Sie zeigte, wie unter dem Einfluss perverser Objektbeziehungen das Leiden in einen Triumph über die entwicklungsfähige Seite des Patienten verwandelt werden kann. Josephs Erkenntnisse wirkten sich nachhaltig auf das Verständnis behandlungstechnischer Fragen aus. Einige dieser Gesichtspunkte werden in den folgenden Kapiteln diskutiert.

An die Arbeiten Josephs anschließend hat Michael Feldman (1997b; 1998a; 2001) die Mechanismen der Verwicklung, der Manipulation und Kontrolle sowie ihre Auswirkungen auf die Gegenübertragung des Analytikers untersucht. Er hob die zugrunde liegende Grausamkeit hervor (Feldman 2001) und zeigte auf, wie schwierig es für den Analytiker sein kann, diese oft maskierten pathologischen Objektbeziehungen zu erkennen und sich wieder aus ihnen zu lösen (Feldman 2002).

Dass pathologische Organisationen auf *Störungen des Symbolisierungsprozesses* beruhen, hat neben Segal und Bion vor allem auch Roger Money-Kyrle (1968; 1971) dargelegt. Er wies nach, dass vielen Krankheitserscheinungen und oft schwer zu entdeckenden Übertragungsmanifestationen dieser Patienten sogenannte »Misskonzeptionen« (*misconceptions*) basaler emotionaler Erfahrungen zugrunde liegen. Unter diesen emotionalen Grunderfahrungen (*basic facts of life*) erwähnte er besonders die Abhängigkeit von der Brust als einer äußeren Quelle des Guten, die Anerkennung der ödipalen Situation sowie die Unvermeidbarkeit der Erfahrung von Vergänglichkeit und Verlust. Werden diese emotionalen Erfahrungen verzerrt oder missrepräsentiert, so können wahnhafte Angst und Verwirrung (»intrapsychische Paranoia«), aber auch außerordentlich komplexe und veränderungsresistente Strukturen entstehen, wie sie O'Shaughnessy (1992) als »Nicht-Denken«, Feldman (1997a) als *near delusional beliefs*, Britton (1998; 2003) als »pathologische Glaubenssysteme« (*belief systems*) und Steiner (1993) als perverse Argumentationsstrukturen beschrieben haben.

Unter den neueren Arbeiten zu pathologischen Organisationen kommt den zuletzt genannten Autoren besondere Bedeutung zu, da sie z. T. eigene theoretische Konzeptualisierungen zur Erfassung dieser Strukturen vorlegten und zum anderen die Auswirkungen pathologischer Organisationen auf die psychoanalytische Behandlungssituation im Detail beschrieben (vgl. Weiß, Frank 2002). Exemplarisch für diese neueren kleinianischen Ansätze wird deshalb im folgenden J. Steiners Theorie der *Borderline-Position* bzw. der *psychic retreats* dargestellt.

Steiners Theorie der Borderline-Position und der »Psychic Retreats«

John Steiners Theorie psychischer Rückzugszustände (*psychic retreats*) nimmt unmittelbar auf Melanie Kleins Unterscheidung der paranoid-schizoiden und depressiven Position Bezug. Bereits relativ früh hatte Klein angedeutet, dass es zwischen diesen beiden Positionen möglicherweise Übergänge geben könnte, die sie in Analogie zu den beiden Grundpositionen als Abwehrformationen begriff. So erwog sie zeitweise die Einführung einer »zwanghaften« bzw. »manischen Position« (Klein 1935; 1940). Einen solchen Übergang, der ihm vor allem bei Borderline-Patienten begegnete, beschrieb Steiner als *Borderline-Position* (Steiner 1987; 1992; 1993).

Die *Borderline-Position* führt in das Gleichgewicht PS↔D eine dritte Größe ein. Sie wird dann aufgesucht, wenn die Ängste der paranoid-schizoiden oder depressiven Position überhandnehmen und das Individuum vor ihnen eine Zuflucht sucht. Die Borderline-Position kann deshalb auch als psychischer Rückzugsort (*psychic retreat*) beschrieben werden. Schematisch lässt sie sich in dem auf Seite 34 angegebenen Diagramm (Abb. 2) darstellen.

Die Borderline-Position findet sich an der Grenze zwischen innerer und äußerer Realität. Sie vermittelt zwischen paranoid-schizoider und depressiver Position und steht mit beiden in einem dynamischen Gleichgewicht. Als Rückzugsort bietet sie Entlastung von Angst und psychischem Schmerz, indem sie sowohl vor Verfolgungs- und Fragmentierungsängsten (paranoid-schizoide Position) wie auch vor Verlustängsten, Trauer- und Schuldgefühlen (depressive Position) Schutz gewährt. Auf die Dauer mündet dieser Rückzug jedoch in eine organisierte Pseudointegration, welche das Lernen aus Erfahrungen und damit psychisches Wachstum erschwert.

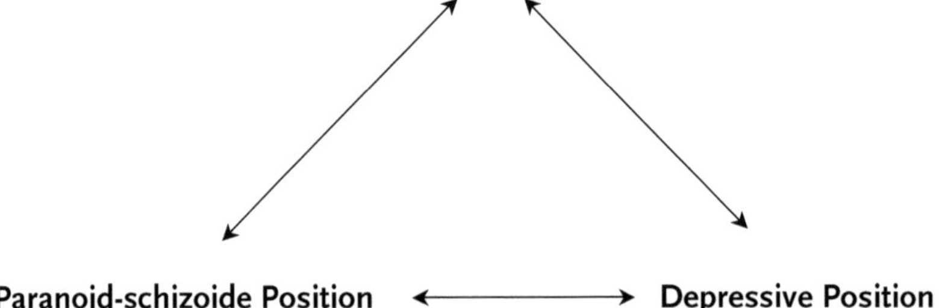

Abb. 2: Psychischer Rückzug und Borderline-Position in der Beziehung zur paranoid-schizoiden und depressiven Position (modifiziert nach Steiner 1993)

Zustände seelischen Rückzugs finden sich bei einer Vielzahl psychischer Erkrankungen: Sie lassen sich z. B. bei Psychotikern beobachten, wenn die akute Fragmentierungsangst einer Wahnstimmung nachlässt und sich ein strukturiertes Wahnsystem konturiert. Tatsächlich scheint ein solches Wahnsystem von akuter psychotischer Angst zu befreien, es mündet aber in einen chronischen, sich selbst bestätigenden Zustand, der die Wirklichkeit verzerrt und das Individuum dauerhaft isoliert. Zustände seelischen Rückzugs kommen aber auch bei Neurotikern und Normalen vor, wenn diese z. B. in Zeiten besonderer psychischer Belastung in einen schützenden Tagtraum fliehen. Solche vorübergehenden Rückzugszustände sind an sich nichts Ungewöhnliches. Treten sie jedoch als *psychic retreats* zeitlich überdauernd auf und beherrschen sie das Bild der Persönlichkeit und ihrer Beziehungen, so sind sie für eine Borderline-Persönlichkeitsorganisation besonders charakteristisch. Sie gewinnen dann den Charakter einer komplexen Abwehrorganisation, die zwar einen gewissen Realitätskontakt ermöglicht, aber jede weitere psychische Entwicklung blockiert.

Steiner untersuchte Orte des seelischen Rückzugs in Analysen, die über längere Zeit festgefahren und steckengeblieben schienen. Er vermutete, dass es sich dabei nicht um ›Widerstände‹ im klassischen Sinn, sondern um hochorganisierte Abwehrsysteme handelte, die der Aufrechterhaltung eines psychischen Gleichgewichtszustandes dienten. Oft spiegelten sich diese Rückzugszustände in Träumen oder Phantasien wider, in denen sie entweder *räumlich* als Zufluchtsort oder in einer *interpersonalen Form* als pathologische Gruppe dargestellt wurden. Diesen beiden Darstellungsmöglichkeiten folgend, spricht man entweder von einer *pathologischen Persönlichkeitsorganisation* oder von einem *Ort des seelischen Rückzugs.*

Darstellungsformen von Zuständen seelischen Rückzugs

In der *räumlichen Form* taucht der Rückzugszustand z. B. in Bildern von Höhlen oder Räumlichkeiten auf, in denen der Patient Zuflucht findet. Manchmal werden diese Orte idealisiert und begegnen dann als sicherer Hafen, fernes Land oder einsame Insel, die ewigen Frieden, Sicherheit und Überfluss gewähren. Nach innen erscheinen sie als idyllische Enklaven, und ihr Abwehrcharakter als undurchdringliches Bollwerk tritt nur nach außen hervor (vgl. Abb. 3, Seite 36).

Manchmal wird jedoch die depressive Qualität des Rückzugs deutlicher erkennbar, und der Rückzugsort erscheint dann als Gefängnis, dunkler Keller oder karge Landschaft, in denen Leben nur unter eingeschränkten Bedingungen möglich ist. Gemeinsam ist allen diesen Örtlichkeiten, dass sie Stabilität und Schutz vor bedrohlichen Veränderungen gewähren.

So idealisierte eine Patientin Steiners (1993, S. 37ff.) die Einsamkeit und Leblosigkeit der Wüste Sahara. In ihrem Alltag verbrachte sie Tage und Wochen damit, in ihrem Bett Romane zu lesen. Auch in der Behandlung zog sie sich über lange Zeiträume hinweg in Schweigen zurück. Dabei imaginierte sie sich als Sonnenbadende auf einer einsamen Insel, von wo aus sie ihren Analytiker dabei beobachten konnte, wie dieser immer wieder versuchte, einen sinnvollen Kontakt zu ihr zu finden. Auf diese Weise stellte sie eine sadomasochistische Beziehung her, in der sie das Bedürfnis nach Verständnis und Nähe in den Analytiker projizierte und über dessen Bemühungen in sorgloser Überlegenheit triumphierte. Erst im weiteren Verlauf der Analyse wurde deutlich, dass sie dadurch eine von Gefühlen der Bedrohung und Verlassenheit geprägte Beziehungssituation umkehrte, der sie als Kind immer wieder ausgesetzt gewesen war.

In der *interpersonalen Darstellungsform* treten Rückzugszustände z. B. als Geschäftsorganisationen, Sekten oder mafiaähnliche Banden in Erschei-

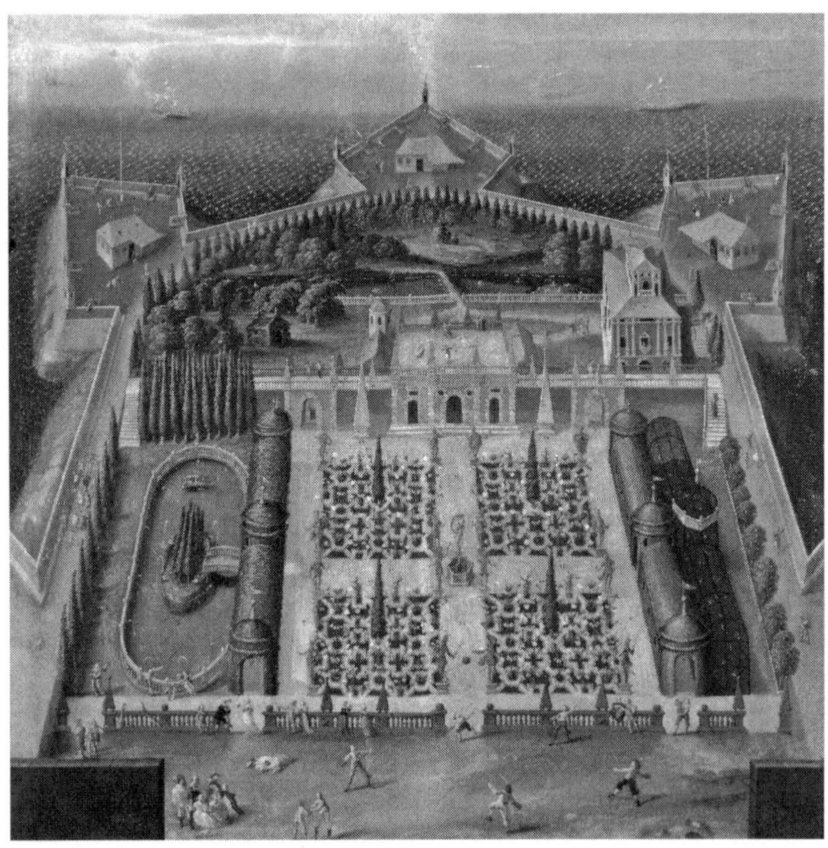

Abb. 3: Jonas Arnold: Idealentwurf eines befestigten Lustgartens am Meer (1645). © Ulmer Museum, Ulm

nung, welche dem Patienten Macht und Schutz versprechen, wenn er ihre Methoden bedingungslos akzeptiert. In diesem Fall sind die zugrunde liegende Grausamkeit und der sadomasochistische Charakter der Beziehungen nur wenig verhüllt. Auch hier kann jedoch die Organisation idealisiert werden und begegnet dann z. B. als moralische Instanz, altruistische Gemeinschaft oder richtige Partei, die eine Wende zum Besseren verspricht.

So erstrebte ein Patient, Herr A., Zugang zu einer philosophischen Gemeinschaft, von der er wiederholt abgewiesen worden war. Er führte dies auf seine geistig-moralischen Defizite zurück, die er mit Hilfe seiner Analyse zu überwinden trachtete. Durch sie erhoffte er jene »Disziplin« zu erlangen, die ihn von allem Süchtigen befreien und ihm zu einem Leben in reiner Erkenntnis verhelfen sollte. Als sich diese »Erlösung« nicht einstellte und stattdessen eine verzweifelte Bedürftigkeit auftauchte, begann er mitunter die Analyse zu verachten. Wenn ihm seine Scham und sein Bedürfnis nach Anerkennung gedeutet wurden, bezeichnete er diese Art, seine Bedürftigkeit aufzunehmen, als »Wellness«. Er mutmaßte, der Analytiker versuche, ihn mit solchen Tröstungen abzuspeisen, um ihm seine Überlegenheit vorzuführen, oder aber dieser sei selbst zu schwach und traue sich nicht, ihn mit der »Wahrheit« zu konfrontieren, nämlich in seinem Leben versagt zu haben und gescheitert zu sein. Dieser Patient war im Umkreis einer religiösen Gruppe aufgewachsen, der sein Onkel und seine Mutter angehörten. Er strebte nach moralischer Überlegenheit, um quälende Gefühle der Kleinheit und der Wertlosigkeit loszuwerden.

Bei diesem Patienten wurde der Rückzug nicht nur durch den Wunsch nach Zugehörigkeit zu einer idealisierten Gruppe, sondern auch durch das Streben nach überlegener philosophischer Erkenntnis repräsentiert, die ihn von Scham, Abhängigkeit und Bedürftigkeit befreien sollte. Britton (1998) charakterisierte solche Überzeugungen als pathologische »Glaubenssysteme«. Sie tragen zur Stabilität von Rückzugszuständen bei, indem sie ihnen argumentative Kraft und Stärke verleihen.

In den folgenden Kapiteln soll gezeigt werden, dass neben der räumlichen und interpersonalen Form *zeitlose Zustände* eine dritte Möglichkeit zur Darstellung von Rückzugszuständen bilden. Zeitlosigkeit kann sich z. B. als immerwährende Hoffnung (Potamianou 1992), romantische Sehnsucht, utopische Phantasie, aber auch als allwissende Verzweiflung oder endlose Wiederholung des Gleichen manifestieren. Die »Utopie« (Morus 1516) bezeichnet als »Nirgendwo« oder »Nicht-Ort« (*ou topos*) einen irrealen Raum, welcher der Zeit entrückt ist. Klinisch führt das Anhalten der Zeit nicht selten zu einem statischen Zustand, der, statt Entwicklung zu ermöglichen, in lähmenden Stillstand mündet und damit jede psychische Veränderung erschwert.

Frau B., auf deren Behandlung in Kapitel 5 näher eingegangen wird, verklärte die Übertragungssituation durch die Entwicklung romantischer Phantasien, mit deren Hilfe sie einen zeitlosen Zustand aufrechterhielt.

Solange der Analytiker ihrem verklärten Bild entsprach, schien »alles gut«, und ihr einziger Wunsch bestand darin, dass die Behandlung niemals aufhören sollte. Hatte sie jedoch den Eindruck, die von ihr ersehnte Beziehung werde durch dessen Deutungen unterminiert, so unterwarf sie sich einer grausamen Figur, wobei die endlose Sehnsucht in ein endloses Leiden überging. Die Analyse wurde nun Teil einer pathologischen Organisation, die sich aus einem sadistischen Internat aus ihrer Kindheit, einem sie kränkenden Ehemann und abweisenden bzw. bestrafenden inneren Elternfiguren zusammensetzte. Erst im Verlauf der Behandlung wurde deutlich, das die verletzenden Erfahrungen, denen die Patientin in ihrer Kindheit ausgesetzt war, zum Aufbau einer inneren Abwehrstruktur beigetragen hatten, deren Funktion unter anderem darin bestand, Hass und quälende Schuldgefühle zu projizieren, ihre Objekte durch Unterwerfung zu kontrollieren und auf diese Weise schmerzlichen Gefühlen der Trauer und der Verlassenheit aus dem Weg zu gehen.

Weitere Funktionen pathologischer Organisationen

In seinen Arbeiten zu pathologischen Organisationen hat Steiner einerseits deren Charakter als Zufluchtsort hervorgehoben, andererseits aber auch ihre längerfristigen Auswirkungen beschrieben, nämlich in einer Sackgasse oder in einem Gefängnis zu enden. Weil sie vor schmerzlichen emotionalen Erfahrungen Schutz gewähren, stellen sie sich in der psychoanalytischen Behandlung meist als Widerstand gegen psychische Entwicklung und Veränderung dar. Allerdings handelt es sich hierbei nicht um Widerstände, die der Analytiker auf einfache Weise beobachten und interpretieren könnte, sondern um hochorganisierte Rückzugszustände, in denen er sich verläuft und verirrt. Wegen dieser Tendenz pathologischer Persönlichkeitsorganisationen, das Gegenüber auf subtile Weise in ihre Funktion einzubeziehen, ist im folgenden Kapitel vom »Labyrinth der Borderline-Kommunikation« die Rede. Steiner hat pathologische Organisationen sowohl als Ineinandergreifen von Abwehrmechanismen wie auch als Netzwerk von Objektbeziehungen beschrieben. Da sie sich stets auf intersubjektive Beziehungen auswirken, ist letztere Form anschaulicher und leichter als die klassische Abwehrtheorie zu interpretieren.

Unter den verschiedenen Funktionen pathologischer Persönlichkeitsorganisationen wurde bisher vor allem die Aufrechterhaltung eines Gleichgewichtszustands durch die Kontrolle paranoid-schizoider und depressiver Ängste erwähnt. Ein weiterer, wichtiger Aspekt besteht in der *Bindung und Neutralisierung primitiver Destruktivität.* Destruktive Impulse bedrohen den Borderline-Patienten von außen wie von innen. Sie können in aggressiven Durchbrüchen, autodestruktiven Handlungen oder Suizidversuchen zum Ausdruck kommen. Wenn gleichzeitig ein Gefühl von Omnipotenz besteht, ist die Fähigkeit zum Erleben von Schuldgefühlen nur gering ausgeprägt, so dass leicht ein Zustand von destruktiver Allmacht entsteht. Häufig werden destruktive Selbstanteile aber auch abgespalten und in andere projiziert, woraus Verfolgungsangst und intensive Gefühle des Ausgeliefertseins an destruktive Objekte entstehen. Werden diese Objekte aus Gründen der Abwehr von Verfolgungsangst idealisiert oder erotisiert, so können daraus perverse Beziehungsmuster, wie z. B. eine sadomasochistische Objektbeziehung, gebildet werden. In ihr finden sich entwicklungsbereite Teile der Persönlichkeit gefangen gehalten, da die perverse Objektbeziehung ein Gefühl von unbegrenztem Genuss und Allmacht bei Abwesenheit von Schuldgefühlen gewährt.

Auch wenn pathologische Organisationen ursprünglich einmal aufgebaut wurden, um bedrohliche destruktive Impulse zu binden, so münden sie auf Dauer ihrerseits in endlose Destruktivität (Feldman 2000). So haben Feldman (1997a) und Steiner (1997) Rückzugszustände beschrieben, die auf *Groll* und Rachegefühlen beruhen. Ihre Funktion scheint darin zu bestehen, frühe narzisstische Wunden offen zu halten und das mit ihnen verbundene Gefühl von Ungerechtigkeit in eine chronische Kampagne zu verwandeln, die immer mehr von destruktiven Motiven bestimmt wird. Oft sind es Neid und Stolz, welche die Vergeltungsbestrebungen unterhalten und Wiedergutmachung überaus schwierig gestalten. Ähnliches gilt für Rückzugszustände, die sich um das Gefühl von *Zorn* (Weiß 2008) gruppieren.

Brechen solche Organisationen zusammen, so kann der Patient von Schamgefühlen überwältigt werden. Scham kann sowohl das Verlassen eines Rückzugs anzeigen wie auch selbst zum Ausgangspunkt von Rückzugsbewegungen werden. Manchmal wird ein Konflikt angezettelt, um auf diese

Weise ein Versteck zu finden, das den Patienten vor dem *Gesehenwerden* schützt. Für den Analytiker kann es dann schwierig sein, die Situation richtig einzuschätzen. Ein weiteres technisches Problem ergibt sich für ihn aus der Frage, wie er die Schamgefühle des Patienten deuten soll, ohne ihn erneut einer Demütigung auszusetzen (Steiner 2006a). Manchmal wird an Scham und Demütigung aber auch festgehalten, um den Fortschritt in der Analyse zu blockieren. Denn ebenso wie Groll und Zorn kann auch Scham der Abwehr von Trauer- und Schuldgefühlen dienen.

Alle diese Konstellationen werfen komplexe behandlungstechnische Fragen auf, die im Mittelpunkt der folgenden Kapitel stehen. Pathologische Organisationen der Persönlichkeit können nicht nur zu langen Phasen des Stillstands, sondern auch zu unterschiedlichen Formen *negativer therapeutischer Reaktionen* führen. Manche dieser Reaktionen beruhen auf Neid oder Schuldgefühlen (Spillius 1980); andere sind komplizierter zusammengesetzt, wobei Gefühle von Scham, Groll, Zorn oder Stolz eine wichtige Rolle spielen. Manchmal treten solche Reaktionen gerade dann in Erscheinung, wenn der Patient seinen Rückzugsort für kurze Momente verlässt. Sie sind dann als Versuch zu verstehen, sich erneut in die Sicherheit eines seelischen Rückzugs zu begeben. Für den Analytiker kommt es deshalb darauf an, diese Bewegungen aus dem Rückzug heraus und zurück in den Rückzug im Feingewebe der Sitzung zu registrieren (Steiner 2000; 2002).

Nur wenn es gelingt, jene Mikroprozesse zu identifizieren, wird es dem Analytiker möglich sein, eine Vorstellung über die Art und Weise zu gewinnen, in der er selbst in die Abwehrstruktur des Patienten einbezogen ist. Oft hat es den Anschein, als zielten die Patienten eher darauf ab, ihre Therapeuten in ihre Schwierigkeiten zu verwickeln, als diese zu verstehen und aufzulösen. Eine genauere Untersuchung der unbewussten Kommunikation zeigt dann, dass sich manche von ihnen spezifischer Formen von projektiver Identifizierung bedienen, um den Analytiker mit Gegenübertragung aufzuladen und ihn dazu zu drängen, bestimmte Aspekte ihrer inneren Welt zu inszenieren. Solche Prozesse wurden als »Aktualisierung«, »Rollenübernahme« (Sandler 1976) bzw. »Enactment« (Jacobs 1986; Joseph 1989; Gabbard 1995; Feldman 1997b; Steiner 2000) beschrieben. Gerade für das Erfassen dieser oft unmerklich ablaufenden Vorgänge hat die Theorie der pathologischen Persönlichkeitsorganisationen wichtige Voraussetzungen geschaffen. Sie hat neue Deutungsoptionen eröffnet und damit unser Verständnis dessen, was in der Stunde zwischen Analytiker und Patient vor sich geht, beträchtlich erweitert und vertieft.

Eine wesentliche Funktion pathologischer Organisationen scheint darin zu bestehen, Teile des Selbst in andere zu verlagern und dadurch *Getrenntheit aufzuheben*. Sie können deshalb auch als machtvolle Hemmnisse betrachtet werde, welche dem Durcharbeiten von Trauerprozessen im Wege stehen (Steiner 1990). Auf diese Weise werden nahe Bezugspersonen, wird aber auch der Analytiker in pathologische Kommunikationsprozesse hineingezogen. Manchmal erscheinen Patient und Therapeut dann wie in einem Labyrinth verstrickt. Einige dieser Phänomene sollen im folgenden Kapitel behandelt werden.

3. Das Labyrinth der Borderline-Kommunikation

Um einen Zugang zur Pathologie von Borderline-Störungen zu gewinnen, kann man den Begriff der »Grenze« heranziehen. Tatsächlich hält sich der Borderline-Patient in vielerlei Hinsicht in einem Grenzbereich auf, dessen genaue Charakterisierung klinisch und therapeutisch von Nutzen ist. Anschaulich sprach deshalb bereits C. H. Hughes (1884), der die Borderline-Pathologie als Erster beschrieb, von einem *»borderland«* – also von einer Grenzregion, in dem er die einzelnen psychischen Symptome lokalisierte.

Das Problem des Borderline-Patienten, nur in einem Grenzbereich existieren zu können, betrifft die gesamte Strukturierung seines psychischen Raumes – eine Erfahrung, die für sein Raum-Zeit-Erleben, seine Objektbeziehungen und sein Identitätsgefühl von grundlegender Bedeutung ist. Man kann ihn als Bewohner verschiedener Welten beschreiben, von denen er sich in keiner ganz zu Hause fühlt: Oft erleben sich Borderline-Patienten »weder als ganz gesund noch als völlig verrückt, weder als ganz männlich noch als ganz weiblich, weder als homosexuell noch als heterosexuell, weder als Erwachsene noch als Kinder, weder als groß noch als klein, weder als liebevoll noch als hasserfüllt«, sondern existieren in einem Grenzbereich zwischen allen diesen Bedingungen (Steiner 1993, S. 85).

Das Leben in diesem Grenzbereich ist anstrengend und verwirrend. Es geht aus komplexen Spaltungsprozessen hervor, unter deren Einfluss Innen und Außen, Ich und anderer, Gut und Böse nicht mehr klar voneinander geschieden sind. So ist es eine geläufige Erfahrung, dass Borderline-Patienten Schwierigkeiten haben, zwischen sich und anderen zu differenzieren. Kernberg (1968; vgl. auch Kernberg, Yeomans 2008) hat diese »Identitätsdiffusion« in das Zentrum seiner Theorie der Borderline-Persönlichkeitsstörung gestellt.

Entwicklungspsychologisch orientierte Analytiker haben die Schwierigkeiten des Borderline-Patienten, seine subjektive Identität zu konstruieren, mit Separations- und Individuationskonflikten (Mahler 1968; 1975; Mahler et al. 1975) sowie mit Defiziten in der frühkindlichen Entwicklung in Verbindung gebracht. Diese Defizite treten vor allem dann in Erscheinung, wenn das Kind normalerweise wahrzunehmen beginnt, dass andere Personen andere Gefühle und Gedanken haben können als es selbst (Fonagy 1989; 1991; Fonagy, Target 1997). Die Entwicklung dieser Fähigkeit zur »Mentalisierung« kann als Voraussetzung für das Erleben von Empathie, Getrenntheit und für den Aufbau echter interpersonaler Beziehungen betrachtet werden. Sie scheint an Vorgänge der »Affektspiegelung« (Gergely, Watson 1996) sowie an die Verinnerlichung ausreichend stabiler »Bindungsstile« in der frühen Umgebung des Kindes gebunden zu sein. Fonagy et al. (2002) geben einen Überblick über ihre umfangreichen Forschungen zu diesem Thema.

Unter den Umständen, die eine solche Entwicklung erschweren, können biologisch-genetische Faktoren (Torgersen 2000; Koenigsberg, Siever 2000) ebenso wie traumatische Erfahrungen, Verlusterlebnisse oder Missbrauch eine Rolle spielen (Paris 2000). Zum Teil sind die Schwierigkeiten der Patienten auch in der Psychopathologie ihrer früher Bezugspersonen begründet. Alle diese Faktoren tragen mit dazu bei, dass Erfahrungsmodi, wie sie Klein (1946) der paranoid-schizoiden Position zuordnete und wie sie von Mentalisierungstheoretikern als »Äquivalenzmodus« beschrieben wurden, auch im späteren Leben persistieren.

Solchen Kindern scheint es schwerer als anderen zu fallen, ihre emotionalen Erfahrungen zu symbolisieren. Daher fahren sie fort, Gefühle und Gedanken, die für sie unerträglich sind, in andere zu projizieren. Wenn ein entwicklungsförderndes *Containment* durch die frühe Umgebung nicht zustande kommt, verbinden sich diese Projektionen mit inneren Zuständen in ihren Bezugspersonen, mit denen sie eine mehr oder weniger dauerhafte Legierung eingehen. Werden sie in dieser Form reintrojiziert, so können die ›unverdauten‹ emotionalen Erfahrungen kaum bearbeitet werden, was zum erneuten Einsetzen von Spaltungs- und Ausstoßungsprozessen führt.

Vor allem dann, wenn die Eltern ihrerseits unerträgliche Gefühle in die kindliche Psyche projizieren (Williams 1997), entsteht leicht eine Situation, in der eigene Erfahrungen von denen anderer Personen kaum noch zu unterscheiden sind.

Durch die beschriebenen Vorgänge wird das Entstehen echter intersubjektiver Beziehungen erschwert und mehr oder weniger *durch eine pathologische Beziehung zwischen Teilen des Selbst ersetzt.* Nicht selten werden dann die projizierten Fragmente auf komplexe Weise organisiert und bilden jetzt die Bausteine für eine pathologische Persönlichkeitsorganisation. Wie bereits erwähnt, besteht ein typisches Merkmal solcher Organisationen darin, nahe Bezugspersonen – wie z. B. auch den behandelnden Therapeuten – in ihre Funktion einzubeziehen. Dies kann zur Folge haben, dass Beziehungen abgebrochen werden oder aber dass charakteristische pathologische Beziehungsmuster von erstaunlicher Stabilität entstehen. Je nachdem, welche Tendenz überwiegt, resultiert daraus entweder ein ›nomadisierender‹ oder ein zurückgezogener Typ von Borderline-Existenz, wobei die eine Form manchmal in die andere übergeht.

Nomadisierender Typus ↔ **zurückgezogener Typus**
(instabiles Beziehungsmuster) (»psychic retreat«)

Abb. 4: Zwei Formen der Borderline-Existenz

Auf die schützende Funktion seelischer Rückzugszustände wurde im vorausgegangenen Kapitel bereits hingewiesen. Sie besteht vor allem darin, unerträgliche Angst und Desintegration vom Individuum abzuwenden. Aus dem komplexen Aufbau pathologischer Persönlichkeitsorganisationen geht zudem eine Reihe weiterer Phänomene hervor, welche die Kommunikation mit diesen Patienten nachhaltig prägen. Sie sollen in den folgenden Abschnitten erörtert werden. Anschließend werden einige Schlussfolgerungen diskutiert, die sich daraus für die psychoanalytische Behandlungstechnik ergeben.

Der Realitätsbezug des Borderline-Patienten: Missrepräsentationen und perverse Objektbeziehungen

Eines dieser Phänomene betrifft den Realitätsbezug des Borderline-Patienten, der vom Realitätsbezug neurotischer und psychotischer Patienten verschieden ist. Dieser Realitätsbezug hat mit den narzisstischen und perversen Mechanismen zu tun, die zum Zusammenhalt pathologischer Organisationen beitragen. Sie ermöglichen es, Widersprüche und Konflikte auf kunstvolle Weise auszuschalten, und münden in eine *Pseudointegration*, welche die Beziehung der Patienten zur Realität charakterisiert.

Steiner (1993, S. 93) verdeutlicht diesen Mechanismus an einem Beispiel, welches Freud (1900a) in seiner *Traumdeutung* erwähnt. Es geht dort um die Schwierigkeit des Kindes, mit der Vorstellung des Todes zurechtzukommen:

> *»Von einem hochbegabten 10jährigen Knaben hörte ich nach dem plötzlichen Tod seines Vaters zu meinem Erstaunen folgende Äußerung: ›Daß der Vater gestorben ist, verstehe ich, aber warum er nicht zum Abendmahl nach Hause kommt, kann ich mir nicht erklären‹« (Freud 1900a, S. 254).*

Offensichtlich bestehen bei diesem Jungen zwei unterschiedliche Versionen der Wirklichkeit nebeneinanderher: eine, in der der Vater gestorben ist und sein Tod akzeptiert wird, und eine zweite, in der er noch lebt, es aber versäumt, zum Abendessen nach Hause zu kommen. Nicht diese Tatsache der Spaltung ist als solche pervers. Wohl wäre es aber der Versuch, beide Versionen der Wirklichkeit zusammenzubringen und den zwischen ihnen bestehenden Widerspruch aufzulösen, indem man etwa dem Jungen erklärt, eines Tages *werde* der Vater zum Abendessen kommen oder er werde kommen, wenn er brav sei und seinen Teller leer esse. Die perverse Absicht bestünde dann darin, das Kind vor der Notwendigkeit der Auseinandersetzung mit der Realität zu schützen, anstatt ihm zu helfen, mit ihr fertigzuwerden.

Die perverse Objektbeziehung ist wesentlich durch eine solche Doppelbeziehung charakterisiert. Dabei wird die Wirklichkeit nach außen hin scheinbar akzeptiert, während ein anderer Teil der Persönlichkeit sie unterläuft und heimlich negiert. Steiner nennt diesen Vorgang *turning a blind eye* – d. h. der Wirklichkeit ein blindes Auge zuwenden. Dies hat zur Folge, dass gegenüber der Realität eine charakteristische Pseudoakzeptanz entsteht.

Im Gegensatz zur psychotischen Spaltung führt dieser Mechanismus nicht zu einem völligen Bruch, sondern eher zu einer *Zerschneidung* in der Beziehung zur Realität. Er ähnelt jenen Abwehrvorgängen, die Freud (1925h; 1927e) in seinen Arbeiten über die »Verneinung« und den Fetischismus beschrieb. Anders als der Psychotiker, der einen Teil der Realität verleugnet und an ihrer Stelle eine neue, wahnhafte Wirklichkeit konstruiert, verfolgt der Borderline-Patient gegenüber der Wirklichkeit gewissermaßen eine Doppelstrategie: Er erkennt die Realität nach außen hin scheinbar an und kreiert zugleich eine zweite, dritte oder vierte Version von ihr, wobei er den Widerspruch zwischen diesen verschiedenen Wirklichkeitskonstruktionen auf geschickte Weise negiert. Dadurch bleibt ihm zugleich der Konflikt erspart, welcher den neurotischen Patienten zur Abwehr und Kompromissbildung zwingt.

Um diese Art von Realitätsbezug aufrechtzuerhalten, werden oft perverse Argumente eingeführt, welche die Widersprüche auf kunstvolle Weise überbrücken. Mit ihrer Hilfe können die Gegensätze so behandelt werden, als existierten sie gar nicht oder als wären sie bereits miteinander versöhnt. Nicht selten wird der Analytiker in diese Argumentationsstrategie einbezogen, so dass der Patient ihn entweder glauben macht, er *habe* seine inneren Widersprüche bereits integriert, oder aber seine Deutungen auf subtile Weise missrepräsentiert. Dies kann z. B. darin zum Ausdruck kommen, dass eine wichtige Einsicht nicht zu Veränderung führt, sondern der Stabilisierung eines pathologischen Gleichgewichts dient. Als Pseudo-Einsicht dient sie nun dazu, das Denken des Analytikers zu kontrollieren.

Im Falle einer narzisstischen Persönlichkeitsorganisation kann der Missrepräsentation die heimliche Überzeugung zugrunde liegen, die neue Einsicht stamme gar nicht vom Analytiker, sondern vom Patienten selbst. Sind dagegen Borderline-Elemente im Spiel, so wird die Deutung zwar nach außen hin akzeptiert, in Wirklichkeit aber als etwas Erregendes, Verführerisches, Eindringendes, Bedrohliches oder absichtlich Demütigendes erlebt.

Missrepräsentationen können sich auf alle drei von Money-Kyrle (1971) beschriebenen ›grundlegenden Lebenstatsachen‹ beziehen, d. h. auf die

Abhängigkeit von einer äußeren Quelle des Guten, die Anerkennung der ödipalen Situation sowie die Unvermeidlichkeit von Vergänglichkeit und Verlust. Während aus der Missrepräsentation der ersten beiden Lebenstatsachen narzisstische und sexuelle Perversionen resultieren, spricht Steiner (1993, S. 146) im dritten Fall von einer »romantischen Perversion der Wirklichkeit des Zeiterlebens«. Auch hier werden subtile Argumente ins Spiel gebracht, um ein Gefühl von Unbegrenztheit und Unwirklichkeit zu generieren. In Kapitel 6 und 7 wird im Einzelnen dargestellt, wie sich solche Missrepräsentationen auf die klinische Realität auswirken.

Störungen in der Konstruktion des inneren Raumes: das agora-klaustrophobe Dilemma des Borderline-Patienten

Neben dem Realitätsbezug ist bei vielen Borderline-Patienten auch das Raumerleben in bedeutsamer Weise verändert. Klinisch kann dies zum Beispiel in Desorientierung oder in Verwirrtheitszuständen zum Ausdruck kommen. Manche Patienten fühlen sich schnell eingeschlossen und können weder die Nähe noch die Getrenntheit von ihren Objekten tolerieren. Da sie Teile ihres Selbst in andere projizieren, neigen sie dazu, sich gefangen zu fühlen, und entwickeln klaustrophobe Angst, wenn sie zu viel Nähe spüren. Umgekehrt stellen Verlusterlebnisse aber ebenso eine Bedrohung für ihr Identitätsgefühl dar, da sie mit der Trennung vom Objekt zugleich Teile ihres eigenen Selbst verlieren. Tiefreichende Gefühle der Leere und Sinnlosigkeit, die für Borderline-Patienten so charakteristisch sind, können daraus hervorgehen.

Versucht man, diese Problematik genauer zu verstehen, fällt die Schwierigkeit des Borderline-Patienten auf, seinen psychischen Raum zu konstruieren. Wenn dieser innere Raum unter dem Eindruck unerträglicher Emotionen zu bersten droht, werden Teile davon nach außen verlagert und gewaltsam in ein Objekt hineingezwängt. Vor allem wenn die Verbindung mit den abgespaltenen Selbstanteilen verlorengeht, kann der Patient in einen Zustand geraten, in dem es ihm schwerfällt, zwischen dem eigenen inneren Raum, der äußeren Realität und dem inneren Raum anderer Menschen zu differenzieren.

Henry Rey (1979; 1994) hat diese grundlegende Schwierigkeit in der

Formulierung zum Ausdruck gebracht, der Borderline-Patient lebe an der Grenze zwischen innerer und äußerer Realität. Er hat den Begriff des »agora-klaustrophoben Dilemmas« geprägt und damit eine verzweifelte innere Situation beschrieben, in der der Patient weder die Nähe zu seinem Gegenüber noch den Abstand von ihm ertragen kann. Kommt er dem anderen zu nahe, so fühlt er sich gefangen und muss Anstrengungen unternehmen, um sich aus dem Zustand des Eingeschlossenseins zu befreien. Sobald er sich jedoch zu weit vom Objekt entfernt, gerät er an den agoraphoben Pol seiner Angst und erlebt panische Zustände von Verlassenheit. Diese nötigen ihn dazu, möglichst bald wieder in die persönliche Sphäre seines Gegenübers einzudringen – ein Dilemma, in dem es nur ein verzweifeltes Hin und Her, aber keinen wirklichen Ausweg gibt.

Reys Überlegungen zur Entwicklung der Raumvorstellung beim Kind knüpfen an die Theorien Melanie Kleins und Jean Piagets an. Er geht davon aus, dass der Säugling am Beginn seines Lebens einen Raum bewohnt, der noch weitgehend mit dem Raum der mütterlichen Zuwendung und Pflege zusammenfällt. Mit fortschreitender Entwicklung vergrößert sich dieser Raum, bis er sich allmählich dem äußeren Raum, wie ihn die Mutter wahrnimmt, annähert, d. h. dem objektiven Raum, in dem das Subjekt ein Objekt unter anderen Objekten sein wird. Zugleich entsteht ein Raum im Inneren des Subjekts, in dem es mit inneren Objekten in Beziehung tritt. Fungiert der anfängliche »Beuteltier-Raum« (*marsupial space*) hinreichend gut, dann kann sich auch der innere Raum allmählich entfalten. Wird dieser Prozess jedoch gestört, so bleibt die Differenzierung zwischen innerer Welt und äußerer Realität unvollständig, mit der Folge, dass das Kind seine emotionalen Erfahrungen z. B. konkret als Körperempfindungen oder projektiv verzerrt als Zustände an seinen Objekten erlebt.

Reys Vorstellungen berühren sich teilweise mit Donald Winnicotts (1953; 1971) Überlegungen zum »intermediären Raum« als einem Übergangsbereich zwischen innerer Welt und äußerer Realität. Donald Meltzer (1992) benutzte den Begriff des Claustrum, um einen Zustand zu bezeichnen, in dem sich der Patient im Inneren seiner inneren Objekte gefangen fühlt. Das von Rey beschriebene agora-klaustrophobe Dilemma ist eine mögliche Folge davon. Ähnliche Phänomene hat Michael Balint (1968) unter dem Titel »Oknophilie« und »Philobatie« beschrieben.

In der analytischen Situation haben solche Patienten oft Schwierigkeiten, die Grenzen des therapeutischen Raumes zu akzeptieren. Aufgrund einer Phantasie – und oft auch realer Erfahrungen –, frühzeitig aus dem Raum der elterlichen Fürsorge ausgeschlossen worden zu sein, glauben manche von ihnen, sich nur auf gewaltsame und konkrete Weise zu dem Zutritt verschaffen zu können, was sie zum Überleben benötigen. Dies kann in verzweifelten Versuchen des Patienten zum Ausdruck kommen, durch intensives Agieren eine persönliche Nähe zum Therapeuten herzustellen. Sobald der Patient einen Zugang zum persönlichen Raum des Therapeuten gefunden hat, fühlt er sich jedoch nicht selten als Opfer einer verrückt machenden Situation, aus der er ebenso schnell wieder fliehen muss. Die agora-klaustrophobe Situation kann sich klinisch in zahlreichen Variationen zeigen:

Eine 21-jährige schwangere Patientin, Frau C., hatte sich von ihrem Zuhälter-Freund getrennt, als dieser im Gefängnis saß. Um ihrem Baby nicht zu schaden, hatte sie ihren jahrelangen Drogenkonsum eingestellt und sich auch keine Selbstverletzungen mehr zugefügt. Wenige Monate nach der Geburt ihres Babys stellten sich jedoch Verfolgungsängste und ein Derealisationszustand ein, der von bildlichen Szenen eines kindlichen Missbrauchs begleitet war. Sie gab vor, mit Hilfe einer Therapie mehr über diesen Missbrauch herausfinden zu wollen. Es wurde aber bald klar, dass sie vor allem deshalb Hilfe gesucht hatte, weil sie Angst hatte, verrückt zu werden. In der zweiten Sitzung erzählte sie einen Traum, *in dem sie auf gefährliche Weise aus einem schrecklichen Käfig geflüchtet war. Kaum war ihr die Flucht geglückt, stellte sich jedoch panische Angst ein. Ein Geist oder Dämon bot ihr Hilfe an. Als sie sich darauf einließ, wurde sie von dem Dämon selbst bedroht.*

Assoziationen zu diesem Traum zeigten, dass der Käfig für das Gefängnis und die Beziehung zu ihrem dort einsitzenden Zuhälter-Freund stand, aus der sie vor kurzem geflohen war. Kaum war ihr diese Flucht geglückt, stellten sich panische agoraphobe Ängste ein. Sie wandte sich nun an einen »guten Geist«, den Therapeuten, bei dem sie Schutz suchte. Ließ sie sich jedoch auf diese Beziehung ein, so wandelte sich der »gute Geist« zum »Dämon«, und sie wurde erneut von paranoider Angst bedroht. Als dieser Traum und die ihm zugrunde liegenden Spaltungsmechanismen gedeutet werden konnten, ließen die Ängste von Frau C. vorübergehend nach. Sie entschied sich nun für eine Therapie, die sie kurz darauf bei einer niedergelassenen Kollegin aufnahm. Wenige Sitzungen später gestand sie jedoch, dass sie gleichzeitig einen »Wunderheiler« aufgesucht hatte, der sie in Hypnose versetzte und ihr für die Sitzungen ein exorbitantes Honorar abnahm. Als sie diesen Kontakt beendete, schien es, als könne sie sich besser auf die Therapie einlassen. Doch bald schon entwickelte sie klaustrophobe Ängste, die sich auf das Behandlungszimmer der Therapeutin bezogen.

Über ähnliche agora-klaustrophobe Probleme berichtet Steiner (1993, S. 58ff.) am Beispiel eines Künstlers, der aus Angst vor einem Zusammenbruch in Analyse kam. Diese Angst spiegelte sich u.a. in zwanghaften Befürchtungen des Patienten, seine Heizung könnte ausfallen, das Telefon könnte abgestellt werden, die Wasserleitungen in seinem Haus würden auslaufen usw. ... Er hatte extreme Angst, mit der Behandlung zu beginnen, phantasierte aber bald, der Starpatient seines Therapeuten zu sein, und hoffte, dass dieser ein Buch über ihn schreiben würde. Nach sehr kurzer Zeit entwickelte er jedoch das Gefühl, in eine Falle geraten zu sein, und inszenierte immer wieder Unterbrechungen seiner Therapie, so dass es dem Analytiker überlassen blieb, sich um ihn zu sorgen und ihn am Abbrechen der Behandlung zu hindern. Das ganze Ausmaß seiner klaustro-agoraphoben Ängste zeigte sich dann anlässlich eines Italienaufenthalts. Obwohl er wusste, dass er wegen seines Herkunftslandes für die Einreise ein Visum benötigte, hatte er es versäumt, eine Einreiseerlaubnis zu beantragen. Als ihn die Einwanderungsbehörden auf dem Flugplatz in Rom darüber aufklärten, dass er nicht einreisen dürfe und wieder zurückkehren müsse, inszenierte er ein solches Theater, weinte und schrie, dass man ihn schließlich doch hereinließ. Kaum befand er sich aber im Land, entwickelte er die Angst, dass man ihn wegen des fehlenden Stempels in seinem Pass nicht mehr herauslassen würde. Deshalb überredete er Freunde, ihn heimlich im Kofferraum ihres Autos über die Grenze zu bringen, wo er das nötige Visum beantragte und nach Italien zurückkehrte ...

Solche agora-klaustrophoben Ängste sind für viele Borderline-Patienten charakteristisch, z.B. bei einem bestimmten Patiententypus, der es weder innerhalb noch außerhalb der psychiatrischen Station aushalten kann.

Wenn das Leben für diese Patienten zu bedrohlich wird, verlangen sie Zugang zur Klinik, damit ihnen geholfen wird. Haben sie dort eine gewisse Entlastung gefunden, so drängen sie auf schnelle Entlassung, um nicht durch den Aufenthalt in der Klinik verrückt zu werden. Manchmal ziehen sie es vor, ihre Probleme mit dem Pförtner zu diskutieren, oder erhalten den Kontakt mit der Klinik dadurch aufrecht, dass sie immer wieder mit der Notfallbereitschaft telefonieren. Ebenso können Parkplatzprobleme, die im Zusammenhang mit der Behandlung auftreten, verschiedene Aspekte der agora-klaustrophoben Situation illustrieren:

So konnte eine weitere Patientin, Frau D., ihr Auto weder innerhalb noch außerhalb der Klinik parken. Benutzte sie das Parkhaus, so hatte sie Angst, ihr Portemonnaie zu verlieren und nicht mehr herauszukommen oder sogar darauf angewiesen zu sein, dass ich ihr Geld lieh. Parkte sie jedoch außerhalb, so wurde die Zeit zu knapp, und sie fürchtete, nicht mehr pünktlich zur Stunde erscheinen zu können. So stellte sie ihren Wagen in einem für Anlieger reservierten Grenzbereich ab und riskierte immer neue Verwarnungen durch die Polizei, denen sie durch geschickte, an der Windschutzscheibe angebrachte Begründungen auswich. Auf ähnliche Weise versuchte sie in den Sitzungen, in mein Inneres zu gelangen und mich dazu zu bringen, ihr einen Freiraum zu gewähren, in dem alles erlaubt war. Oder aber sie versuchte, mich dazu zu provozieren, sie aus meinem Inneren auszuschließen und die Rolle eines bestrafenden, sie ertappenden Polizisten zu übernehmen, dessen »Verwarnungen« sie durch kunstvolle Rationalisierungen auswich. Beide Erfahrungen waren mit pathologischen projektiven und introjektiven Prozessen verbunden, die in ihr manchmal Angst und Verwirrung auslösten.

Agora-klaustrophobe Probleme tragen zur Verwirrung in der Kommunikation zwischen Patient und Analytiker bei. Die zugrunde liegende Phantasie der Patienten scheint darin zu bestehen, dass sie weder innerhalb noch außerhalb ihrer Objekte überleben können. Im ambulanten Bereich zeigt sich das Dilemma z. B. darin, dass der Patient Schwierigkeiten hat, Anfangszeiten und das Ende seiner Sitzungen zu akzeptieren, dass er zu früh oder zu spät kommt, an der Türschwelle noch wichtige Mitteilungen macht und dergleichen. Innerhalb der Stunde können labyrinthartige Verstrickungen entstehen. Manchmal gewinnt man den Eindruck, der Patient müsse sich vor dem Erkanntwerden schützen, indem er sich in Verwirrung zurückzieht, oder er müsse umgekehrt ein verrückt machendes inneres Objekt loswerden, indem er die Verwirrung in seinen Therapeuten hineinlegt. Therapeutisch kann es dann hilfreich sein, die zugrunde liegenden agora-klaustrophoben Ängste nicht aus dem Blick zu verlieren.

Zustände von Zeitlosigkeit

Es wurde bereits darauf hingewiesen, dass neben der Anerkennung eines inneren und eines davon getrennten äußeren Raumes auch die Realität von Vergänglichkeit und Verlust für viele Borderline-Patienten eine unerträgliche Belastung darstellt. Manche dieser Patienten neigen dazu, »endlose« Patienten zu werden, andere ziehen sich in zeitlose Zustände zurück, um der Erfahrung von Getrenntheit aus dem Weg zu gehen. Dann wird die Analyse in eine statische Situation verwandelt, in der keine Veränderung mehr stattfindet. Klinisch kann die Zeitlosigkeit sehr unterschiedliche Formen annehmen.

So sehnte sich die bereits erwähnte Patientin, Frau B., nicht nur danach, die Analyse möge niemals enden; sie hoffte auch, eines Tages auf der Couch zu sterben. Als sie schließlich nach langer therapeutischer Arbeit das Ende ihrer Behandlung akzeptieren konnte, fragte sie einmal, ob man die Therapie nicht bereits nach der vorletzten Stunde beenden könnte. Dann wäre die Analyse nicht wirklich zu Ende und sie könnte in die nie stattfindende letzte Stunde ihre Sehnsucht nach Unendlichkeit und Ungetrenntheit projizieren.

Zeitlose Zustände sind eng mit Verzerrungen des Raumerlebens verbunden. In Kapitel 6 wird die These vertreten, dass der Aufbau eines dreidimensionalen psychischen Raumes eine Voraussetzung darstellt, um Vergangenheit, Gegenwart und Zukunft voneinander zu differenzieren. Patienten, denen dies nicht gelingt, können ihre Vergangenheit unmittelbar in der Gegenwart erleben, so dass rekonstruktive Deutungen sinnlos werden. Sie leiden weniger an verdrängten Erinnerungen als vielmehr daran, ihre Vergangenheit nicht loswerden zu können. Dies hat eine Reihe behandlungstechnischer Konsequenzen, die in den Kapiteln 5, 6 und 9 erörtert werden.

Um diesen Patienten einen Zugang zu ihrer subjektiven Zeit zu ermöglichen, ist es oft erforderlich, zunächst ihren psychischen Raum zu konstruieren. Einige Wege, die dies ermöglichen sollen, werden am Ende dieses Kapitels beschrieben.

Konkretheit der Symbolverwendung

Ein weiteres Problem, welches in der Therapie von Borderline-Patienten häufig Anlass zu Verwirrung und Missverständnissen gibt, ist die Konkretheit ihrer Kommunikation (vgl. Segal 1957; 1991; Giovacchini 1993; Ogden 1989). Sie beruht auf Störungen der Symbolbildung und Symbolverwendung, die sich vor allem dann manifestieren, wenn der Patient unter Druck gerät. Für den Analytiker kommt es deshalb darauf an, diese Konkretheit der Symbolverwendung zu erkennen, um die Mitteilungen des Patienten verstehen zu können und auch um die Art und Weise nachzuvollziehen, wie dieser die Deutungen des Analytikers auffasst. Dies soll an einem klinischen Beispiel erläutert werden:

Eine 35-jährige Patientin, Frau E., lebte aufgrund ihrer emotionalen Probleme seit vielen Jahren am Rande der menschlichen Gemeinschaft. Trotz ihrer vielfältigen Begabungen war es ihr nicht gelungen, eine feste berufliche Anstellung zu finden. Nach dem Scheitern einer niederfrequenten Therapie hatte sie sich noch weiter zurückgezogen und lebte jetzt gemeinsam mit ihrem Partner von der Sozialhilfe. Mehr als 10 Jahre hatte sie sich nicht mehr getraut, erneut therapeutische Hilfe in Anspruch zu nehmen.

Die erste Therapie war nach ihren Angaben daran gescheitert, dass ihr Therapeut immer hilfloser auf ihre massive Übertragung reagiert hatte. Um sich vor ihren Gefühlen zu schützen, hatte er die Sitzungsdauer und -frequenz reduziert und schließlich die Behandlung beendet, da er sich nicht mehr zu helfen wusste. Die Patientin war daraufhin in einen verzweifelten Zustand geraten und über den Balkon in seine Praxisräume geklettert, um sich ihre Krankenakte »zurückzuholen«. Der Therapeut fühlte sich durch ihr gewaltsames Eindringen bedroht und zeigte sie an, was aufgrund der nun einsetzenden, immer neuen Selbstbezichtigungen, mit denen die Patientin ihr Schuldgefühl ausagierte, zu einer halbjährigen Bewährungsstrafe führte.

Auch in der jetzigen Behandlung zeigte sich bald wieder ein invasives und provozierendes Agieren, mit dem Frau E. erreichen wollte, dass man sie »hinausschmiss«. Als diese Interaktion gedeutet werden konnte, wurde hinter ihrem Verhalten eine verzweifelte Angst und Bedürftigkeit spürbar. Sie erklärte nun, sie habe ihre Krankenakte damals in ihren Besitz bringen müssen, »weil man doch immer einen Teil von sich beim Therapeuten zurücklässt« und sie sich sonst nicht hätte trennen können.

Diese Patientin war der Überzeugung, mit der Beendigung ihrer Behandlung Teile ihres Selbst zu verlieren. In ihrer Verzweiflung hatte diese Überzeugung eine so konkrete Gestalt angenommen, dass sie in die Praxis ihres Therapeuten eindrang, um sich diese Teile in Gestalt ihrer Krankenakte »zurückzuholen«. Als sie deswegen angeklagt wurde, nahmen ihre Schuldgefühle rasch eine überwältigende Form an, so dass sie sich selbst bezichtigen musste, um unerträglichen Verfolgungsgefühlen zu entgehen.

Über ähnliche Schwierigkeiten, die sich aus der konkretistischen Verwendung von Traummaterial ergeben, wird in Kapitel 4 und 8 berichtet. Manche dieser Patienten erleben ihre Träume als »Videos«, die sie unmittelbar in der Beziehung zum Analytiker inszenieren. Missverständnisse können vor allem dann entstehen, wenn der Analytiker den konkreten Charakter der Kommunikation nicht erkennt und sie wie symbolische Mitteilungen behandelt. Symbolbildung setzt aber voraus, zwischen dem eigenen Selbst, dem Symbol und dem symbolisierten Objekt unterscheiden zu können. Segal (1957, S. 202f.) berichtete von einem jungen schizophrenen Patienten, der mit dem Beginn seiner Krankheit aufgehört hatte, Geige zu spielen. Von seinem Arzt nach dem Grund seines Verhaltens befragt, antwortete er ziemlich heftig: »Warum? Soll ich vielleicht öffentlich masturbieren?« Er hatte das Geigenspiel auf so konkrete Weise mit einem masturbatorischen Akt gleichgesetzt, dass es für ihn mit Selbstbefriedigung in der Öffentlichkeit gleichbedeutend geworden war.

Eine meiner Patientinnen, Frau F. (vgl. Kap. 8), war nach dem Ende einer Behandlungsstunde darüber entsetzt, dass sie auf der Toilette ihr Gesicht nicht mehr im Spiegel erkennen konnte. Tatsächlich hatte sie in dieser Sitzung von ihrer Scham gesprochen und von ihrer Angst, mir gegenüber ihr »Gesicht zu verlieren«. Nach dem Ende der Stunde hatte diese Angst eine katastrophale Form angenommen, so dass sie nun befürchtete, ihre Identität zu verlieren, und sich nicht mehr sah.

Während solche »symbolische Gleichsetzungen« (Segal 1957; 1991, S. 71ff.; 1999) bei psychotischen Patienten offensichtlich sind, fällt es bei Borderline-Patienten schwerer, den Übergang von symbolischen zu konkreten Formen der Kommunikation zu erkennen. Manchmal kündigen Letztere einen bevorstehenden psychotischen Zusammenbruch an, wie bei Frau H., über deren Schwierigkeiten, mit Trennung und Verlust umzugehen, in Kapitel 4 und 7 berichtet wird. Manchmal ist es aber auch nur der starke Druck, vom Sprechen zum Handeln überzugehen, an welchem die Schwierigkeit des Patienten, über seine inneren Zustände nachzudenken, deutlich wird. Dann werden zwar nicht »Wörter zu Dingen«, wie dies unter der Dominanz eines psychotischen Persönlichkeitsanteils geschieht (vgl. Bion 1957; 1962). Dennoch kann die Übertragungssituation durch »Missrepräsentationen« (Bion) und »Misskonzeptionen« (Money-Kyrle) der psychischen Realität erheblich verzerrt werden. Segal (1957; 1978; 1991) hat vor allem den Einfluss einer pathologischen projektiven Identifizierung auf diese Vorgänge untersucht: Dort, wo projizierte Selbstanteile dauerhaft im Objekt verbleiben, verschwimmt nicht nur die Unterscheidung zwischen Selbst und Objekt, sondern bleibt auch die Differenzierung von Symbol und symbolisiertem Gegenstand unsicher und fragil. Einige Beispiele für die daraus resultierenden Kommunikationsprobleme werden im folgenden Kapitel beschrieben.

Die Schwierigkeit des Borderline-Patienten, zwischen Symbol und Symbolisiertem zu unterscheiden, steht aber noch mit einem weiteren, klinisch bedeutsamen Phänomen in Zusammenhang, nämlich mit seiner Intoleranz gegenüber Erfahrungen von Getrenntheit und Verlust.

Die Intoleranz gegenüber Erfahrungen von Getrenntheit und Verlust

Wie am Beispiel des agora-klaustrophoben Dilemmas gezeigt wurde, stellen für den Borderline-Patienten Erfahrungen sowohl der Nähe wie auch der Getrenntheit Bedrohungen seines psychischen Gleichgewichts dar. Sie können zum Anlass für Angriffe auf die therapeutische Beziehung werden, die klinisch als negative therapeutische Reaktion in Erscheinung treten. Oft liegt diesen Angriffen eine panische Angst vor Abhängigkeit zugrunde; denn Gefühle von Bedürftigkeit bedrohen die Vorherrschaft der pathologischen Organisation und bringen zugleich schmerzliche depressive Erfahrungen des Alleinseins, der Trauer und der Schuld ins Spiel. Ihnen versucht der Patient auszuweichen, da er die Kontrolle über seine Objekte nicht aufgeben kann.

Eine Gefährdung des Bedürfnisses nach Objektkontrolle ergibt sich immer dann, wenn in der Beziehung zu viel Nähe oder Abstand entsteht. Trennungserfahrungen – wie ein Verlusterlebnis, Therapieunterbrechungen, ein Urlaub oder eine Erkrankung des Therapeuten – sind deshalb typische Risikosituationen, die eine bestehende Borderline-Organisation labilisieren. Ihnen kann sich der Patient oft nur dadurch entziehen, dass er sich erneut in einen schützenden Rückzug begibt oder zu verzweifelten Abwehrmaßnahmen greift, um die verlorene Kontrolle über das Objekt wiederherzustellen. Die folgende Sequenz aus der Behandlung einer Borderline-Patientin soll diese Situation illustrieren.

Frau G., eine intelligente und erfolgreiche Ausbildungsleiterin, befand sich zu diesem Zeitpunkt im fünften Jahr in Analyse. Trotz beträchtlicher Fortschritte, die in dieser Zeit erreicht worden waren, hatte sie immer wieder mit Suizidanspielungen und -drohungen auf Therapieunterbrechungen reagiert. Vor einer erneuten kürzeren Unterbrechung hatte sie abermals Suizidgedanken angedeutet, wobei sie ihren Therapeuten diesmal wissen ließ, dass sie für ihren eventuellen Suizid bereits perfekte Vorbereitungen getroffen habe und er ohnehin keinerlei Chance habe, sie daran zu hindern. Als dieser sehr besorgt und alarmiert reagierte, tröstete sie ihn, indem sie sagte, es sei im Moment noch nicht aktuell, sie würde ihn aber auf jeden Fall rechtzeitig warnen und ihm eine E-Mail schicken. An einem Samstagmorgen entdeckte er dann eine Nachricht in seiner Mailbox. Er öffnete die Nachricht, die nur zwei Wörter enthielt: »Zu spät!« Nach einer kurzen Besprechung mit einem Kollegen entschied er sich voller Angst und Sorge, seine Patientin anzurufen. Frau G. hatte seinen Anruf bereits erwartet, reagierte sehr freundlich, erörterte die Situation ausführlich mit ihm und versuchte, ihren Analytiker zu beruhigen. In der Montagssitzung versicherte sie ihm dann, dass sie über eine Krise hinweggekommen sei, einen entscheidenden Schritt vorwärts gemacht habe und möglicherweise ein Wendepunkt in der Therapie erreicht sei. Der Analytiker fühlte sich beruhigt und begann teilweise auch selbst an einen Fortschritt zu glauben. Als er ihr jedoch seine nächste Rechnung schickte und das Telefongespräch, das etwa so lange wie eine Sitzung gedauerte hatte, liquidierte, reagierte sie sehr verletzt. Empört wies sie darauf hin, dass schließlich er sie angerufen habe, und gab zu verstehen, dass er etwas Unrechtes tue und im Begriff sei, sie auszubeuten.

Betrachtet man diese Sequenz etwas näher, so fällt es nicht schwer, die perversen Elemente in der Interaktion zu erkennen: Die Patientin benutzte ihre Suizidphantasien, um ihre eigene Angst und Verzweiflung in den Analytiker zu projizieren, der auf diese Weise mit einem bedürftigen Teil ihres Selbst identifiziert wurde. Nachdem diese projektive Identifikation erfolgreich war, triumphierte ein grausamer Teil ihrer inneren Organisation über den Analytiker, verführte ihn mit der Aussicht auf Dankbarkeit und Fortschritt und gewann aus der Beziehung eine narzisstische und perverse Gratifikation. Als ihr jedoch die Rechnung zugeschickt wurde und sie auf diese Weise daran erinnert wurde, dass *sie* die Patientin war, reagierte Frau G. voller Verletzung und Empörung. Möglicherweise enthielt das Stellen der Rechnung aber auch ein Element von Rache seitens des Analytikers, weil die Grausamkeit des »Zu spät!« eine enorme Wut in ihm ausgelöst hatte. In dieser Situation war er aber begreiflicherweise zu sehr mit Gegenübertragungsgefühlen aufgeladen, um sich aus der Verstrickung lösen zu können und die Gesamtsituation zu interpretieren.

Was sich im Ausagieren dieser Patientin abspielte, lässt sich oft in kleinen und kleinsten Sequenzen als Acting-in innerhalb der einzelnen Sitzung wiederfinden. Gelingt es, diese Mikrosequenzen zu erfassen und zu analysieren, so vermittelt dies dem Patienten ein Gefühl von Verstandenwerden. Oft wird der Analytiker in diese Inszenierungen einbezogen. Er fühlt sich dann wie in einem Labyrinth verstrickt und muss die in ihm entstehenden Gefühle zum Ausgangspunkt für sein Verstehen nehmen. Daher kommt dem Durcharbeiten der Gegenübertragung besondere Bedeutung zu.

Gegenübertragung, Containment und Verstandenwerden

Die Art und Weise, wie der Analytiker in die innere Welt des Patienten hineingezogen wird, hängt von verschiedenen Faktoren ab. Im Allgemeinen ist der in diese Richtung wirkende Sog aber umso ausgeprägter, je weniger der Patient in der Lage ist, bestimmte Aspekte seiner inneren Welt zu tolerieren. Aus diesem Grund muss er sie projizieren und übt dadurch Druck auf den Analytiker aus, sich entweder mit einem Teil seines Selbst oder mit einem seiner inneren Objekte zu identifizieren (vgl. Steiner 1998).

In der Psychoanalyse wurde dieser Vorgang mit verschiedenen Begriffen bezeichnet. So sprach Grinberg (1985) von »projektiver Gegenidentifikation«. Sandler (1976) hob die Bereitschaft des Analytikers zur Rollenübernahme (*role responsiveness*) hervor und verstand dessen unbewusste Reaktionen als »Aktualisierung« einer Objektbeziehung. Am geläufigsten ist gegenwärtig das Konzept der *Enactments*, wie es von Theodore Jacobs (1986; 1993; 2001; vgl. McLaughlin 1987; 1991) eingeführt wurde und wie es von kleinianischer Seite bereits zuvor Betty Joseph (1971; 1975) unter den Begriffen des Übertragungsagierens und des *Acting-in* für die Weiterentwicklung der psychoanalytischen Behandlungstechnik bei Borderline-Patienten fruchtbar gemacht hat. Gabbard (1995) gibt einen Überblick über diese z. T. konvergierenden Entwicklungen.

Joseph hatte bereits 1975 am Beispiel von »schwer erreichbaren« Patienten beschrieben, wie ein pseudokooperativer Teil des Selbst die intellektuelle Kontrolle aufrechterhält, während aktive, interessierte und besorgte Selbstanteile in den Analytiker projiziert werden, »der nun unter dem Druck, den er empfindet, das Bedürfnis nach Aktivität und den Wunsch, etwas zu erreichen, ausagieren soll« (S. 127). Solche Patienten neigen nach ihrer Auffassung dazu, »auf eine sehr subtile Weise Druck« auf den Analytiker auszuüben, »um ihn dazu zu bewegen, einen Teil des Selbst seines Patienten auszuleben, statt ihn zu analysieren« (S. 133). In technischer Hinsicht empfiehlt sie, den *emotionalen Kontakt* innerhalb der Stunde zum Ausgangspunkt zu nehmen und sich nicht unbedingt am *Inhalt* des Materials zu orientieren. Primär komme es für den Analytiker darauf an, »sich der projektiven Identifizierung, die hier stattfindet, bewusst zu werden und sie bereitwillig lange genug zu ertragen, um den Teil des Patienten, der sich dem Kontakt entzieht, kennenzulernen«. Erst dann werde es möglich, »ohne das Gefühl, unter Druck zu stehen, den Prozess zu deuten, der ausagiert wird, statt irgendeinen Inhalt, der vorher zur Debatte gestanden haben mag« (S. 127).

Für das Verständnis dieser *Enactments* kommt deshalb dem bewussten und unbewussten Durcharbeiten der Gegenübertragung entscheidende Bedeutung zu. Bion (1962) hat mit seinem Modell des *Containment* eine wichtige Voraussetzung geschaffen, um die dabei ablaufenden Prozesse, analog zur frühen Eltern-Kind-Beziehung, zu verstehen. Die wesentlichen Elemente seines Modells wurden bereits in Kapitel 2 dargestellt. Dabei bildet die Gegenübertragung des Analytikers ein Behältnis, wobei dieser nicht nur auf die Übertragung des Patienten – einschließlich seiner eigenen Übertragung auf diesen – reagiert, sondern auch unerträgliche, projizierte Fragmente des Analysanden in sich aufnimmt und diese in bedeutungsvolle Elemente transformiert. Erst durch dieses *Containment* wird die Gegenübertragung im eigentlichen Sinne zu einem »empfangenden Organ« (Freud 1912e, S. 381), d.h. zu einem Organ der Rezeption und Transformation.

Das unbewusste Nachdenken über die Gegenübertragung kann dabei mit der mütterlichen ›Träumerei‹ (*rêverie*) im Sinne eines passiven Verstehens verglichen werden, wohingegen das bewusste Durcharbeiten und Deuten einem aktiven Verstehen entspricht. Häufig macht sich die rezeptive Haltung des Analytikers an einem bestimmten Detail der Atmosphäre oder des Inhalts der Stunde fest, was Bion als »ausgewählte Tatsache« (*selected fact*) bezeichnete. Gelingt das *Containment*, so ist dies mit einem Übergang von der paranoid-schizoiden zur depressiven Position verbunden, d.h. mit einer Bewegung in Richtung Integration und Anerkennung der inneren und äußeren Realität. An diesem Übergang sind Liebe (*L*), Hass (*H*) und Wissbegierde (*K* – im Sinne von ›Kennenlernen-Wollen‹) beteiligt, wobei Bion mit der K-Verbindung die epistemische Dimension des psychoanalytischen Prozesses betont. Während die positiven Varianten dieser emotionalen Elementarverbindungen (+*H*, +*L*, +*K*) zu einer »kommensalen« Beziehung zwischen *Container* und *contained* und damit zu psychischem Wachstum beitragen, setzen ihre Minus-Varianten (–H, –L, –K) einen Prozess der Missrepräsentation emotionaler Erfahrungen in Gang.

Durch ihn kann psychische Entwicklung systematisch verhindert und in ihr Gegenteil verkehrt werden. Bion (1962, S. 152ff.) hat sich vor allem mit der Rolle von *–K* auseinandergesetzt (vgl. O'Shaughnessy 1997). In Kapitel 7 werden seine Überlegungen hierzu diskutiert und in Kapitel 5 wird eine auf *–L* beruhende pathologische Organisation vorgestellt.

Ähnlich wie Bion, und noch vor diesem, hatte auch Roger Money-Kyrle ein Modell des Durcharbeitens in der Gegenübertragung skizziert. Er konnte dabei auf Melanie Kleins (1946) Entdeckung der projektiven Identifizierung und der beiden ›Positionen‹ sowie auf Paula Heimanns (1950) Neubewertung der Gegenübertragung Bezug nehmen (vgl. Frank, Weiß 2003).

In seiner Arbeit »*Normale Gegenübertragung und mögliche Abweichungen*« (1956) beschrieb er, wie sich der Analytiker zunächst introjektiv mit bestimmten Selbstaspekten des Patienten identifiziert. Dabei stehen diese Selbstaspekte zugleich für Teile seines eigenen primitiven Selbst wie auch für die beschädigten inneren Objekte in seiner unbewussten Phantasie. Die introjektive Identifizierung mit den Selbstanteilen des Patienten (und dessen inneren Objekten) bildet die Grundlage für seine Einsicht und seine Empathie, wohingegen der Wunsch, zu verstehen, aus Wiedergutmachungsbestrebungen und aus einer Identifikation mit dem guten inneren Elternpaar hervorgeht. Im Idealfall projiziert also der Patient Teile seiner inneren Welt in den Analytiker. Dieser wird introjektiv mit dem »Patienten in ihm« identifiziert, kann diesen transformierend verstehen und schließlich in Form seiner Deutung ›zurückprojizieren‹, so dass die projizierten Selbstanteile nun in einer umgewandelten, verarbeiteten Form vom Patienten aufgenommen werden.

Dieses Modell des Gegenübertragungsprozesses geht in gewisser Weise über Bions Modell des *Containment* hinaus (Weiß 2003b). Es wird in Kapitel 9 ausführlich diskutiert und zu einem mehrphasigen Modell der projektiven Identifizierung erweitert. Im Folgenden sollen zunächst einige behandlungstechnische Überlegungen, die sich aus dem bisher Gesagten ergeben, im Mittelpunkt stehen.

Erfassen der aktuellen Beziehungssituation

Um die oft verwirrenden und manipulativen Äußerungen des Patienten zu erfassen, sollten sich die Deutungen des Analytikers in erster Linie auf die *aktuelle Beziehungssituation* richten. Nicht selten begibt sich der Patient in einen Rückzugszustand oder bietet einen Pseudokontakt an, der in erster Linie der Kontrolle dient. Dann geht es zunächst darum, diese besondere Situation aufzugreifen und eine Vorstellung von den Ängsten zu gewinnen, die hinter dem Verhalten des Patienten stehen. Joseph (1975, S. 133) wies darauf hin, wie wichtig es ist, »dass der Analytiker seine Deutungen beständig mit dem Geschehen in der Stunde in Verbindung bringt«. Nur dadurch könne er überprüfen, ob der Patient einen wirklichen Kontakt zulässt oder sich vom Analytiker fernhält und seinen Deutungen ausweicht.

Deutungen haben daher in erster Linie die Funktion, *einen emotionalen Kontakt zum Patienten herzustellen*. Entfernen sie sich zu weit von dem, was im Behandlungszimmer erlebt wird, dann führen sie lediglich zu »verbalem theoretischen Verständnis« (ebd.). Gerade in kritischen Situationen ist dieses Verständnis aber oft relativ wertlos. Denn Borderline-Patienten verwenden das Sprechen dann weniger dazu, um etwas über ihren Zustand mitzuteilen, als dazu, ihren Analytiker mit Gegenübertragung aufzuladen und innerhalb der Übertragungssituation zu agieren. In Kapitel 4 wird dies anhand der Verwendung von Traummaterial diskutiert.

Hinzu kommt, dass die Patienten ihre Vergangenheit oft auf sehr konkrete Weise *innerhalb* der Gegenwart erleben (vgl. Meltzer 1984, S. 31). Auch aus diesem Grund kann es wichtig sein, die Übertragungssituation zunächst unmittelbar im Hier und Jetzt zu analysieren und sie erst in einem zweiten Schritt mit der historischen Vergangenheit zu verbinden, wodurch ein Gefühl von *Kontinuität* entsteht (vgl. Riesenberg-Malcolm 1986).

Konstruktion des psychischen Raumes

Nach dem hier vorgeschlagenen Verständnis besteht die Aufgabe von Übertragungsdeutungen vor allem darin, die innere Welt des Patienten zu erschließen, d.h. ihm eine Rücknahme projizierter Selbstanteile zu ermöglichen (vgl. Steiner 1993). Viele Borderline-Patienten, wie Frau C., die sich innerhalb der therapeutischen Beziehung sehr schnell gefangen fühlte, oder Frau E., die in die Praxisräume ihres Therapeuten eindrang, um ihre Krankenakte »zurückzuholen«, zeigen agora-klaustrophobe Probleme und leben in einem Grenzbereich zwischen innerer und äußerer Realität.

Deshalb geht es zunächst darum, *den psychischen Raum des Patienten zu konstruieren*, bevor rekonstruktive Vergangenheitsdeutungen sinnvoll werden (vgl. Weiß 1998b). Das klassische Verständnis der Übertragung als eine Verschiebung in der Zeit kann deshalb zu einem räumlichen Modell der Übertragungssituation erweitert werden. Demnach überträgt der Patient nicht nur *horizontal* von der Vergangenheit in die Gegenwart, sondern projiziert zugleich *vertikal* Teile seines inneren Raumes in den Analytiker, der diese Projektionen aufnehmen, transformieren und in einer bearbeiteten Form an den Patienten zurückgeben muss. Wie sich diese Betrachtungsweise auf das Verständnis von Deutungsprozessen auswirkt, wird in Kapitel 4 und 9 ausführlicher behandelt.

Analyse von Mikrosequenzen und Enactments

Wie bereits mehrfach erwähnt, wird der Analytiker fast unvermeidlich auf die eine oder andere Weise in die pathologische Organisation des Patienten hineingezogen. Das Ziel der analytischen Arbeit besteht dann darin, die Natur dieser Verwicklung (vgl. Feldman 1997b) zu verstehen und die komplexen Mechanismen, durch die sie hergestellt wird, nachzuvollziehen. Hierbei kann die *Analyse von Mikrosequenzen* und der zwischen Patient und Analytiker ablaufenden *Enactments* hilfreich sein. Um diese *Enactments* zu erfassen, können die Atmosphäre der Sitzung, die Art und Weise, wie der Patient sein Material einführt, sowie die Gegenübertragung des Analytikers wichtige Hinweise liefern. Verwendet der Patient seine Mitteilungen zum *Acting-in* – wie Frau G., die ihren Analytiker mit ihren Suizidanspielungen kontrollierte –, so sollte die Deutung der Beziehungssituation gegenüber dem Inhalt der Mitteilungen im Vordergrund stehen.

Das Einbezogenwerden in *Enactments* konfrontiert den Analytiker mit einer ganzen Reihe von behandlungstechnischen Problemen: Er muss sich der ihm vom Patienten auferlegten Rollen bewusst werden, sie von ähnlichen, aber nicht identischen Szenarien seiner eigenen inneren Welt unterscheiden und sich zugleich genügend getrennt halten, um beobachten und interpretieren zu können (vgl. Steiner 1996; 2000). Seine Aufgabe besteht demnach darin, sich aus den Verstrickungen der Borderline-Kommunikation immer wieder zu lösen, was nicht bedeutet, eine distanzierte, kalte oder verurteilende Position einzunehmen. Oft aber wird dieses Lösen aus den Verstrickungen nicht möglich sein, ohne den Patienten erneut schmerzlichen Erfahrungen auszusetzen. Gelingt es dem Analytiker jedoch, ein Gefühl von Verstandenwerden zu vermitteln, so wird sich der Patient diesen Erfahrungen eher stellen können, ohne erneut den Schutz einer pathologischen Organisation aufzusuchen.

Dilemma-Deutungen und Analyse von Sackgassen-Situationen

Manchmal führen die Bemühungen, einen Ausweg aus dem Labyrinth zu finden, den Analytiker in eine Sackgasse. Er hat dann scheinbar keine andere Alternative mehr, als zwischen zwei gleichermaßen »unmöglichen« Positionen zu wählen, d. h. seine Deutungen werden entweder als Vorwurf oder Beschwichtigung, als Bestätigung oder Zurückweisung, als Zärtlichkeit oder Grausamkeit, als Parteinahme oder Gegnerschaft empfunden. Ein solches Dilemma, welches die Analyse über lange Zeit hinweg blockierte, wird in Kapitel 5 beschrieben.

In dieser Situation kann es hilfreich sein, *nicht* nach einem Ausweg zu suchen, sondern die Natur des Dilemmas als solche zu analysieren. Mit Hilfe von *Dilemma-Deutungen* und der *Analyse von Sackgassen-Situationen* gelingt es manchmal, zu einer beobachtenden Position zurückzufinden und die innere Ausweglosigkeit des Patienten besser zu verstehen. Nicht selten repräsentieren die beiden »unmöglichen« Positionen dann die Verbindung eines Selbstanteils mit einem inneren Objekt, aus der ein drittes Objekt ausgeschlossen bleibt. Einige theoretische Überlegungen hierzu werden in Kapitel 9 vorgestellt.

Erfassen der Atmosphäre der Sitzung und kleiner Bewegungen aus dem Rückzug

Über lange Strecken wird dem Analytiker nichts anderes übrigbleiben, als den Aufbau und die Funktion psychischer Rückzugsorte geduldig zu analysieren. Hierbei kann es wichtig sein, *kleine Bewegungen aus dem Rückzug heraus und in den Rückzug zurück* innerhalb der Sitzung zu registrieren. Solche Bewegungen zeigen sich oft nur in diskreten Veränderungen der Atmosphäre, die dann zu neuen Ängsten und zu neuen defensiven Manövern Anlass geben. Gelingt es jedoch, diese Bewegungen nachzuvollziehen, dann wird der Analytiker auch die Gesamtsituation des Patienten besser verstehen lernen und ihm »dann, wenn er sich hervorwagt, um einen Kontakt zu ermöglichen, zur Verfügung stehen« (Steiner 1993, S. 34).

Oft sind es gerade die Fortschritte in einer Analyse, in denen sich der Patient auf besonders schmerzvolle Weise der Erfahrung des *Gesehenwerdens* ausgesetzt fühlt. Die Schamgefühle, die sich einstellen, wenn der Patient auf den Schutz einer pathologischen Organisation verzichtet, können erneut Rückzugsbewegungen einleiten, da er nun nach einem Versteck sucht, in dem er sich einer befürchteten Demütigung und Bloßstellung entziehen kann (Steiner 2006a). Diese Reaktion muss von negativen therapeutischen Reaktionen unterschieden werden, die auf Neid- oder Schuldgefühlen beruhen (vgl. Spillius 1980).

Die Atmosphäre der Stunde ist auch deshalb besonders wichtig, weil sich in ihr die »Gesamtsituation« (Joseph 1985) – einschließlich der nicht-verbalen Mitteilungen des Patienten, seiner primitiven Abwehrmechanismen und der unbewussten Gegenübertragungsgefühle des Analytikers – widerspiegelt. Veränderungen der Atmosphäre sind meist mit Veränderungen der inneren Balance des Patienten verknüpft, und diese wiederum gestatten es, die permanenten Verschiebungen und Verlagerungen in der Entwicklung der Übertragungssituation besser zu verstehen (vgl. Joseph 1989).

Registrieren der Reaktionen des Patienten auf Deutungen

Eine weitere Möglichkeit, die Übertragungssituation zu erfassen, besteht darin, die *Reaktionen des Patienten auf Deutungen* aufmerksam zu registrieren. Wie bereits erwähnt, können Deutungen von Borderline-Patienten auf sehr unterschiedliche Weise erlebt werden – z. B. als Verführung, Demütigung, Bestrafung oder auch als verfolgende Projektionen von Seiten des Analytikers (vgl. Money-Kyrle 1960; Joseph 1985). So ließen sich mit Frau B., welche die Deutungen entweder »wie Musik« aufnahm oder sie als grausame Bestrafungen empfand, erst dann Fortschritte erzielen, als deutlich wurde, dass sie bestrebt war, alles, was mit der Behandlungssituation in Beziehung stand, in ein zeitloses Universum zu entführen. Auf welche Weise dieser Prozess in Gang kam, wird in Kapitel 5 erörtert.

Die beschriebene Art, Deutungen zu erleben, hat mit der konkretistischen Symbolverwendung des Borderline-Patienten zu tun. Oft hat es den Anschein, als würde der Patient das, was der Analytiker für eine Deutung hält, als alles andere erleben, nur nicht als eine Bemühung, ihn zu verstehen. Für den Analytiker kommt es deshalb darauf an, sich dieses Prozesses bewusst zu werden und die Art und Weise, in der der Patient seine Deutung aufnimmt, zunächst als dessen subjektive Realität zu akzeptieren. Gelingt dies nicht, dann können beide, Analytiker und Patient, leicht in einen Zyklus von »eskalierendem Missverstehen« (Weiß 2003b, S. 164ff.) geraten, der dann eine vom Patienten befürchtete, häufig verfolgende Situation reinszeniert. Die Analyse von Borderline-Patienten ist deshalb in besonderer Weise auf die Fähigkeit des Therapeuten angewiesen, die konkreten Kommunikationen des Patienten zu erfassen und ihnen eine symbolische Bedeutung zu geben (vgl. Rosenfeld 2001, S. 45–63).

Analyse von Missrepräsentationen

Die *Analyse von Misskonzeptionen* (Money-Kyrle) bzw. *Missrepräsentationen* (Bion) der psychischen Realität stellt einen weiteren wichtigen Fokus in der Behandlung von Borderline-Patienten dar. Solche Missrepräsentationen begünstigen die für Borderline-Patienten charakteristische *Zerschneidung* (Steiner) in der Beziehung zur Realität, woraus unter Umständen multiple

Parallelkonstruktionen der Wirklichkeit hervorgehen. Je nachdem, auf welchen Aspekt der Wirklichkeit sich die entstellende Transformation bezieht, kann die Tatsache der Abhängigkeit, die ödipale Situation oder die Begrenztheit und Endlichkeit der analytischen Erfahrung verleugnet werden. Manchmal ist es auch die von Klein (1946) hervorgehobene, primäre Unterscheidung von »gut« und »böse«, die – neben den von Money-Kyrle (1971) genannten drei »Lebenstatsachen« – als weiterer grundlegender Aspekt der Wirklichkeit verlorengeht.

Alle diese Missrepräsentationen zeigen sich in Umarbeitungen der Übertragungssituation, die oftmals unbemerkt bleiben, weil sie auf sehr subtile Weise eingeführt werden oder den Analytiker miteinbeziehen. Claudia Frank (2003) hat eine solche Form von Misskonzeption als »Entgrenzung« beschrieben. Dabei wird mittels projektiver Identifizierung auf den Analytiker Druck ausgeübt, von seiner Haltung des Verstehenwollens abzuweichen und dem Analysanden ›unmittelbar‹ zu Verfügung zu stehen. Häufig werden die zugrunde liegenden Widersprüche und Annahmen mittels ›kunstvoller Argumente‹ überbrückt. Die Analyse der Übertragung dient deshalb auch dem Zweck, zur »Entwirrung« der Beziehung beizutragen, indem sie den Aufbau und die Funktion solcher Argumentationsstrukturen untersucht. In Kapitel 5 und 7 werden hierfür Beispiele gegeben.

Verwendung analytikerzentrierter Deutungen

Auf die *Bedeutung des Containment* in der Gegenübertragung wurde in diesem Kapitel bereits mehrfach hingewiesen. Viele Borderline-Patienten sind auf die Möglichkeit angewiesen, unerträgliche Gefühle im Analytiker unterzubringen. Oft fürchten sie, der Analytiker könne diese Gefühle nicht in sich aufnehmen, würde von ihnen überschwemmt oder werde sie in einer bedrohlichen Weise in sie zurückprojizieren (Money-Kyrle 1960).

Vor allem Steiner hat darauf hingewiesen, dass klassische, patientenzentrierte Deutungen dann mitunter als vom Analytiker ausgehende Projektionen erlebt werden. Er hat daraus das Konzept der *analytikerzentrierten Deutung* (Steiner 1993, S. 191ff.) entwickelt, die zunächst nur das Bild fokussiert, welches der Patient in einem bestimmten Moment vom Analytiker generiert – gleich, wie entstellt und verzerrt dieses Bild auch immer sein mag.

Die Fähigkeit des Analytikers, dieses Bild in sich aufzunehmen, darüber nachzudenken und seine Funktion zu untersuchen, wird vom Patienten als *Containment* erlebt. Erst in einem zweiten Schritt – wenn der Patient allmählich fähig wird, seine Projektionen zurückzunehmen – kann der Analytiker dann zu patientenzentrierten Deutungen übergehen.

Allerdings stellen auch analytikerzentrierte Deutungen kein Allheilmittel dar und enthalten ihrerseits die Gefahr, dass der Patient in ihnen eine Bestätigung seiner Projektionen sieht. Manchmal ergibt sich dann eine Situation, in der der Patient patientenzentrierte Deutungen als Reprojektionen des Analytikers und analytikerzentrierte Deutungen als Bestätigung seiner Projektionen erlebt. Dieses »Dilemma zweiten Grades« (Weiß 2007) wird in Kapitel 9 näher untersucht.

Schlussfolgerungen

Das hier zugrunde gelegte Modell des analytischen Prozesses ergänzt und erweitert das klassische Modell des intrapsychischen Konflikts. Es erscheint vor allem für solche Patienten als geeignet, die bestimmte Aspekte ihrer inneren Welt nur dadurch kommunizieren können, dass sie Teile davon in ein aufnehmendes Objekt projizieren. Das Ziel der analytischen Arbeit besteht dann in der *Wiederaneignung verlorener Teile des Selbst.* Nach Steiner (1990; 1996) ist dieser Prozess mit intensiver Trauerarbeit verbunden, weil erst mit der Rücknahme der Projektionen wirkliche Getrenntheit entsteht und die Konflikte der depressiven Position durchgearbeitet werden können. Gerade in solchen Phasen kann sich der Patient erneut zurückziehen und Zuflucht bei einer pathologischen Organisation suchen, die ihm Aussicht auf Stabilität auf Kosten von Kontakt und Entwicklung gewährt. Gelingt es jedoch, diese kritischen Momente durchzuarbeiten und die Gründe zu verstehen, warum sich der Patient in einen Rückzug bewegt, so kann das Ausmaß, in dem er von der Organisation abhängig ist, reduziert werden und es kann allmählich mehr Raum für das Nachdenken über emotionale Erfahrungen entstehen.

4. Inszenierte Träume: Traumerfahrung und Acting-in

Im Folgenden soll die Bedeutung von Träumen in einem Bereich untersucht werden, in dem Borderline-Elemente überwiegen. Solche Träume tauchen vor allem dann auf, wenn der Patient unter Druck gerät und primitive psychische Mechanismen ins Spiel gebracht werden, um Verwirrung und Angst abzuwehren. Manchmal wird der Therapeut dann mit Traummaterial überschwemmt, das ihn in einer eigentümlichen Weise affiziert. Er fühlt sich mit Gefühlen aufgeladen, die ihn dazu drängen, in einer bestimmten Weise zu reagieren. Solche Träume scheinen *unmittelbar* etwas in Szene zu setzen, und der Analytiker kann in die Irre geführt werden, wenn er den *konkreten* Charakter dieser Mitteilungen übersieht.

Das Träumen in einem Borderline-Bereich unterscheidet sich von den Traumerfahrungen neurotischer Patienten, aber auch von psychotischen Träumen, die eher mit Halluzinationen vergleichbar sind. Die Unterschiede beziehen sich zum einen auf die *Struktur* des Traummaterials, zum anderen auf die Art und Weise, *wie* der Patient seine Traumerzählung in die Behandlungsstunde einführt. Beides muss der Analytiker im Auge behalten, um die verschiedenen Ebenen der Kommunikation – den Trauminhalt, die Verknüpfungen, die der Patient durch seine Assoziationen herstellt, und deren Auswirkungen auf seine Gegenübertragung – möglichst gleichzeitig zu erfassen und miteinander in Beziehung zu setzen.

Die Untersuchung von Borderline-Träumen ist daher mit einer Reihe behandlungstechnischer Probleme verbunden. Sie werden in den folgenden Abschnitten anhand von klinischem Material dargestellt. Als Ausgangspunkt für diese Überlegungen sollen zunächst einige theoretische Aspekte erörtert werden.

Freuds Verständnis des Traums

Sigmund Freud (1900a) verstand den Traum als *symbolische* Mitteilung des Unbewussten. Vom manifesten Traum, der eine komplexe, verschlüsselte Botschaft darstellt, unterschied er als »Traumerreger« die unbewussten Traumgedanken – meist infantile Wunschregungen, die durch Anheftung an die vorbewussten Tagesreste in die Traumbildung Eingang finden. Dabei müssen sie die Traumzensur umgehen, welche ihnen den Zugang zum Bewusstsein des Träumers verwehrt. Zwischen unbewussten Traumgedanken und manifestem Trauminhalt vermittelt die Traumarbeit – nach Freud »das Wesentliche am Traum, die Erklärung seiner Besonderheit« (1900a, S. 511).

Um den Traum als sinnvolles psychisches Phänomen zu begreifen, versuchte ihn Freud als Text zu lesen: So wie der manifeste Traum aus der Einwirkung von Traumarbeit und Zensur hervorgeht, so lassen sich die unbewussten Traumgedanken mit Hilfe der Assoziationen des Träumers und der an sie anschließenden Deutungen als sinnvolle, sprachanaloge Bedeutungen entziffern. Dabei werden Traumgedanken und Trauminhalt wie »Darstellungen desselben Inhalts in zwei verschiedenen Sprachen« betrachtet, deren »Zeichen und Fügungsgesetze« sich dem Interpreten durch den »Vergleich von Original und Übersetzung« (Freud 1900a, S. 283) erschließen.

Indem er die Bilderschrift[2] des Traumes zum Sprechen brachte, konnte Freud den Traum als *via regia* zur Kenntnis des Unbewussten verstehen. Im Traum sah er einen privilegierten Zugang zur psychischen Realität des Träumers. Freud hat sich dabei vor allem für die Frage interessiert, *wie* ein unbewusster Wunsch dargestellt, mit Hilfe der Traumarbeit umgewandelt wird und schließlich in verhüllter Form an der Oberfläche des Bewusstseins wieder zur Erscheinung kommt. Insofern konnte er den Traum in Analogie zu anderen psychischen Bildungen – wie einem Wachtraum, neurotischen Symptom, einer Fehlleistung, Halluzination oder einem Wahngebilde – setzen. Er hat sich jedoch weniger für die hier zu untersuchende Frage interessiert, was Wachen, Halluzinieren und Träumen voneinander unterscheidet (vgl. jedoch Freud 1916–17f) und auf welche Weise Traum und Übertragungssituation (vgl. Ermann 1998; Will 1999) miteinander in Beziehung stehen.

Auch wenn Freud seine eigenen Träume außerhalb des heute üblichen Kontextes analysierte, so hat er bei seinen Patienten doch gelegentlich den Bezug zur Übertragung angedeutet (vgl. Freud 1900a, S. 159ff.; Weiß 1996). Darüber hinaus beschäftigte er sich in seinen »Bemerkungen zur Theorie und Praxis der Traumdeutung« (Freud 1923c) mit dem Einfluss der analytischen Situation auf die Traumbildung und erörterte am Beispiel der »Gefälligkeitsträume« das Verhältnis von Traum, Übertragung und Widerstand. Dennoch galt sein Interesse in erster Linie der *intrapsychischen Bedeutung* des Traums (vgl. Bergmann 1966, S. 361). Dabei behandelt er den Traum eher so, als stünden ihm Analytiker und Analysand wie zwei gleich interessierte und distanzierte Beobachter gegenüber.

Eine erweiterte Auffassung des Träumens

Diese Loslösung des Trauminhalts von der Situation der Traumerzählung konnte erst überwunden werden, als man das Verständnis der Übertragungssituation auf alle Äußerungen des Analysanden innerhalb der Sitzung ausdehnte. Bereits Ferenczi (1913a, S. 47) hatte darauf hingewiesen, dass der Träumer »seine Träume gerade jener Person zu erzählen sich gedrängt fühlt, auf die sich deren Inhalt bezieht«. In seiner Nachfolge versuchte M. Klein (1932; 1952) den Traum unmittelbar in Zusammenhang mit der Übertragungssituation und den in ihr aktivierten unbewussten Phantasien zu verstehen. Bion (1962; 1963; vgl. auch Meltzer 1984) erweiterte schließlich auch das Verständnis der Traumvorgänge, indem er das Träumen als elementare psychische Aktivität im Sinne eines schöpferischen, erkenntnisbildenden Probehandelns begriff. Anders als bei Freud ist die Bedeutung des Traums nicht bereits in den unbewussten Traumgedanken fixiert, sondern wird erst durch das »Traumleben« selbst generiert (vgl. Meltzer 1984, S. 101–113). Grotstein (1981, S. 363) fasst Bions Traumverständnis wie folgt zusammen:

> *»Was wir gewöhnlich als ›Traum‹ bezeichnen, ist die visuelle Transformation eines nie endenden Stroms von Ereignissen aus der inneren Welt. Seine Umwandlungsprodukte während des Wachens können in freien Assoziationen oder sonstigen Ausdrucksformen des Unbewussten bestehen. Kurz gesagt, wir*

hören niemals auf zu träumen. Träumen ist die Aufnahme und Transformation innerer und äußerer Sinnesdaten, die, nachdem sie ›geträumt‹ worden sind, von der Psyche ›verdaut‹ werden können.«

Nach Bion (1962; 1963) stehen träumerische Erfahrungen am Anfang des psychischen Lebens. Sie ermöglichen es, den rohen psychischen Elementarereignissen eine Bedeutung zu geben und sie als Bausteine zum Nachdenken zu verwenden. Erst durch die Umwandlung dieser Erfahrungen in Traumgedanken wird es möglich, innere Welt und äußere Realität allmählich voneinander zu differenzieren – eine Errungenschaft, die für den Psychotiker wieder zusammenbricht, wenn er in einen Zustand gerät, in dem er weder wachen noch träumen kann.

Wird Träumen bei Bion als Symbolisierung emotionaler Erfahrungen konzipiert, so konnten Meltzer (1984) und Segal (1991) in der Analyse von psychotischen und Borderline-Pathologien Störungen des Symbolisierungsprozesses mit Störungen der Traumbildung in Verbindung bringen. Sie beschreiben konkretistische und manipulative Traumerfahrungen, die eher Handlungen und Dingen näherstehen, als dass sie ein Nachdenken über emotionale Erfahrungen ermöglichten. Was zunächst wie ein symbolischer Traum aussieht, kann dann z. B. einen Versuch darstellen, das Denken des Analytikers zu kontrollieren. Ein klinisches Beispiel, das Segal (1991, S. 91f.) berichtet, soll diese Situation illustrieren:

Ihr Patient, Herr M., überflutete die Analytikerin zu Beginn seiner Analyse mit Träumen und zahllosen Assoziationen. Als diese ihn darauf hinwies, dass er ihre Deutungen kaum aufnehmen konnte und stattdessen immer neue Einfälle lieferte, reagierte er überrascht und fragte, ob Freud seine Träume nicht auch so analysiert hätte. »Bald wurde offenbar«, so Segal, »dass er Freud war, der seine eigenen Träume vor mir als seinem staunenden und hypnotisierten Publikum analysierte.« In einem weiteren Traum erlebte der Patient, *wie er ein Serum gegen Tollwut in einen großen Fußball injizierte. Dabei war es für ihn wichtig, dass er mit keinem Tropfen des Serums in Berührung kam.* Diesen Traum brachte der Patient mit seiner Fähigkeit in Verbindung, Frauen zu verführen und in sie einzupflanzen, was er »das Bedürfnis nach M.« nannte. Im Traum war das Serum zerstörerisch und es durfte ihn kein Tropfen berühren. »Dies«, so folgerte Segal, »bezieht sich natürlich auch auf die Analyse. Er injiziert seine Träume in mich, aber kein einziger Tropfen einer Deutung darf ihn berühren.« (Ebd., S. 92)

Segal schildert an diesem Beispiel, wie ein Traum dazu dienen kann, eine projektive Identifizierung mit der Analytikerin herzustellen. Die Art und Weise, wie der Patient seine proliferativen Träume erzählte und mit endlosen Assoziationen ausschmückte, erlebte sie wie ein gewaltsames Eindringen, mit dem er sie »verblüffen, verführen und verwirren« und ihren »Verstand zum Platzen bringen wollte« (ebd., S. 92). Als Motiv vermutete sie das verzweifelte Bemühen dieses Patienten, seine eigenen infantilen Bedürfnisse loszuwerden, sowie sein neidisches Rivalisieren mit ihr.

Manchmal ist die Bedrohung, die von unerträglichen inneren Zuständen ausgeht, auch im Trauminhalt selbst ausgedrückt. So berichtete eine Patientin (vgl. Kap. 8) in ihrer ersten Behandlungsstunde von einem Traum, *in dem ein Pferd sterbend zusammenbrach, während ihm die Gedärme explodierten. Der Darminhalt spritzte überall herum und besudelte sie.* Zunächst brachte sie diesen Traum mit ihrem Vater in Verbindung, dessen plötzlicher Tod an einem rupturierten Aortenaneurysma der Grund für die Aufnahme ihrer Behandlung war. Bald zeigte sich jedoch, dass sie nach den Sitzungen Derealisationsgefühle erlebte und in Gefahr war, die Kontrolle über sich zu verlieren. Der Traum war also eher wie die Ankündigung einer eruptiven Fragmentierung zu verstehen.

Hier begegnen wir Traumgedanken im Übergang zu Wahnwahrnehmungen bzw. Träumen, die sich wie die Ankündigung von Handlungen ausnehmen. Meltzer (1984) und Segal (1991) haben verschiedene Übergangsformen zwischen konkretistischer und symbolischer Darstellung im Traum beschrieben. Segal bezieht sich dabei auf Money-Kyrles (1968, S. 422) Unterscheidung zwischen *konkreter, ikonischer* und *symbolischer* Repräsentation. Während auf der Stufe der konkreten Repräsentation kaum ein Unterschied zwischen dem repräsentierten Objekt und dem primitiven ›Zeichen‹ besteht, welches es repräsentiert, bildet das Träumen als »ideographische« Repräsentation eine Vorstufe zum verbalen, symbolischen Denken.

Freud behandelte die latenten Traumgedanken als sprachanaloge, symbolische Elemente (vgl. Lacan 1953), die durch die Deutungsarbeit freigelegt werden. Im Bereich des Borderline-Träumens ist der Analytiker aber mit Zuständen konfrontiert, in denen der Patient unter dem Eindruck massiver projektiver Identifizierung vorübergehend auf primitive Ebenen der Symbolbildung regrediert. Dies betrifft sowohl die Struktur des Traummaterials als auch die Art und Weise, wie der Patient seinen Traum innerhalb der Stunde kommuniziert.

Letztere Ebene bezeichnet Meltzer (1984, S. 158) als »Vokalität«, die dem Analytiker – analog einer Melodie – elementare Gemütszustände übermittelt. Diese Ebene der Traummitteilung wirkt *via* projektiver Identifizierung unmittelbar auf die Gegenübertragung ein und ist – wie ein Lied, das in einer fremden Sprache gesungen wird – auch dann noch wirksam, wenn der Trauminhalt unverständlich bleibt. Von dieser Ebene primitiver Kommunikation unterscheidet Meltzer die Ebene der verbalen Mitteilungen, »die im Wesentlichen von den lexikalischen Mitteln zur Informationsvermittlung abhängig ist« (ebd.). Diese Ebene sprachanaloger Kodierung und Dechiffrierung der latenten Traumgedanken war es, die Freud in erster Linie beschäftigte. Bei Borderline-Träumen besteht die Aufgabe des Analytikers darin, die Mitteilungen des Patienten auf beiden Ebenen zu erfassen und zueinander in Beziehung zu setzen.

Ein zweidimensionales Schema zur Erfassung von Borderline-Träumen

Betrachtet man die beiden genannten Ebenen, d. h. die *Struktur* des Traummaterials und seine *Verwendung* zu Zwecken des *Acting-in*, so lassen sich auf beiden Niveaus weitere Unterscheidungen treffen:

Hinsichtlich der *Struktur des Traummaterials* kann man sich ein Spektrum vorstellen, an dessen einem Ende echte Träume stehen und an dessen anderem Ende halluzinative Ereignisse zu finden sind, welche von der Psyche nicht bearbeitet, sondern nur ausgeschieden werden können. Dazwischen liegen verschiedene traumähnliche Zustände, die man als Pseudoträume, traumartige Phantasien oder Derealisationserfahrungen bezeichnen könnte, wie sie uns vor allem in der Analyse von Borderline-Patienten begegnen. So unterschied Bion zwischen echten, halluzinierten und willkür-

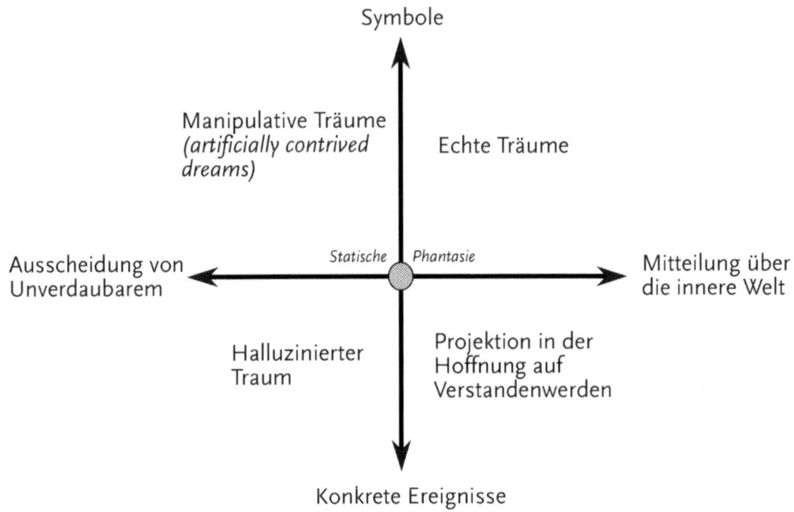

Abb. 5: Schema zur Einteilung der Träume und ihrer Verwendung in der Übertragungssituation

lich erzeugten Träumen (*artificially contrived dreams*), wobei Letztere durch die Unfähigkeit des Patienten auffallen, Assoziationen zu seinem Traummaterial zu bilden (Bion 1992a, S. 93f.).

Eine zweite Unterscheidung betrifft die Art und Weise, *wie* das Traummaterial in der analytischen Situation verwendet wird. Auch hier lässt sich ein Kontinuum zwischen zwei Polen annehmen, von denen man den einen als »Mitteilung über die innere Welt« des Träumers und den anderen als »Ausscheidung von unverdaubaren Dingen« bezeichnen kann. Dazwischen liegt eine Vielzahl von Verwendungsmöglichkeiten wie etwa die Aufladung des Analytikers mit Gegenübertragung, die Manipulation der Übertragungsbeziehung oder die Verwendung der Traumerzählung zum *Acting-in*.

Trägt man beide Achsen in einem Koordinatensystem auf, so kann man nach Art eines zweidimensionalen Schemas zu einer vorläufigen Einteilung gelangen. Sie stellt gewissermaßen eine Art Landkarte oder Kompass dar, mit deren Hilfe in der analytischen Sitzung eine Orientierung möglich wird (Abb. 5).

Dabei gibt die *vertikale Achse* die *Struktur* des Traummaterials an, je nachdem, ob es sich dabei um *Symbole für innere Erfahrungen* oder um Pseudo-Symbole handelt, die im Sinne von Bions β-Elementen eher *konkreten Ereignissen* oder *Dingen* entsprechen. Im letzteren Fall ist der Status der Traumerfahrung unklar: Berichtet der Patient einen Traum aus der vergangenen Nacht oder beschreibt er eine Traumerfahrung, die er aktuell halluziniert? Erinnert er sich an einen Traumzustand oder erlebt er *jetzt* eine Derealisation? Gerade in Borderline-Zuständen kann der Übergang zwischen Traum und Realität fließend sein. Manche Patienten berichten, dass sie aus solchen Träumen nicht aufwachen könnten (vgl. Kap. 8), andere tauchen mit der Traumerzählung wieder unmittelbar in die Traumwirklichkeit ein. Beide Erfahrungen können für den Patienten überaus verfolgend und für den Analytiker verwirrend sein.

Die *horizontale Achse* beschreibt die *Verwendung des Traummaterials* in der analytischen Situation: Dient es der Mitteilung über den inneren Zustand des Träumers oder verfolgt es den Zweck der Ausscheidung von ›unverdaubaren‹ Inhalten mittels projektiver Identifizierung? Auch hier gibt es einen Übergangsbereich, in dem der Patient z. B. kurzfristig im Analytiker einen traumähnlichen Zustand evoziert, der diesem als Grundlage für seine Deutungen dient. Solche Momente *reversibler* projektiver Identifizierung können hilfreich sein, um sich in die innere Welt des Patienten einzufühlen. Manchmal tragen sie dazu bei, den Deutungen des Analytikers emotionale Präsenz und Tiefe zu verleihen.

Auf diese Weise lassen sich vier Felder unterscheiden: Im *rechten oberen Quadranten* – er enthält ›echte‹ Symbole, die der Mitteilung über den inneren Zustand des Träumers dienen – sind jene Träume angesiedelt, deren Analyse Freud (1900a) beschrieben hat. Sie lassen sich mit Hilfe der verbalen Assoziationen des Träumers und der sie verknüpfenden Deutungen als latenter, unbewusster Sinnzusammenhang rekonstruieren. Im *linken unteren Quadranten* finden sich Traumerfahrungen, die von Halluzinationen kaum zu unterscheiden sind. Reversible Übergänge zum Bereich psychotischen Träumens werden in Kapitel 8 beschrieben.

Im linken oberen Quadranten sind dagegen solche Träume lokalisiert, die zwar symbolische Elemente enthalten, die in der analytischen Situation aber nicht mit dem Ziel des Verstandenwerdens mitgeteilt werden, sondern eher in der Absicht, den Analytiker mit Gegenübertragung aufzuladen und die Übertragungsbeziehung zu manipulieren. In diese Kategorie fallen z. B. jene Träume, die Bion als *artificially contrived dreams* bezeichnet hat. Im *rechten unteren Quadranten* handelt es sich um Träume, die im Entstehen begriffen sind (embryonale Träume) – d. h. um Projektionen mit dem Ziel des Verstandenwerdens. In dieser Kategorie könnte man versprengtes Material fassen, welches in der Lage ist, im Analytiker einen Gegenübertragungstraum zu induzieren (ß-Elemente auf der Suche nach einem Container; nach Bion 1962; vgl. auch Sedlak 1997).

Der Mittelpunkt des Schemas ist als »statische Phantasie« angegeben. Sie lässt sich als intensives Bild bzw. Sensation im Sinne einer Zeitlupe oder Momentaufnahme verstehen, von der man noch nicht weiß, in welche Richtung sie sich bewegt. Isakower (1938) hat solche regressiven Phänomene beim Übergang vom Wachen in den Schlafzustand beschrieben. Sie stehen in Bezug zu dem, was Lewin (1946) »Traumleinwand« (*dream screen*) genannt hat.

Neben den bereits erwähnten Autoren haben auch andere Analytiker auf die *kommunikative Funktion* der Traumerzählung hingewiesen: Kanzer (1955) differenziert zwischen der intrapsychischen Bedeutung des Trauminhaltes und der Traumerzählung als interpersonale Kommunikation. Bergmann (1966) gibt zu diesem Thema einen umfassenden kulturhistorischen Überblick und deutet an, dass das Erzählen eines Traums nicht nur eine Abfuhrfunktion erfüllt, sondern häufig eine versteckte Mitteilung an den Analytiker enthält – z. B. im Zusammenhang mit einer Übertragungskrise (S. 362f.). Klauber (1967) zitiert weitere Literatur und bezieht Überlegungen zur Gegenübertragung mit ein. Er sieht im Berichten des Traumes vor allem einen Versuch des Ich, zu einem innerpsychischen Konflikt eine erträglichere Haltung zu finden und damit »eine neue Kommunikation herzustellen« (S. 425).

Den hier angestellten Überlegungen am nächsten kommt wahrscheinlich Grinbergs (1987) Unterscheidung zwischen »evakuativen«, »elaborativen« und »gemischten« Träumen. Grinberg beschäftigte sich vor allem mit der Beziehung von Traum und Ausagieren. Er stellte fest, dass dieses häufig in Zusammenhang mit Trennungserfahrungen steht (vgl. Grinberg 1968) und evakuative Träume dazu dienen können, unerträgliche Affekte in ein aufnehmendes Objekt zu projizieren. Im Analytiker könne dadurch eine »projektive Gegenidentifikation« (vgl. Grinberg 1985) angeregt werden. Anders als die evakuativen Träume beinhalten elaborative Träume Elemente von Trauer und Wiedergutmachung. Dadurch können Schritte in Richtung Symbolisierung und Durcharbeiten in Gang gesetzt werden.

In der Behandlung von Borderline-Patienten kann man die Erfahrung machen, dass manche ihre Träume eher wie Videos erleben, d. h. weder als echte Träume, die in der inneren Welt spielen, noch als Halluzinationen, die in der äußeren Realität stattfinden, sondern wie einen *virtuellen Raum* an der Grenzfläche von innerer und äußerer Realität. In ihn kann der Analytiker durch verschiedene Formen des *Acting-in* hineingezogen werden. Kapitel 8 enthält ein ausführliches Beispiel für das Träumen in einem Grenzbereich zwischen innerer und äußerer Realität.

Anhand einer etwas ausführlicheren Behandlungssequenz möchte ich nun aufzeigen, wie ein Traum verwendet werden kann, um den Analytiker in eine bestimmte Interaktion zu verwickeln, wobei Druck auf ihn ausgeübt wird, sich entweder mit einem Selbstanteil des Patienten oder mit einem seiner inneren Objekte zu identifizieren (vgl. Steiner 1998). Ich möchte darlegen, dass ein partielles *Enactment* in solchen Situationen manchmal unvermeidlich ist und im günstigen Fall seinerseits eine Voraussetzung darstellen kann, um den komplexen Charakter der Interaktion zu verstehen (vgl. Gabbard 1995). Bedingung hierfür ist, dass sich der Analytiker aus der Identifikation mit den inneren Objekten des Patienten lösen und die Interaktion von einem dritten Standpunkt aus durchdenken kann. Zugleich werde ich argumentieren, dass immer dann, wenn ein Traum zum *Acting-in* verwendet wird, die Deutung seiner formalen Eigenschaften und seiner Beziehung zur Übertragungssituation vor der Deutung seines Inhalts Vorrang hat. Manchmal kann die Deutung des Inhalts dann selbst Teil eines *Enactments* durch den Analytiker sein, wenn sie ohne genügenden Bezug zur Übertragungssituation gegeben wird.

Klinisches Material

Bei der Patientin, Frau H., handelte es sich um eine Rechtsanwältin Mitte 30, die einem Zusammenbruch nahe war, als ihre Ehe nach fünf Jahren auseinanderbrach. Ihr Mann, ein erfolgreicher Manager, hatte sich eine Freundin genommen und von ihr verlangt, diesen Zustand zu tolerieren, so wie er über lange Zeit hinweg verlangt hatte, seine pornographischen Videos mit ihm anzusehen und die dargestellten Szenen gemeinsam zu inszenieren. Ihrem Wunsch, eine Familie zu gründen, stand er ablehnend gegenüber und stürzte sich stattdessen in Reiseaktivitäten und immer neue berufliche Pläne. Schließlich war ihre Ehe gescheitert und sie hatte sich um die Aufnahme einer Behandlung bemüht.

Die Patientin war das älteste von drei Geschwistern und war in einer Atmosphäre verführerischer Nähe von Seiten eines starren und autoritären Vaters und abweisender Kälte von Seiten einer teils als hilflos, teils als strafend-bedrohlich erlebten Mutter aufgewachsen. Während sie durch ihre Klugheit jederzeit den Stolz des Vaters gewinnen konnte, endeten ihre Versuche, einen Zugang zu den Gefühlen ihrer Mutter zu finden, meist in Resignation und Verzweiflung. Lange hatte sie sich aus dem Elternhaus nicht lösen können, während sie in ihrer Phantasie – und manchmal auch real – erregte Beziehungen zu Männern aufnahm, die meist in einer Enttäuschung endeten.

Als 18-Jährige hatte sie einen kurzen psychotischen Zusammenbruch erlebt, als ein Theologiestudent ihre intensive Verliebtheit zurückwies. Kurz darauf war ihr jüngster Bruder an Leukämie erkrankt. Ihr vorübergehender Versuch, Medizin zu studieren, war als Bemühung konzipiert, diesen Bruder vor dem Tod zu retten. Schließlich entschied sie sich für ein Jurastudium. Gegen Ende ihres Studiums, das sie mit einem Prädikatsexamen abschloss, war es erneut zu einer depressiven Krise gekommen, die sie erstmals eine psychotherapeutische Behandlung aufsuchen ließ. Nach mehreren Beziehungen zu meist älteren oder verheirateten Männern hatte sie dann ihren späteren Ehemann kennengelernt.

Die Patientin hatte ihre Behandlung mit Enthusiasmus begonnen. Sie hatte sich schon früher für die Psychoanalyse interessiert und träumte in einem ihrer ersten Träume, wie wir eine Art ›exemplarischer Therapie‹ miteinander durchführten, zu bahnbrechenden neuen Erkenntnissen gelangten und die psychoanalytische Theorie gemeinsam revolutionierten. Sie wurde gewissermaßen zu meiner Anna O. (von deren Fall sie gelesen hatte), während ich – wie Breuer – von ihrer Übertragung überschwemmt und paralysiert wurde, obwohl ich anfänglich glaubte, sie deuten zu können und das, was vor sich ging, im Großen und Ganzen zu verstehen. Bald stellte sich eine traumartig erotisierte Atmosphäre ein, die vor der ersten längeren Urlaubsunterbrechung immer deutlicher wahnhafte Züge annahm und noch im ersten Behandlungsjahr zu einer psychotischen Missrepräsentation führte, auf die in Kapitel 7 näher eingegangen wird.

Die Situation, die hier ausführlicher beschrieben werden soll, stammt aus dem dritten Analysejahr. Die Patientin hatte bis dahin erkennbare Fortschritte gemacht. Nach einer längeren Zeit des Alleinseins hatte sie zu einem gleichaltrigen Mann eine Beziehung aufgenommen, die sich nach anfänglichen Schwierigkeiten zu ihrer Zufriedenheit entwickelte. In der Analyse hatten wir einen überheblichen, entwertenden Teil ihrer Persönlichkeit kennengelernt, der den bedürftigen Teil ihres Selbst auf grausame und perverse Weise kontrollierte und für sie hilfreiche Beziehungen immer wieder unterminierte. Gewann dieser Teil die Oberhand, so konnte sie z. B. fragen: »Ich habe heute drei Träume zur Stunde mitgebracht, Nr. 1, Nr. 2 und Nr. 3. Sie dürfen auswählen, welchen Sie hören wollen!« Zugleich hatte die Macht dieses destruktiven Persönlichkeitsteils jedoch in dem Maße nachgelassen, als er in der Übertragung identifiziert und bearbeitet werden konnte.

Die Sitzung, die ich nun beschreiben werde, fand unmittelbar vor einer erneuten Urlaubsunterbrechung statt. Die Patientin hatte sich zuvor mit positiven Aspekten in der Beziehung zu ihrem früheren Mann und ihren Eltern auseinandergesetzt. »Schließlich«, so sagte sie, »sind sie meine Eltern und war es nicht nur eine Katastrophe, mit ihm verheiratet gewesen zu sein.« Sie erwähnte auch, dass sich die Beziehung zu ihrem jetzigen Freund deutlich verbessert habe, dass sie mehr füreinander sorgen und einander verzeihen könnten. Dann hatte sie sich jedoch über eine ihrer Klientinnen geärgert, die sich krankschreiben ließ und für diese Zeit einen Flug nach San Francisco gebucht hatte. Die nächste Sitzung hatte die Patientin ausfallen lassen, um ein verlängertes Wochenende mit ihrem Freund zu verbringen, an dem sie, wie sie berichtete, endlos miteinander Sex gehabt hätten. In einem Traum war sie von einer Anhöhe – wahrscheinlich dem überheblichen Teil ihrer Persönlichkeit – herabgestiegen, dann aber barfuß in einen Hörsaal eingedrungen, um mir vor dem Publikum ihre Träume zu erzählen.

Material aus einer Sitzung

Die nächste Sitzung begann sie mit der Erwähnung eines Traums, dessen Inhalt aber zu beschämend sei, so dass sie Angst habe, ihn zu erzählen. Deshalb wolle sie lieber über ein anderes Thema berichten, das mehr ihren Wunsch nach Unabhängigkeit zum Ausdruck bringe – z. B. die Frage aufgreifen, warum sie manchmal so von ihren Gefühlen abgeschnitten sei, während der Behandlungsstunde mehr mit ihnen in Kontakt komme, dann aber zwischen den Sitzungen und während einer Unterbrechung den Kontakt wieder verliere.

Ich bemerkte, dass dies an ihre frühere Reaktion anlässlich von Unterbrechungen erinnere, als sie davon berichtet hatte, nur noch mechanisch wie ein Roboter ohne Kontakt zu ihren Gefühlen weiterleben zu können, vielleicht deshalb, weil diese zu schmerzlich für sie seien. Ich machte sie darauf aufmerksam, dass sie den Traum erwähnt hatte, den sie mir nicht erzählen wollte, und fügte die Vermutung hinzu, dass beide Themen – der Traum und die Unterbrechung des Kontakts während meiner Abwesenheit – miteinander zu tun haben könnten.

Daraufhin berichtete sie von dem Chef ihrer Anwaltskanzlei, von dem sie einen Angriff erwartet hatte. Als dies nicht geschah, habe sie sich zunächst gefreut, dann aber sei sie einen Moment euphorisch geworden, als er die Kanzlei verließ.

Es folgte eine kurze Pause.

Dann sagte sie, bei meiner Erwähnung des Traums habe sie sich verführt und von mir manipuliert gefühlt, ihn doch zu erzählen ...

Ich fühlte mich von ihrer Bemerkung getroffen, weil ich spürte, dass sie damit teilweise recht hatte und ihr Traum meine Neugierde erregte. Daraufhin versuchte ich zu deuten, dass sie neben ihrer Sorge, wie sie während der Unterbrechung mit ihren Gefühlen von Trauer und Verlust zurechtkommen könne, ohne diese abzuschneiden, vielleicht auch gehofft habe, ich möge sie nicht angreifen und manipulieren, ihren Traum zu erzählen. Ich fügte hinzu, dass sich in die Angst vor der Unterbrechung auch ein euphorisches Gefühl gemischt haben könnte, wie es auftritt, wenn ein Verfolger weggeht.

Nachdem sie nichts erwiderte, verspürte ich ein Bedürfnis, ihr zu erklären, *warum* ich den Zusammenhang mit ihrer Furcht, den Traum zu erzählen, hergestellt hatte. Ich sagte, es erscheine mir als wichtig, zu sehen, dass wir uns in einer Situation befänden, in der wir entweder beide stillschweigend einig wären, den Traum nicht zu beachten – vielleicht weil die Auseinandersetzung mit seinem Inhalt zu ängstigend oder zu gefährlich wäre –, oder aber ich sie an den Traum erinnerte und sie sich dann von mir verführt und manipuliert fühle.

Als ich geendet hatte, wirkte die Patientin etwas erleichtert. Sie sagte, sie habe Angst gehabt, den Traum zu erzählen, da sein Inhalt sexuell und pornographisch und darüber hinaus mit Grausamkeit vermischt sei. Es falle ihr schwer, zuzugeben, dass solche Gedanken und Gefühle von ihr ausgingen.

Dann erwähnte sie die drittletzte Sitzung, in der sie ebenfalls froh gewesen sei, das Ende der Stunde erreicht zu haben, so dass sie mir eine Phantasie, die sie während des Anatomiekurses in ihrem Medizinstudium gehabt hatte, nicht mehr zu erzählen brauchte. Sie berichtete, dass sie damals den Kopf eines Leichnams habe präparieren müssen. Es sei furchtbar und schrecklich gewesen, die Haut abzulösen und das Gesicht zu zerstören. Doch sie habe gedacht, sie müsse dies tun und alles lernen, um ihren todkranken Bruder zu retten. Sie habe damals den Anatomie-Professor bewundert, der mit seinen Zeichnungen so wunderbar habe erklären können, und entdeckt, dass sie im Begriff gewesen sei, sich in ihn zu verlieben. Da sei in ihr die Phantasie entstanden: »Wie kann er das nur aushalten? Vielleicht ist er tagsüber ein netter Professor und in der Nacht pervers und nekrophil!« Als sie diese Phantasie gegenüber einer Freundin erwähnt habe, sei diese erschrocken und über ihren Zustand besorgt gewesen.

Ich bemerkte, sie habe sich offenbar in einer Situation befunden, in der sie zwischen toten Körpern, schrecklichen Ängsten, zu töten und zu zerstören, und ihrer Bewunderung für den Anatomie-Professor hin- und hergerissen gewesen sei. Daraus habe sie möglicherweise einen Ausweg gesucht, indem sie eine perverse Phantasie erschuf, in der sie sich fragte, ob man dem Professor trauen könne oder ob dieser selbst pervers sei. Dabei fiel mir der Traum aus der letzten Sitzung ein, in der sie von einer Anhöhe heruntergestiegen und barfuß in den Hörsaal eingedrungen war, wo sie mir vor allen Hörern ihre Träume erzählte.

So versuchte ich, ihre Erinnerung an den Anatomiekurs mit der aktuellen Situation zu verbinden –sie hatte früher einmal eine Deutung von mir mit der schnippischen Bemerkung »sauber präpariert!« kommentiert –, und sagte: Es sei hier vielleicht ganz ähnlich; ein Teil von ihr empfinde schreckliche Angst in der Analyse, während ein anderer Teil den »Professor« bewundere. Die Lösung für diesen Konflikt könne möglicherweise in der Vorstellung liegen, ich hätte ein perverses, voyeuristisches Interesse an ihren Träumen.

Daraufhin erzählte sie mir ihren Traum, wobei sie sich wunderte, warum es ihr so schwergefallen war, den Traum zu erzählen:

In diesem Traum befand sie sich in einem Raum zusammen mit anderen Paaren, wo sie einen Kuchen zubereitete. Da näherte sich ihr ein Mann, der bereits eine Partnerin hatte, mit einem Messer in der Hand und streichelte ihr Gesäß. Ihr gefiel das, obwohl sie dachte, es sei nicht in Ordnung. Dann ging sie in einen anderen Raum und schaute durch das Fenster in die Nacht hinaus. Vor einem Haus sah sie einige Punks herumlungern. Unter ihnen befand sich ein Paar, das auf ordinäre Weise miteinander sexuell verkehrte. In diesem Augenblick näherte sich erneut der Mann aus der vorherigen Szene und bemerkte: »Oh, Sie interessieren sich also dafür ...!« Und sie dachte: »Warum kann er mich nicht alleine lassen?«

Nachdem sie den Traum erzählt hatte, wirkte die Patientin weniger ängstlich und weniger erregt. Ich deutete das Motiv des Voyeurismus im Traum, indem ich sie an die Wörter »manipuliert« und »verführt« erinnerte. Sie habe offenbar das Gefühl gehabt, *ich* sei neugierig und habe ein voyeuristisches Interesse daran, ihren Traum zu hören. Und so seien ihr Nicht-erzählen-Wollen und die Art und Weise, wie sie daraufhin meine Reaktion erlebte, vielleicht selbst eine subtile Reinszenierung des Traums gewesen.

Im Anschluss daran berichtete sie, wie schlecht sie sich gefühlt habe, wenn ihr Ehemann die Pornovideos mitbrachte. Noch schlimmer sei aber gewesen, dass sie sich nicht nur geekelt, sondern auch selbst ein erregtes, gieriges Verlangen verspürt habe, diese verbotenen Dinge auszuführen.

Ich fügte hinzu, dass das größere Problem für sie vielleicht darin bestand, diese Phantasien bei sich selbst zu entdecken und in sich zurückzunehmen, anstatt sie nur bei ihrem Ehemann wahrzunehmen. Und sie sagte: »Ich habe diesen Traum erwähnt und nicht erzählen wollen und dadurch vielleicht Ihr Interesse erregt.«

Ich dachte, dass dies zumindest teilweise zutraf. Deshalb sagte ich, in dieser letzten Sitzung vor meinem Weggehen habe sie sich zwischen Verfolgungsgefühlen (der Chef, von dem sie eine Attacke befürchtete, der Anatomieprofessor) und Verlustängsten (dem Abgeschnittensein von schmerzlichen und traurigen Gefühlen) hin- und hergerissen gefühlt. Indem sie eine sexuelle Szene kreierte, habe sie dieses Problem zu lösen versucht. Dies habe aber dazu geführt, dass sie sich wie im Traum – und wie früher bei ihrem Ehemann – in einer Falle fühlte.

Gegen Ende der Sitzung kamen wir dann auf ihre früheren Reaktionen anlässlich von Analyseunterbrechungen zu sprechen, einschließlich der katastrophalen Reaktion in ihrem ersten Analysejahr, als sie von psychotischen Ängsten überwältigt wurde. Die Patientin wirkte jetzt nachdenklicher und auf eine für mich gut einfühlbare Weise traurig und bewegt.

Diskussion

Die Patientin überstand die nachfolgende Trennung relativ gut, was, wie ich glaube, auch mit der Art und Weise zusammenhing, wie sie es uns ermöglicht hatte, ihre Reaktion auf die Trennung zu verstehen. Ihre eigentlichen Gefühle wurden durch den Trauminhalt, der vom Ausgeschlossensein von Paarbeziehungen und von einer erregten perversen Nähe handelte, jedoch eher verdeckt. Immerhin konnte sie aber akzeptieren, dass dies *ihr* Traum war und nicht ein Video, das ihr von einem perversen Partner vorgeführt wurde, was im Zusammenhang mit der psychotischen Dekompensation in ihrem ersten Behandlungsjahr eine wichtige Rolle gespielt hatte (vgl. Kap. 7).

Es handelte sich also nicht, wie bei der ersten Analyseunterbrechung, um eine »Umwandlung in Halluzinose« (Bion) – entsprechend dem linken unteren Quadranten des vorgeschlagenen Schemas (Abb. 5) –, sondern um einen Versuch, die bevorstehende Verlusterfahrung zu bearbeiten.

In den Sitzungen vor der letzten Stunde hatte sich die Patientin mit guten und schlechten Erfahrungen in der Beziehung zu ihren Eltern, ihrem Ex-Ehemann und ihrem jetzigen Freund auseinandergesetzt. Dann aber hatte sie sich über eine ihrer Klientinnen geärgert, die sich krankschreiben ließ und während dieser Zeit nach San Francisco geflogen war, was ich als Hinweis auf ihre Gefühle im Zusammenhang mit der anstehenden Unterbrechung verstand. Die darauffolgende Sitzung hatte sie ausfallen lassen, um ein erregtes sexuelles Wochenende mit ihrem Freund zu verbringen –

vielleicht ein Versuch, ihre Gefühle von Ausgeschlossensein und Verlassenheit loszuwerden und in mich zu projizieren, indem ich mich nun ausgeschlossen und überflüssig fühlte. Anschließend war sie im Traum in den Hörsaal eingedrungen, um mir ihre Träume zu erzählen, was ich als verzweifelte Anstrengung empfand, in mein Inneres einzudringen, da sie die Trennung nicht akzeptieren konnte.

Die letzte Sitzung vor der Unterbrechung handelte von ihrem Traum, der nicht erzählt werden konnte. Ganz offensichtlich symbolisierte dieser Traum eine innere Erfahrung und bildete nicht ein von der Wirklichkeit kaum zu unterscheidendes »konkretes Ereignis«, weshalb er im oberen Bereich der graphischen Darstellung lokalisiert werden kann. Er wurde jedoch nicht dazu verwendet, um etwas über den inneren Zustand der Patientin mitzuteilen, sondern um mich im Sinne eines *Acting-in* in eine bestimmte Interaktion hineinzuziehen, die derjenigen in der Traumszene ganz ähnlich war. Die Traumerzählung diente also zunächst dazu, die Übertragungssituation zu manipulieren. Aufgrund dieser Verwendung wäre der Traum somit am ehesten im linken oberen Quadranten der Darstellung (Abb. 5) zu lokalisieren.

Durch die Art und Weise, wie Frau H. den Traum in die Übertragungsbeziehung einbrachte, führte sie zugleich die im Traum der vorherigen Stunde enthaltene Ankündigung aus: Sie drang in mein Inneres ein und machte sich zum Objekt einer öffentlichen Szene, in der ich neugierig am Inhalt ihres Traumes interessiert war – vielleicht eine Anspielung auf die Anfangszeit der Analyse, in der wir in einem ihrer ersten Träume eine Art ›Mustertherapie‹ vor Publikum miteinander durchgeführt hatten, um die Psychoanalyse gemeinsam zu »revolutionieren«.[3]

Aufgrund ihrer Erwähnung des Traums und der gleichzeitigen Mitteilung, sie könne ihn nicht erzählen, brachte sie mich in ein Dilemma: Ich konnte mich in gewisser Weise nur falsch verhalten, d. h. ich war, egal wie ich mich auch immer verhielt, in dieser Situation mit einem ihrer inneren Objekte identifiziert: Entweder ich stimmte zu, den Traum in dieser letzten Stunde nicht näher zu beachten und verhielt mich damit wie jemand, der ihre Ängste als zu bedrohlich empfand und deshalb einwilligte, diesem Teil der Wirklichkeit »ein blindes Auge zuzuwenden« (Steiner 1993). Konzentrierte ich mich hingegen auf den Traum, so wurde ich umgekehrt mit einem Objekt identifiziert, welches ein perverses Interesse an ihren inneren Bildern hatte – wie der Mann im Traum, der von hinten an sie herantrat und bemerkte: »Oh, Sie interessieren sich also dafür!« Deshalb erlebte sie sich als von mir verführt und manipuliert.

Ich fühlte mich also im Sinne der »Bereitschaft zur Rollenübernahme« (Sandler 1976) bzw. »projektiven Gegenidentifikation« (Grinberg 1985) in ein *Enactment* hineingezogen, entweder ein Auge zuzudrücken oder aber mich wegen der Neugierde in Bezug auf ihren Traum schuldig zu fühlen. Mit beiden Alternativen fühlte ich mich unwohl und nicht in Übereinstimmung mit meiner analytischen Funktion.

Die Patientin berichtete dann von dem befürchteten Angriff ihres Chefs und dem Triumph, den sie verspürte, als dieser das Büro verließ, während ich zunehmend an den Motiven für mein Interesse an ihrem Traum zu zweifeln begann. Damit hing es offenbar zusammen, dass ich glaubte, ihr eine *Erklärung* für meine Deutung geben zu müssen, was meiner Ansicht nach in diesem Moment weniger ein Bemühen um Verstehen als vielmehr ein Ausdruck von Schuldgefühlen meinerseits und damit letztlich wiederum eine Fortsetzung der laufenden Inszenierung war. Erst als ich mich aus dieser Interaktion lösen und wieder die Gesamtsituation betrachten konnte, indem ich versuchte, das Dilemma, in dem wir uns befanden, zu deuten, fühlte sich die Patientin etwas erleichtert. Sie konnte jetzt die Szene mit dem Anatomieprofessor aus ihrem Studium erzählen.

Es war nun nicht mehr allzu schwer, diese Erinnerungen mit der aktuellen Situation zu verbinden: mit ihren Verfolgungs- und Vernichtungsängsten, mit ihrem verzweifelten Versuch, ein sterbendes Objekt (ihren Bruder) zu retten, mit ihrer Erotisierung und Spaltung des »Professors« ... Ich nehme an, dass dieses Verstehen der Übertragungssituation erst möglich wurde, nachdem wir das anfängliche *Enactment* hatten bearbeiten können. Erst jetzt konnte die Patientin auch ihren Traum erzählen.

In der Deutung ging ich kaum auf den Trauminhalt ein. Es kam mir mehr darauf an, gemeinsam mit der Patientin zu verstehen, wie der Traum in der Übertragungssituation *bereits in Szene gesetzt worden war*, so dass er jetzt eher wie die nachträgliche Erläuterung zu einer Interaktion erschien, die bereits stattgefunden hatte. Vielleicht wäre es aber auch wichtig gewesen, einzelne Elemente des Trauminhalts noch besser zu verstehen. Ich denke jedoch, wir hätten uns hier möglicherweise wieder in einen Grenzbereich hineinbewegt: Auf der einen Seite hätten wir durch die Deutung des Trauminhalts unter Umständen ein besseres Verständnis der unbewussten Konflikte erreichen können, wie z. B. ihrer Trennungsangst (vgl. Quinodoz 1993) oder des im Traum enthaltenen ödipalen Materials (das Messer als Darstellung ihrer wahnsinnigen Angst vor einem mörderischen Zusammenbruch, das obszöne Paar als Urszenenphantasie, um Trennungsängste abzuwehren). Auf der anderen Seite wären wir dadurch aber vielleicht Gefahr gelaufen, uns wieder aus dem rechten oberen Quadranten in den linken oberen Quadranten des Schemas zurückzubewegen, d. h. unbewusst von einem symbolischen Verstehen der Übertragungssituation wieder in eine Form der Beziehung hinüberzuwechseln, auf die die Patientin vielleicht mit ihren nachfolgenden Assoziationen zu den Pornovideos ihres Ehemannes anspielte. Dann wären wir, ohne es zu merken, von der Betrachtung des Traumes zur Reinszenierung einer perversen Objektbeziehung übergegangen.

Es ist wohl schwierig zu entscheiden, welcher Deutungstyp – die Deutung des Trauminhalts oder die des *Acting-in* – in einer bestimmten klinischen Situation vorrangig ist. Mit beiden Deutungsmöglichkeiten sind Chancen und Risiken verbunden: Die Deutung des Trauminhalts kann das zugrunde liegende *Enactment* übersehen, durch das die Übertragungssituation manipuliert und der Analytiker (auch wenn er sich scheinbar technisch korrekt verhält) wie durch einen Sog in die Reinszenierung der Traumszene hineingezogen wird. Aber auch die alleinige Analyse des *Acting-in* kann Gefahr laufen, formal zu bleiben, die intellektuellen Abwehrbedürfnisse des Analytikers in Szene zu setzen und das konkrete Traummaterial zu übersehen, welches der Deutung Lebendigkeit und Tiefe verleiht (vgl. Steiner 1998). Überdies kann die Deutung des Übertragungsagierens auch selbst Teil eines noch unverstandenen *Enactment* sein.

Im vorliegenden Fall entschied ich mich trotzdem dafür, nur das *Acting-in* zu deuten, d. h. die Art und Weise, in der die Traumerzählung die Übertragungssituation beeinflusst. Ich denke, dass es meiner Patientin dadurch erleichtert wurde, ihre Projektionen zurückzunehmen, mich weniger wie einen perversen Ehemann wahrzunehmen, der sie in eine bestimmte Interaktion hineinlockt, und auf diesem Wege schließlich ansatzweise auch die

Gefühle von Trauer und Verlust anzuerkennen, die dadurch abgewehrt werden sollten.

Der entscheidende Punkt bei der Deutung des *Acting-in* liegt wahrscheinlich darin, dass der Analytiker zu einem bestimmten Zeitpunkt seine Verwicklung in die innere Welt des Patienten registrieren und durch die Art und Weise, wie er seine Deutung formuliert, einen dritten Standpunkt einnehmen kann, durch den er aus der jeweiligen Übertragungs-Gegenübertragungsinszenierung wieder herausfindet. Gelingt dies, so werden durch die Interpretation »die beiden Welten, die intrapsychische und die interpersonale, zusammengeführt« (Gabbard 1995, S. 499).

Offen bleibt dabei die Frage, welche Prozesse es dem Analytiker ermöglichen, in eine solche dritte Position hinüberzuwechseln (vgl. Steiner, 1998). Möglicherweise hat dies mit Phasen verminderten Drucks zu tun, in denen sich der Analytiker von den inneren Objekten des Patienten lösen und eine trianguläre Situation im Sinne eines symbolischen Raumes wiederherstellen kann (vgl. Britton 1998, S. 41ff.). Vielleicht spielt hier aber auch die Überwindung von Hindernissen eine Rolle, die auf Seiten des Analytikers das Durcharbeiten seiner Gegenübertragung erschweren (vgl. Money Kyrle 1956; 1960 sowie in diesem Buch Kap. 9). Klinisch bedeutsam werden diese Probleme immer dann, wenn vom Patienten ein starker projektiver Druck ausgeht, durch den er die Diskrepanz zwischen der Beziehung zu einem inneren Objekt und der analytischen Situation zu verringern sucht (vgl. Strachey 1934; Feldman, 1997b). Dies kann z. B. durch das Herstellen einer symmetrischen Situation wechselseitig akzeptierter projektiver Identifizierung geschehen, welche die aktuelle Behandlungssituation durch Projektion von Teilen des Selbst unmerklich in das Äquivalent einer inneren Szene transformiert und dadurch das Weiterkommen in der Analyse blockiert (Beland 1999).

Deshalb kann es für den Analytiker hilfreich sein, die Atmosphäre der Übertragungssituation im Auge zu behalten, wenn der Patient einen Traum erzählt, und sich durch die Schilderung des Trauminhalts nicht allzu sehr davon ablenken zu lassen. In einer unveröffentlichten Arbeit wirft Michael Feldman (1998b) die Frage auf, *warum* Patienten ihre Träume erzählen. Im Falle von Frau H. könnte man auch fragen, warum sie ihren Traum *nicht* erzählte. Ich denke, dass vor allem bei der Analyse von Borderline-

Pathologien diese Frage im Denken des Analytikers stets präsent sein sollte. Denn manche Träume, so formuliert Hanna Segal (1991, S. 89ff.), beinhalten bei diesen Patienten weniger Mitteilungen über unbewusste Phantasien, sondern sind in erster Linie als Entwürfe für zukünftiges Agieren zu verstehen. Mitunter, so Segal (ebd., S. 95), stellt die Sitzung dann selbst eine Reinszenierung des Traumes dar.

Wie das Beispiel von Frau H. nahelegt, wird der Bereich des Borderline-Träumens vor allem dann aufgesucht, wenn Erfahrungen von Verlust zu unerträglichen Ängsten führen. Der Übergang zu Formen der *konkreten* Repräsentation gestattet es, in den anderen einzudringen und die Trennung vorübergehend aufzuheben. Im Falle von Frau H. gingen daraus komplexe Missrepräsentationen hervor, deren Funktion in verschiedenen Phasen der Behandlung in Kapitel 7 erläutert werden. Ein Aspekt des hier beschriebenen Borderline-Träumens besteht jedoch darin, einen zeitlosen Zustand herzustellen, in dem Unwirklichkeit vorherrscht und in dem die Unterschiede zwischen Phantasie und Wirklichkeit, zwischen Traumerfahrung und Behandlungsstunde, zwischen Analytiker und Patient, zwischen Vergangenheit, Gegenwart und Zukunft gleichsam aufgehoben sind. Das Eintauchen in solche zeitlosen Zustände wirft eine Reihe grundsätzlicher Fragen auf, die im folgenden Kapitel behandelt werden.

5. Inseln von Zeitlosigkeit: romantische Sehnsucht und allwissende Verzweiflung

»Wenn Newton gemeint hat (...), die Zeit sei ein Strom wie die Themse« – so fragt W. G. Sebald in seinem Roman *Austerlitz* (2001a, S. 150f.) –, »wo ist dann der Ursprung der Zeit und in welches Meer mündet sie (...) ein?« Er fährt fort:

> *»Jeder Strom ist, wie wir wissen, notwendig zu beiden Seiten begrenzt. Was aber wären, so gesehen, die Ufer der Zeit? Was wären ihre spezifischen Eigenschaften, die etwa denen des Wassers entsprächen, das flüssig ist, ziemlich schwer und durchscheinend? In welcher Weise unterscheiden sich die Dinge, die in die Zeit eingetaucht sind, von denen, die nie berührt wurden von ihr? (...) Warum steht die Zeit an einem Ort ewig still und verrauscht und überstürzt sich an einem andern? (...) Und wird nicht bis auf den heutigen Tag das Leben der Menschen in manchen Teilen der Erde weniger von der Zeit regiert als von den Witterungsverhältnissen und somit von einer unquantifizierbaren Größe, die (...) nicht stetig fortschreitet, sondern sich in Wirbeln bewegt, von Stauungen und Einbrüchen bestimmt ist, in dauernd sich verändernder Form wiederkehrt, und niemand weiß wohin (...)?«*

Ich möchte im Folgenden an zwei Beispielen aus der psychoanalytischen Behandlung zeigen, dass die Wirbel, Stauungen und Einbrüche der Zeit, von denen Sebald spricht, bei manchen Patienten mit katastrophalen Ängsten einhergehen. Um vor diesen Ängsten Zuflucht zu finden, suchen sie Inseln von Zeitlosigkeit auf, wo sie vor Veränderung geschützt sind. Hier scheint die Zeit wie ruhendes Wasser stillzustehen, was für den analytischen Prozess allerdings die Folge hat, dass jede psychische Entwicklung erlischt.

Nicht selten werden durch den Rückzug in Zeitlosigkeit auch Trauer, Schmerz und überwältigende Schuld abgewehrt. Wenn die Zeit zum Stillstand kommt, bleibt das Individuum von diesen Gefühlen unberührt. Der Rückzug kann auf sehr unterschiedliche Weise erreicht werden. Jedes Mal wird jedoch ein Zustand herbeigeführt, der Entwicklung und Veränderung erschwert. Manchmal ist der lähmende Charakter dieser Situation für beide Seiten, Analytiker und Patient, deutlich spürbar. Mitunter wird der Rückzugszustand aber auch idealisiert und kann sogar gratifizierende Züge annehmen (Feldman 1998a).

Oft werden solche Rückzugszustände von machtvollen Glaubenssystemen aufrechterhalten. Sie tendieren dazu, die Analyse in einen Zustand von Zeitlosigkeit zu überführen. Im Verlauf einer Behandlung werden diese *Retreats* sowohl als längere Phasen von Stillstand wie auch als Inseln von Zeitlosigkeit sichtbar, auf die sich der Patient immer dann zurückziehen kann, wenn der Kontakt mit der psychischen Realität zu schmerzlich oder zu bedrohlich wird.

Der Rückzug in Zeitlosigkeit beinhaltet für den analytischen Prozess eine Reihe von Problemen. Langfristig besteht die Gefahr, dass die Analyse endlos wird und, statt Entwicklung und Veränderung zu ermöglichen, lediglich der Aufrechterhaltung eines pathologischen Gleichgewichts dient. Die Analyse gleicht dann einer sisyphosähnlichen Anstrengung, die zwar endlose Wiederholungen in Gang setzt, aber nie zu einem Abschluss führt (vgl. Rohde-Dachser 2004).

Kurzfristig ergeben sich Probleme in Hinblick auf die Übertragungssituation und die Deutungstechnik. Nicht selten wird im Rückzug ein Pseudokontakt hergestellt, der lediglich die Aufrechterhaltung des Status quo gewährleisten soll, auch wenn er sich als Aussicht auf Verstehen und Veränderung ausgibt. In dieser Situation können rekonstruktive Deutungen sinnlos werden, weil die Suche nach Bedeutung in der Vergangenheit dann lediglich dazu verwendet wird, um den emotionalen Kontakt in der Gegenwart zu unterbinden. Einsicht dient dann nicht mehr der Unterstützung von Entwicklung, sondern der Vermeidung von Veränderung.

Manchmal scheint es sogar, als benütze der Patient die therapeutische Situation wie eine Schale oder ein Versteck, in das er sich hineinzwängt, um darin zu überleben. Diese parasitäre Existenzweise erzeugt Schwierigkeiten in der Gegenübertragung, da diese Patienten in einem stärkeren Ausmaß als andere darauf angewiesen sind, in den inneren Raum des Analytikers einzudringen und diesen mit ihren eigenen inneren Objekten zu besiedeln (vgl. Britton 2003, S. 82ff., 174ff.). Wie in Kapitel 3 bereits ausgeführt, übertragen sie nicht *aus* der Vergangenheit *in die* Gegenwart, sondern projizieren Teile ihres inneren Raumes, so dass die *Vergangenheit unmittelbar in der Gegenwart erlebt wird.*

Diese besondere Situation hat mit kategorialen Problemen im Aufbau von Raum und Zeit zu tun. Wenn Kant (1781, S. 106ff.) in seiner transzendentalen Ästhetik vom Raum sagt, dass verschiedene Räume nur *zugleich*, und von der Zeit, dass verschiedene Zeiten nur *nacheinander* – d. h. nichtgleichzeitig – gedacht werden können, so scheint die Erfahrung des Borderline-Patienten diese Unterscheidung wenigstens teilweise aufzuheben: Er erlebt die Vergangenheit als *konkreten, gegenwärtigen Raum* und er projiziert umgekehrt Teile seines inneren Raumes in die Zeit, so dass in der Gegenübertragung ein Gefühl von Zeitlosigkeit und Ungetrenntheit entsteht. Wie im folgenden Kapitel argumentiert wird, muss es in der Deutung der Übertragung deshalb zunächst *um die Konstruktion des inneren Raumes gehen, weil sich erst aus der Differenzierung von innerem und äußerem Raum ein Zeitgefühl, und damit ein Gefühl von Endlichkeit und Vergänglichkeit, ergibt.*

Eine Möglichkeit, diesem Problem klinisch zu begegnen, besteht darin, jene Mechanismen zu analysieren, durch die ein Zustand von Zeitlosigkeit hergestellt wird. Dies soll im Folgenden anhand zweier klinischer Situationen untersucht werden, in denen einmal ein Zustand *pathologischer Hoffnung*, im anderen Fall ein Zustand von *allwissender Verzweiflung* dazu benutzt wurden, um eine zeitlose Beziehung herzustellen, die den Fortschritt in der Analyse immer wieder blockierte. Beide Male wurden Teile der inneren Welt in den Analytiker projiziert, und beide Male diente die Zeitlosigkeit dazu, Gefühle von Trauer und Schuld abzuwehren.

Bei der ersten Patientin wurde der Rückzugszustand verklärt, und es herrschte eine Atmosphäre romantischer Zeitlosigkeit vor. In ihrer Sehnsucht, die sich als Anspruch auf Liebe, Einzigartigkeit und Unvergänglichkeit ausgab, erschien alles als statisch und idealisiert. Wie bei dem Computervirus, der unter dem Namen *I love you* verschickt wurde, zeigten sich die destruktiven Eigenschaften dieser ›Liebe‹ am deutlichsten darin, dass sie keine Entwicklung ermöglichte und das innere Netzwerk des Analytikers – d.h. seine innere Freiheit und Fähigkeit zum Nachdenken – immer wieder lahmlegte. Dadurch wurde eine Beziehung installiert, die entweder nur eine endlose Sehnsucht oder ein endloses Leiden zuließ. Beide Haltungen konnte die Patientin mit dem Argument versöhnen, sie *würde* eines Tages erlöst, wenn sie die Demütigungen nur lange genug geduldig ertrug.

Beim zweiten Patienten war hingegen die depressive Qualität des Rückzugs deutlicher spürbar. Bei ihm endete aufkommende Hoffnung immer wieder in einer Überzeugung von Sinnlosigkeit, welche die Analyse in einem indifferenten Zustand statischer Zeitlosigkeit festhielt. Wie ich zeigen möchte, war die Zeitlosigkeit in beiden Fällen Teil einer machtvollen Abwehrorganisation, obwohl die zugrunde liegenden Überzeugungen und Mechanismen, die sie aufrechterhielten, beträchtlich voneinander differierten.

Pathologische Hoffnung als Teil eines romantischen Abwehrsystems

Frau B. eine 55-jährige Sozialpädagogin, von der bereits in Kapitel 2 kurz die Rede war, hatte wegen eines depressiven Zusammenbruchs um therapeutische Hilfe nachgesucht. Obwohl sie die Tatsache zu akzeptieren schien, dass ihr Mann mit einer anderen Frau zusammenlebte, reagierte sie hilflos und verzweifelt, als dieser durchblicken ließ, dass er die Absicht habe, sich scheiden zu lassen. Sie war kaum noch in der Lage, ihren beruflichen Verpflichtungen nachzukommen und die bei ihr lebende jüngste Tochter zu versorgen.

Wie sich bald herausstellte, hatte sie die Demütigungen in ihrer Ehe jahrelang klaglos akzeptiert und die Hoffnung nicht aufgegeben, dass ihr Mann eines Tages zu ihr zurückkehren werde. Neben den verletzenden und grausamen Zügen, die sie an ihm schilderte, schien eine romantische Form der Beziehung weiterzubestehen, in der einzelne Erinnerungen und Merkmale seiner Person, wie z.B. der Klang seiner Stimme, großen Raum einnahmen. So verbrachte sie die meiste Zeit mit der Erfüllung ihrer Alltagspflichten und zog sich heimlich in eine Phantasiewelt zurück, die von Leiden und unerfüllter Sehnsucht charakterisiert war.

Biographisches Material zeigte, dass diese Situation die Beziehung zu ihrem Vater widerspiegelte, einem Mann mit altruistischem Engagement und zahlreichen künstlerischen Interessen, der zu Hause mit unbeugsamer Strenge regiert und die Kinder bei Ungehorsam mit einer Peitsche gezüchtigt hatte. Die Patientin sprach von ihm mit einer Mischung von Bewunderung und Furcht. Nach seinem Tod hatte sie sein Grab lange Zeit nicht besuchen können, da es ihr schwerfiel, sich vorzustellen, dass er wirklich tot und verwest war. Die Mutter blieb ihm gegenüber lange Zeit eine abhängige Figur im Hintergrund, von der sich die Patientin abgelehnt fühlte. Einige lebhafte Erinnerungen betrafen die Zeit in einem kirchlichen Internat, einem kalten und lieblosen Ort, an dem sie beschämt und bloßgestellt wurde und ihr Heimweh unterdrücken musste. Diese Schilderungen vermittelten den Eindruck, dass die Patientin von einer grausamen inneren Organisation beherrscht wurde, die sie zwang, einen Leidenszustand zu idealisieren, um nicht verlassen zu werden. So hatte sie sich schon als Kind in ein Versteck zurückgezogen, wenn sie von der Lieblosigkeit ihrer Mutter enttäuscht war oder sich vor den Schlägen ihres Vaters fürchtete. Dort biss sie sich in den Oberarm und saugte voller Sehnsucht den Schmerz aus ihren Wunden.

Behandlungsverlauf

Wie wir erst im Verlauf der Analyse besser verstanden, stellte die Therapiesituation einen ganz ähnlichen Rückzugszustand dar, in dem die Patientin sich Schmerzen zufügte und von unstillbarer Sehnsucht erfüllt war. Tatsächlich hatte sich ihre Depression rasch gebessert, während sie in den Sitzungen eine romantische Atmosphäre herstellte, in der alle Einzelheiten des Raumes, unserer Begegnung, meiner Sprache usw. verklärt waren. Sie verleugnete die Mühen der langen Anfahrt und beschrieb stattdessen die Schönheit der Landschaft und den Wechsel der Farben. Auf diese Weise bezog sie mich in ihr Phantasieleben ein und schien bemüht, ihr Abwehrsystem wiederaufzurichten.

Die Patientin gab sich ein jugendliches Äußeres und sprach zumeist in einer hohen, fisteligen Kleinmädchenstimme, die häufig in einen melodischen Singsang, manchmal aber auch in ein sehnsuchtsvolles, gequältes Schluchzen überging. Solange ich ihr keinen Anlass bot, dem romantischen Bild, das sie sich von mir und unserer Beziehung gemacht hatte, zu widersprechen, war »alles gut« und die Therapie wirkte wie eine glückliche »Enklave« (O'Shaugnessy 1993), die durch Abwesenheit von Enttäuschung, Ärger und Konflikt charakterisiert war. Manchmal fühlte ich mich veranlasst, in einer besonders einfühlsamen Weise zu ihr zu sprechen, wie um ihr nicht wehzutun. Sie erlebte meine Deutungen dann als Verkündigungen der »Wahrheit« und empfand unsere Sitzungen als »Zuckerstunden«.

Hatte sie indessen das Gefühl, meine Kommentare unterminierten ihr Bild von unserer Beziehung, so vermittelte sie mir den Eindruck, etwas Ungehöriges gesagt zu haben, sie zu verletzen und zu beschämen, so dass ich mich schuldig fühlte. In solchen Momenten argwöhnte sie, ich wolle sie »loshaben«. Sie bemerkte z. B., ich hätte die Türe nach einer Sitzung lauter als üblich hinter ihr geschlossen, so dass ich mich in der nächsten Sitzung bei dem Versuch ertappte, die Türe besonders leise zu schließen. Die auf Verklärung beruhende Atmosphäre schlug dann in eine Form von Beziehung um, in der Grausamkeit und Schuld auf meiner Seite lagen und sie sich einem Objekt unterwarf, das sie demütigte und quälte. Manchmal nahm sie meine Deutungen mit einem schmerzvollen Einziehen der Luft auf, welches an die Schläge ihres Vaters erinnerte und mir das Gefühl vermittelte, äußerst grausam zu ihr zu sein.

Zumeist kehrte sie jedoch bald wieder in ihre frühere Verklärung zurück. Die Atmosphäre der Sitzungen war dann romantisch und zeitlos, und das einzige Problem schien für sie darin zu bestehen, dass die Analyse nicht endlos war. Tatsächlich hatte die Patientin mehrfach von ihrem Wunsch gesprochen, eines Tages friedlich auf der Couch sterben zu können.

Das Thema der Endlichkeit der Analyse bildete den Mittelpunkt und über lange Zeit hinweg den einzigen Inhalt unserer therapeutischen Arbeit. Oft hatte ich das Gefühl, dass meine Deutungen sie nicht wirklich erreichten oder in etwas völlig anderes verwandelt wurden. Sie erreichte dies, indem sie ein sinnliches Element, wie den Klang meiner Stimme, vom Inhalt dessen, was ich gesagt hatte, ablöste. Dann klang alles »wie Musik«, und das einzige Problem bestand für sie darin, dieses Gefühl aus der Stunde mit hinauszunehmen, um es zur Ausgestaltung einer Phantasiewelt zu benützen, die durch Zeitlosigkeit und Ungetrenntheit charakterisiert war.

Hörte sie hingegen auf den Inhalt meiner Deutungen, so schlug die Atmosphäre häufig um, und ich sprach dann in jener »furchtbaren Staatsanwaltsstimme«, die voller Anklage und Vorwurf war. Wir befanden uns folglich in einer Situation, in der es entweder *Liebe ohne Worte* oder *Worte ohne Liebe*, aber nur wenig Raum für Nachdenken und konstruktive therapeutische Arbeit gab. Im einen Fall (*Liebe ohne Worte*) schien die Patientin mit einer idealisierten Mutterfigur, im anderen Fall (*Worte ohne Liebe*) mit einer grausamen väterlichen Autorität in Beziehung zu stehen, der sie sich masochistisch unterwarf, ohne dass sie eine Beziehung zwischen ihren inneren Eltern zulassen konnte.

Besonders drängend wurde dieses Problem immer dann, wenn die Patientin mit der Wirklichkeit von Endlichkeit und Verlust in Berührung kam. Einmal hatte sie mir vor einer Unterbrechung einen schönen Bildband über den Untergang der *Titanic* geschenkt. Dies wirkte, als würde sie die Trennung wie das Zusammenstoßen mit einem Eisberg erleben. Andererseits war nicht klar, ob die *Titanic* überhaupt irgendeine Idee von Verlust enthielt. Denn die Patientin schien zugleich in Phantasien von einem gemeinsamen Liebestod mit Leonardo DiCaprio, dem Hauptdarsteller des Films, versunken.

Zu anderen Zeiten, wenn durch eigene Gedanken, eine Deutung oder das Ende der Sitzung ein Gefühl von Trennung aufkam, zog sie sich in masochistisches Leiden oder in ihre Phantasien von einem Tod auf der Couch, ohne Trennung und Verlust, zurück. Wenn sie von solchen Sitzungen nach Hause fuhr, betrachtete sie manchmal den Sonnenuntergang oder hörte sich Lieder von Schubert oder Arien von Mozart an, die ihr ein Gefühl von endlosem Frieden vermittelten, in dem ihr das Sterben als Erlösung erschien und der Tod ein ersehnter Zustand war.

Eine solche Situation war entstanden, als wir uns im zweiten Analysejahr einer erneuten Unterbrechung näherten. In der vorausgegangenen Stunde hatte die Patientin zunächst wieder betont, wie gerne sie hierherkomme und wie schön es hier sei. Dann hatte sie eine Veränderung an der Kopfunterlage der Couch bemerkt und eifersüchtig auf die Vorstellung reagiert, dass ihr die Couch und die Stunden nicht alleine gehörten. Dem folgte ein relativ ausführlicher Bericht über die Schwierigkeiten ihrer Tochter, ihre Gefühle von Verliebtheit gegenüber einem Klassenkameraden auszudrücken, so dass sie ihr dabei helfen wollte, ihren Freund zärtlich zu berühren, und diese Handlungen mit ihr simulierte. Auf meine Deutung hin, die auf ihre Angst vor der bevorstehenden Unterbrechung, ihren Widerwillen gegen Veränderung und ihre Wünsche nach einer ersehnten, ›simulierten‹ Beziehung mit mir einging, weinte sie und sprach von ihrer Sorge, ich könnte die Behandlung vorzeitig beenden.

Material aus einer Sitzung

In der folgenden Sitzung, der vorletzten vor der geplanten Unterbrechung, berichtete die Patientin, sie habe sich nach der letzten Stunde sehr schlecht gefühlt – wie die Gänse, die auf dem elterlichen Bauernhof »gestopft« wurden, indem man ihnen den Schnabel aufhielt und sie zum Hinunterschlucken der Nahrung zwang. Sie beschrieb in allen Einzelheiten die grausame Behandlung und das entsetzliche Schreien dieser wehrlosen Tiere.

Ich sagte, sie hätte das Gefühl, ich hätte ihr in der letzten Sitzung etwas Grausames angetan.

Sie sagte: »Ja, indem Sie die von mir ersehnte Beziehung und die bevorstehende Unterbrechung erwähnten. Als Sie meine Worte von der ›schrecklichen Angst vor der einwöchigen Unterbrechung‹ nachsprachen, hatte ich das Gefühl, Sie machen sich über mich lustig.« Dann erwähnte sie, wie ihre Tochter am gleichen Tag von der Schule nach Hause gekommen war und wie hilflos sie sich mit ihren Liebesgefühlen fühlte.

Ich gab daraufhin meiner Vermutung Ausdruck, dass sie nach der Stunde ihre Angst und Verzweiflung – zusammen mit ihrem Hass auf diesen von mir erwähnten Teil der Wirklichkeit – in eine andere Form von Beziehung umgewandelt hätte, in der Hass und Grausamkeit auf meiner Seite lagen und ich mich über sie lustig machte.

Sie ging darauf nicht ein, sondern erwähnte ein Treffen der *Amnesty International*-Gruppe, an dem sie am Tag zuvor teilgenommen hatte und in dem es um die Folter politischer Gefangener in Libyen ging. Obwohl sie den Aktivitäten von *Amnesty International* im Allgemeinen positiv gegenüberstehe, habe ihr die Art und Weise nicht behagt, wie einige ihrer links stehenden Bekannten sich über den früheren Bundeskanzler Kohl lustig machten ...

Dann wechselte sie das Thema und sagte, sie hätte gerne von mir einen Rat, obwohl sie natürlich wisse, »dass Sie mir keine Ratschläge geben«. Sie sei sich aber unschlüssig, ob sie ihr altes, beschädigtes Auto reparieren lassen oder sich einen neuen, sicheren Wagen kaufen sollte, wozu ihr manche Freunde rieten. Damit spielte sie auf die Beschädigung ihres Wagens durch einen Auffahrunfall auf dem Weg zur Stunde wenige Tage zuvor an, an dem sie keine Schuld hatte.

Ich versuchte, diese Themen mit dem vorausgegangenen Material zu verbinden, und sagte, mit dem Hinweis auf Folter und *Amnesty International* knüpfe sie an das Thema der Grausamkeit an. Sie wolle damit vielleicht zum Ausdruck bringen, ich solle ihr in dieser Sitzung ›Amnestie‹ gewähren und sie nicht wieder mit meinen Deutungen quälen, indem ich die bevorstehende Unterbrechung erwähnte. Ich fügte hinzu, das neue Auto drücke vielleicht ihren Wunsch nach Sicherheit und Abstand von den schwierigen Aspekten unserer Beziehung im Gegensatz zur Anerkennung von Beschädigung aus. Dabei übersah ich, dass sie mich nach etwas gefragt hatte, von dem sie *bereits wusste*, dass sie es nicht bekommen würde.

Die Patientin beklagte sich daraufhin, indem sie sagte: »Ich weiß, Sie *zwingen* mich dazu, unabhängiger zu werden. Warum haben Sie mich nicht wenigstens in diesen letzten beiden Stunden schonen können und mussten die Trennung und den Schmerz erwähnen?«

Ich sagte, dass sie sich offenbar als passiv sehe und den Wunsch nach Unabhängigkeit und Bewältigung schwieriger Aspekte der Realität als etwas von mir Aufgezwungenes erlebe.

Wir näherten uns damit dem Stundenende, als die Patientin im Zusammenhang mit ihrer Tochter den Besuch bei einem Geigenbauer erwähnte, bei dem sie kürzlich eine neue Saite für die Geige ihrer Tochter gekauft hatte. Sie sagte, sie habe gewusst, dass dieser Geigenbauer ein unfreundlicher, abweisender Mann sei, und so habe sie erwartet, dass er auch sie abweisen würde. Dann habe er sie aber gefragt: »Was haben Sie eigentlich gegen mich? Warum schauten Sie mich beim letzten Mal so komisch an?« Sie habe geantwortet, sie habe überhaupt nichts gegen ihn, und dann habe er ihr zu ihrer Überraschung die Geige gezeigt, die er gerade baute. Sie sei seinen einfühlsamen Erklärungen gefolgt, habe das samtweiche Holz des Geigenbodens betrachtet und gedacht, dies könne endlos so weitergehen.

Ich deutete, dass es erneut einen Übergang von einer grausamen, zurückweisenden Beziehung in eine samtweiche Oberfläche gebe, die endlos weitergehe, und verknüpfte dies mit ihrem Wunsch, ich könnte ihr zum Stundenende wie der Geigenbauer anstelle der rauen Wirklichkeit eine endlose samtene Oberfläche anbieten.

Die Patientin atmete tief durch. Sie wirkte nachdenklicher, als sie die Stunde verließ, und war in der folgenden Stunde in der Lage, etwas mehr Kontakt zu ihren Gefühlen von Trauer und Enttäuschung zuzulassen, als sie sagte: »Ich weiß, ich stehe mir selbst im Weg.«

Diskussion

Das wesentliche Merkmal dieser Sitzung bestand im raschen Übergang zwischen einem verklärten Zustand, der durch Zeitlosigkeit und Ungetrenntheit charakterisiert war, und einem Zustand, in dem Passivität und Leiden überwogen. Beide Male schien die Patientin ihre Gefühle in mich zu projizieren, so dass sie meine Deutungen entweder als Gestreicheltwerden empfand – wie bei den Zärtlichkeiten, die sie mit ihrer Tochter simulierte – oder als grausame Bestrafung erlebte – wie bei den Gänsen, die gestopft wurden. Egal, was ich sagte, es würde immer Zärtlichkeit oder Grausamkeit bedeuten, für die ich allein verantwortlich war.

Da sie mir keine Getrenntheit zugestand, konnten sie meine Deutungen nicht wirklich erreichen. Am deutlichsten wurde dieses Problem bei ihrer Bitte um einen Ratschlag bezüglich ihres beschädigten Wagens, obwohl sie *bereits wusste*, dass ich ihr keinen solchen Ratschlag geben würde: Kam ich ihrer Bitte nach, so war dies ein ersehntes Geschenk, tat ich es aber nicht, so wurde sie in ihrer Erwartung bestätigt, ich behandle sie grausam und lasse sie mit ihren Problemen hängen. Versuchte ich, weder das eine noch das andere zu tun, sondern den symbolischen Inhalt des Materials zu interpretieren, so erlebte sie mich als jemanden, der sie zwang, unabhängig zu werden. Sie konnte mich also nicht als jemanden sehen, der ihr helfen wollte, mit der bevorstehenden Unterbrechung fertigzuwerden, sondern empfand meine Deutungen als grausames Gefoltert- und Vollgestopftwerden.

Es schien wahrscheinlich, dass sie auch die Unterbrechung selbst als Folter erlebte: Ein Teil von ihr hasste mich dafür, wohingegen ein anderer Teil versuchte, mich vor ihrem Hass zu schützen, so wie sie glaubte, den früheren Bundeskanzler Kohl vor der Verachtung ihrer Freunde in Schutz nehmen zu müssen. Aus allen diesen Konflikten suchte sie einen Ausweg, indem sie in eine unwirkliche, simulierte Beziehung flüchtete, in der weder sie sie selbst sein konnte noch ich als Analytiker ordentlich funktionieren durfte.

Trotzdem half mir die Patientin auch, die Schwierigkeiten in unserer Beziehung deutlicher zu sehen, als sie den Besuch beim Geigenbauer erwähnte. Auch hier gab es einen rasch Wechsel zwischen Zurückweisung und Verklärung. Allerdings hatte sie der Geigenbauer auch gefragt: »Was haben Sie eigentlich gegen mich?« Damit deutete die Patientin offenbar an, sie könne die Gefühle von Enttäuschung und Ärger, derer sie sich gewöhnlich entledigte, indem sie sie in mich projizierte, für kurze Momente in sich zurücknehmen. Sie beendete die Stunde in einer nachdenklicheren Stimmung und fragte sich in der folgenden Sitzung, ob sie sich nicht selbst im Wege stehe.

Im Folgenden möchte ich die aufgezeigten Schwierigkeiten anhand der ersten Sitzung nach der Unterbrechung weiter erörtern.

Material aus der ersten Sitzung nach der Unterbrechung

Die Patientin begann diese Stunde mit der etwas bitteren Bemerkung, sie habe Angst davor, hoffe aber, ich hätte schöne Tage mit meiner Familie verbracht. Sie habe sich traurig gefühlt und sich vorgestellt, sie wäre eines meiner Kinder. In ihrer Phantasie habe sie sich in meine Familie »hineingezwängt« und intensiven Hass gegenüber ihrem Vater verspürt. Nach einer kurzen Pause erwähnte sie einen Traum, fügte aber hinzu, sie hoffe, ich sei von seinem Inhalt nicht allzu angeekelt:

Sie war in diesem Traum ein Kind und hatte endlos Stuhlgang – so viel, dass sie Angst bekam, alles aus sich zu entleeren. Dann sah sie den riesigen Kothaufen an. Sie entdeckte, dass er sich zuerst in einen Penis und dann in eine Schlange verwandelte, vor der sie Angst bekam …

Nachdem sie den Traum erzählte hatte, änderte sich die Stimmung im Raum. Es war ein Gefühl von Aufregung und Angst zu spüren, und in meiner Beschäftigung mit ihren Traumbildern schwankte ich zwischen Ekel und Neugierde. Die Patientin hatte nicht viele Einfälle zu ihrem Traum, mit Ausnahme der Angst, ich könnte von ihm angeekelt sein.

Ich schlug ihr vor, das Defäzieren stehe für ihre kindlichen Gefühle von Wut und Leere während der Unterbrechung sowie für ihren Versuch, diese Gefühle loszuwerden. Dann hätten sich diese Gefühle aber in etwas Erregendes und dann Bedrohliches verwandelt – zuerst in einen Penis und schließlich in eine Schlange, die sie angriff. Vielleicht habe sie erwartet, ich könnte von ihrem Traum entweder fasziniert oder angeekelt sein, um mich in eine erregte Beschäftigung mit ihrem Material hineinzuziehen und die schmerzlichen Gefühle von Verlassenheit und Getrenntheit zu vergessen.

Als ich geendet hatte, bemerkte die Patientin mit einem Seufzer, sie habe heute Geburtstag.

Ich spürte ein Gefühl von Ärger in mir aufkommen und fuhr fort, wenn sie wolle, dass ich etwas mit ihrem Traum bzw. ihren Exkrementen anstelle, indem ich entweder aufgeregt oder angewidert reagiere, betrachte sie die Bedeutung des Traumes als mein Problem, genauso wie vor der Unterbrechung die Anschaffung eines neuen Wagens, was ebenfalls nicht in meiner, sondern in ihrer Verantwortung liege.

Darauf sagte sie nichts und ich hatte das Gefühl, zu weit gegangen zu sein, weil ich ihr Vorwürfe machte und sie angriff. Nach einem langen, erdrückenden Schweigen, welches mein Schuldgefühl noch verstärkte, sagte sie, sie könne die »Mauer der Trennung« zwischen uns jetzt deutlich spüren. Dabei habe sie gehofft, sie könnte in dieser ersten Sitzung nach der Unterbrechung »endlos« reden.

Ich wies sie auf die Parallele zum Traum hin, in dem sie *endlos* defäzierte.

Und sie sagte, als sie auf einer Ankündigung gelesen hatte, dass ich am gleichen Tag eine Einführungsvorlesung in der Klinik halten würde, sei sie sich nicht sicher gewesen, ob sie den Traum überhaupt berichten solle. Denn sie habe sich vorgestellt, ich könnte davon so angewidert sein, dass es mir nicht möglich wäre, am gleichen Tag eine Vorlesung zu halten.

Ich bemerkte, wie konkret sie das Erzählen des Traums mit dem Defäzieren gleichsetzte.

Damit näherten wir uns dem Ende der Sitzung. Die Patientin bemerkte, wie enttäuscht ihre Tochter nach dem Treffen mit dem Klassenkameraden gewesen sei. Dieser habe abfällig über seine Freunde geredet, und sie habe gesagt: »Ich war so voller Gefühl und bin dann so enttäuscht von ihm gewesen!«

Diskussion der zweiten Sitzung

Zu Beginn dieser Stunde schien die Patientin mit Gefühlen von Trauer und Enttäuschung beschäftigt, als sie an meine Familie dachte und sich ausgeschlossen fühlte. Sie konnte sich an den Hass auf ihren Vater erinnern und sprach von ihrer Phantasie, sich in meine Familie »hineinzuzwängen«. Mit der Erzählung des Traums entfernte sie sich jedoch wieder von diesen Gefühlen. Die Atmosphäre der Stunde änderte sich, und als wollte sie ein bevorstehendes Acting-in ankündigen (vgl. Kap. 4), sprach sie von ihrer Angst, ich könnte angewidert sein. Im Traum waren die schmerzlichen Gefühle in Kot verwandelt worden. Sie schienen nun dazu bestimmt, ausgeschieden zu werden und eine Reaktion von Ekel oder Erregung hervorzurufen.

In gewisser Weise wurde dies durch meine Deutung in Szene gesetzt. Als sie mit einem Seufzer auf ihren Geburtstag verwies, vermittelte sie mir, dass ich ihr ein scheußliches Geburtstagsgeschenk bereitet hätte. Ich war ärgerlich und konfrontierte sie weiter, so als müsste ich mich getrennt halten und die Verantwortung für den Traum unbedingt in sie zurückschieben. Möglicherweise erlebte sie dies auf einer konkreten Ebene wie die Verwandlung eines erregten Penis in eine Schlange, die sie angriff.

Während des Schweigens, das darauf folgte, hatte ich das Gefühl, zu weit gegangen zu sein. Als die Patientin von der »Mauer der Trennung« zwischen uns sprach, schien sie meine Schuldgefühle zu bestätigen, konnte vielleicht aber auch ein Gefühl von Getrenntheit anerkennen. Dann erwähnte sie ihre Hoffnung, sie könnte in dieser ersten Sitzung nach der Unterbrechung »endlos« reden. Dadurch half sie mir, das zugrunde liegende Enactment zu erkennen, so dass ich die Gleichsetzung zwischen dem Erzählen und dem Defäzieren im Traum ansprechen konnte. Diese Parallele wurde offensichtlich, als sie ihre Angst erwähnte, dass ich nachmittags nicht mehr in der Lage sein könnte, eine Vorlesung zu halten. Ganz am Ende der Stunde schien sie sich wieder etwas getrennter zu fühlen, als sie von der Enttäuschung ihrer Tochter über ihren Klassenkameraden sprach. Sie fand, er hätte sich schlecht benommen, als er so abfällig über seine Freunde sprach.

Weitere Überlegungen

Trotz der Sackgasse, in die wir in dieser Stunde geraten waren, schien die Patientin in der Folgezeit besser in der Lage, ambivalente Gefühle anzuerkennen und ein gewisses Maß an Getrenntheit zu tolerieren. Dies kam in einer Reihe von Träumen zum Ausdruck, die meine Beziehungen zu anderen Personen betrafen, sowie in Erinnerungen, die sich auf die Beziehung ihrer Eltern zueinander bezogen. Das Auftauchen solcher Bilder war zumeist mit intensiver Eifersucht, Neid und Schulderleben verbunden, ermöglichte es der Patientin aber erstmals, eine Beziehung zwischen ihren inneren Eltern anzuerkennen. In solchen Phasen gab es auch in der Behandlung etwas mehr Raum für Deutungen – die jetzt nicht mehr ausschließlich als von meiner Seite ausgehende Zärtlichkeit oder Grausamkeit erlebt wurden – und damit auch mehr Raum für symbolisches Denken. Es waren vor allem diese Phasen, in denen ich das Gefühl hatte, die Patientin könne ihr zeitloses, romantisches Universum vorübergehend verlassen, um Gefühle von Vergänglichkeit und Verlust anzuerkennen und damit kleine Schritte von Entwicklung zuzulassen.

Zu anderen Zeiten, wenn ihre Neid- und Schuldgefühle unerträglich wurden, kehrte sie jedoch wieder in die ursprüngliche Zeitlosigkeit zurück. Dann erschienen ihr die Deutungen wie Süßigkeiten, von denen sie nicht lassen konnte, oder aber wie Bestrafungen, die sie mit süchtiger Leidensbereitschaft aufnahm. Grausamkeit und Süße lagen jedoch nicht weit auseinander, und manchmal schien es, als sei die Patientin in erster Linie bestrebt, mich entweder zu dem einen oder zu dem anderen Verhalten zu veranlassen, um einen ungetrennten Zustand herzustellen. Im einen Fall hatte ich das Gefühl, von der Musik ihrer romantischen Idealisierung verführt zu werden, im anderen Fall fühlte ich mich schuldig, weil ich meine Deutungen mit einem Unterton von Vorwurf und Anklage gab.

Behandlungstechnisch bestand das Problem darin, mich nicht zu weit in die eine oder andere dieser beiden Richtungen ziehen zu lassen und mir allmählich meiner Verwicklung in die Rückzugsorganisation bewusst zu werden. Gelang dies, so wurden manchmal kleine Bewegungen sichtbar, in denen die Patientin eine andere Form von Beziehung zulassen konnte.

Kehrte sie jedoch in ihr romantisches, zeitloses Universum zurück, so wurden wichtige Aspekte der Wirklichkeit in einen irrealen und zeitlosen

Raum entführt, in dem es keine Trennung gab und die Zeit stehen blieb. Diese Transformation beruhte auf einer heimlichen Verleugnung von Vergänglichkeit und Verlust, wie sie Steiner (1993, S. 146f.) als »romantische Perversion des Zeiterlebens« und Britton (1998, S. 30, 154) als »psychische Unwirklichkeit« beschrieben. Die Patientin erreichte dies, indem sie ein sinnliches Element, wie den Klang meiner Stimme, vom Inhalt meiner Deutungen ablöste und nur noch auf jene besondere Melodik hörte, die auf ihre Sehnsucht antworten sollte. Gelang es ihr auf diese Weise, in eine wunscherfüllende Phantasie einzutauchen, so waren alle Erinnerungen und Rekonstruktionen, welche die Vergangenheit betrafen, in diesem Moment wertlos. Anstatt sich für das Verstehen zu öffnen, schien die Zeit dann in einem endlosen Augenblick zu gerinnen.

Immer dann, wenn sie der Konfrontation mit der Erfahrung von Getrenntheit nicht länger ausweichen konnte, erlebte sich die Patientin als Opfer einer qualvollen Situation, in der Grausamkeit und Schuld auf meiner Seite lagen. Aus der romantischen Unendlichkeit ging dann ein endloses Leiden hervor, welches ebenfalls keine wirkliche Getrenntheit zuließ. Wie sich im weiteren Verlauf der Analyse zeigte, konnte die Patientin beide Szenarien – die romantische Sehnsucht und die ewige Qual – durch das Argument versöhnen, *wenn sie ihr Leiden nur lange genug ertrüge, würde sie eines Tages durch die Liebe ihres Analytikers erlöst.*

Dieses Argument schien Teil eines komplexen Glaubenssystems, in dem eine pervertierte Hoffnung dazu diente, die Realität in der Schwebe zu halten und psychische Entwicklung zu blockieren. Potamianou (1992) hat solche Zustände statischer Hoffnung als charakteristisch für bestimmte Borderline-Pathologien beschrieben.

Bei Frau B. waren beide Beziehungsformen – sowohl ihre romantische Verklärung wie auch ihr demütiges Leiden – statisch, zeitlos und erotisiert. Sie beruhten auf einer Deformierung der Konzepte von Raum und Zeit, die – im Sinne von Hegels (1812) Begriff der ›schlechten Unendlichkeit‹ – nur eine endlose Sehnsucht oder ein endloses Leid zuließ. Im einen Fall erlebte die Patientin meine Deutungen als *Liebe ohne Worte*, im anderen Fall als *Worte ohne Liebe*, ohne dass Gefühl und Bedeutung, mütterliches und väterliches Objekt in ihrem Inneren zusammenkommen durften. In den kurzen Augenblicken, in denen sie diese Spaltung überwinden konnte und imstande war, die Realität der ödipalen Situation anzuerkennen, kam sie mit schmerzlichen Gefühlen des Hasses, der Trauer und der Schuld in Berührung. Allerdings war der Kontakt mit diesen Gefühlen oft so schmerzvoll, dass die Patientin ihn nur für kurze Zeit tolerieren konnte. Wurden die Gefühle unerträglich, so zog sie sich erneut in eine der beiden Varianten ihrer Abwehrorganisation zurück, in die ich dann auf die eine oder andere Weise einbezogen war.

Der Rückzug in »allwissende Verzweiflung« als Abwehr gegen depressiven Schmerz

Ich möchte nun an einem zweiten klinischen Beispiel die umgekehrte Situation illustrieren, wie nämlich ein Gefühl von Sinnlosigkeit jede aufkommende Hoffnung zerstörte und die Analyse in einen Zustand von Aussichtslosigkeit überführte. Meist waren diese Phasen begrenzt und sie traten vor allem vor oder nach kürzeren Therapieunterbrechungen auf. Das Gefühl, welches sie in der Gegenübertragung hervorriefen, war dennoch so machtvoll, dass auch ich innerhalb kurzer Zeit die Hoffnung auf Veränderung und den Glauben an den Sinn meiner Deutungen verlor.

Der Patient, Herr I., war ein 38-jähriger, beruflich einigermaßen erfolgreicher Gymnasiallehrer, dessen Leben ein tiefes Gefühl von Sinnlosigkeit und Scheitern durchzog. Zwei frühere, kürzere Therapien hatten ihm geholfen, in schwierigen Zeiten zu »überleben«, jedoch nichts an seiner grundlegenden Überzeugung geändert, niemals ein erfülltes Leben führen zu können. Auch die Sorge für seine Ehefrau und die beiden acht und zehn Jahre alten Söhne hatte an dieser Einstellung nur wenig ändern können. Schließlich hatte er sich in einer kritischen Situation mit der Bitte um Analyse an mich gewandt, weil er darin, wie er sagte, eine »letzte Chance« sah, vielleicht doch noch einen Sinn in seinem Leben zu finden. Denn eigentlich, und das hatte er wiederholt angedeutet, könne er keinen wirklich überzeugenden Grund erkennen, für den es sich lohne, weiterzuleben.

Der lange Therapieverlauf soll hier nur im Hinblick auf ein zentrales Element, nämlich die Projektion von Hoffnung und Hoffnungslosigkeit diskutiert werden. Es war diese Konstellation, in der es nur eine sinnlose Hoffnung oder aber ein *Wissen* um Hoffnungslosigkeit gab, welche uns immer wieder in eine Sackgasse führte.

In den Zuständen lähmender Sinnlosigkeit, die sich, wie bereits erwähnt, insbesondere vor Therapieunterbrechungen einstellten, war allem, was Herr I. sagte, jede emotionale Lebendigkeit und Bedeutung entzogen. So konnte es sein, dass er nach einigen Sitzungen, die Entwicklung und Kontakt ermöglicht hatten, noch erwartungsvoll zur nächsten Stunde kam, sich auf die Couch legte und dann in ein quälendes Schweigen verfiel. Nach einiger Zeit bemerkte er dann mit monotoner Stimme: »Ich weiß, ich sollte etwas sagen, aber es erscheint mir alles so sinnlos und leer. Ich frage mich, warum ich überhaupt zu dieser Stunde gekommen bin!«

Mit diesen wenigen Bemerkungen und dem daran anschließenden erneuten Schweigen breitete sich in mir oft ein Gefühl von Versagen und Hoffnungslosigkeit aus, in dem ich die Zuversicht, ihm helfen zu können, weitgehend verlor. Andere Male jedoch war ich von seiner Verzweiflung erstaunlich wenig affiziert und versuchte durch Deutungen, die ich wohl vor allem mir selber gab, den Kontakt zu seinen Gefühlen wiederherzustellen. Bemühte ich mich auf diese Weise, die Hoffnung aufrechtzuerhalten, so sprach ich zu ihm, wie er sagte, »wie aus einer anderen Welt«. Hatte er jedoch umgekehrt das Gefühl, ich würde von der gleichen Sinnlosigkeit erfasst, so geriet er in verzweifelte Angst, mit mir auch seine »letzte Hoffnung« zu verlieren. So gab es oft nur wenig Spielraum *zwischen einer Hoffnung, die nicht ihm gehörte, und einer Verzweiflung, die alles zerstörte.*

Der Vater dieses Patienten hatte sich das Leben genommen, als dieser elf Jahre alt war. Er hatte ihn tot im Zimmer liegend aufgefunden, und es schien ihn in besonderer Weise zu beschäftigen, dass der Vater ihn in seinem Abschiedsbrief mit keinem Wort erwähnt hatte. Ferner gab es Hinweise darauf, dass die Mutter in der Folgezeit in einen depressiven Zustand geraten und für ihn nicht mehr verfügbar war. Zwar tauchten verschiedentlich Erinnerungen an Situationen aus seiner Kindheit auf, in denen der Vater ihn einfach »vergessen« hatte, oder an stundenlanges gemeinsames Holzsägen an einer Kreissäge. Doch halfen diese Erinnerungen nicht wirklich dabei, einen Kontakt zu seinen Gefühlen herzustellen. Stattdessen wirkte die Analyse statisch und repetitiv. Nicht selten erschien sie mir selbst wie ein sinnloses Kreissägen.

Erst als wir die Gefühle untersuchen konnten, die durch seinen Rückzug in ein Wissen um Sinnlosigkeit aufkamen, wurde es möglich, die Welt innerer Objekte, die er dadurch in die Analyse einbrachte, allmählich etwas besser zu verstehen. So war ich beispielsweise in Trennungssituationen nicht nur jemand, der ihn verließ, sondern zugleich mit einem Objekt identifiziert, welches ihn »völlig vergessen« hatte, was Angst und Panik, manchmal aber auch eine mörderische Wut in ihm aufkommen ließ. Um dieser Katastrophe des Vergessenwerdens zu entkommen, hatte er in einer früheren Therapie phantasiert, seiner Therapeutin seinen Namen mit einem Messer in die Haut zu ritzen – in der Hoffnung, auf diese Weise eine Beziehung zu ihr herzustellen, in der man ihn »nie mehr vergisst«. Ähnlich quälende Gefühle, die auch jetzt wieder entstanden, konnte er beherrschen, indem er den emotionalen Kontakt zu mir abbrach und sich in seinen zeitlosen Rückzugszustand begab.

Sequenz aus drei aufeinanderfolgenden Sitzungen

In einer dieser Stunden wurde der destruktive Charakter dieses Rückzuges noch deutlicher sichtbar: Vorausgegangen war ein Wochenende, an dem seine Mutter zu Besuch gewesen war. Am Sonntagnachmittag wollte er sie nach dem Mittagessen wieder zum Bahnhof bringen. Da er müde war, hatte er sich noch etwas schlafen gelegt, um dann festzustellen, dass die Mutter, ohne sich zu verabschieden, bereits »mit einem anderen Mann« zum Bahnhof gefahren war.

In der darauffolgenden Montagsstunde brachte er seine tiefe Frustration zum Ausdruck, indem er sich nach kurzer Zeit in quälendes Schweigen zurückzog. Als ich dies in Zusammenhang mit der Situation am Sonntagnachmittag zu deuten versuchte, schwieg er zunächst weiter und beklagte sich dann über meine »stereotypen Beziehungsdeutungen«. Er startete nun das, was er einen »Kamikaze-Angriff« auf unsere Beziehung nannte, um, wie er sagte, »alles flach zu machen«, d. h. die Realität von Verschiedenheit, Emotion und Bedeutung zu zerstören. Dabei vermittelte er mir nicht nur ein tiefes Gefühl von Sinnlosigkeit in Bezug auf alles, was ich zu sagen versuchte, sondern auch etwas von der heimlichen Bewunderung, die er für diese Art von Kamikaze-Aktivität hegte.

Als ich die nächste Sitzung zwei Minuten später als gewohnt begann, eröffnete er die Stunde mit der Bemerkung: »Das macht überhaupt nichts, ich habe heute ohnehin nichts zu sagen.« Möglicherweise hatte er mein Zu-spät-Kommen als Vergessenwerden erlebt und die innere Beziehung zu mir abgebrochen. Nach längerem Schweigen berichtete er dann von einem Telefonat mit der Mutter, in dem er bewusst oberflächlich geblieben war und ihr lediglich ein »mildes Schuldgefühl« habe vermitteln wollen, da er glaubte, es hätte ohnehin keinen Sinn, mit ihr zu reden – so wie er auch zu mir nur eine Art von intellektuellem Pseudokontakt ohne emotionale Bedeutung zuließ. Als ich dies als Fortsetzung seines Kamikaze-Angriffs deutete, erwähnte er, nach dem Ende der letzten Stunde ein Gefühl von Erleichterung und Euphorie verspürt zu haben, wobei er nicht wisse, ob sich das eher wie ein »Sich-Auskotzen« oder wie ein Triumph über etwas, das er zerstört hatte, angefühlt habe.

Die darauffolgende Stunde eröffnete er mit der Bemerkung, er wisse nicht, ob er mich heute »mit Worten oder mit Schweigen quälen« solle, um dann am Ende dieser Sitzung meine vergeblichen Bemühungen, einen Kontakt zu seinen Gefühlen herzustellen, mit dem Satz zu kommentieren: »Der Zug ist abgefahren!« – so wie am vergangenen Sonntag der Zug seiner Mutter abgefahren war.

Dies vermittelte eine Vorstellung davon, wie qualvoll er den Kontakt mit einem Objekt empfand, das ihn immer wieder frustrierte und im Stich ließ, und wie er über dieses Objekt triumphieren konnte, indem er es auf eine selbstmörderische Weise angriff und die Beziehung zu ihm zerstörte, womit sich Erinnerungen an das Kreissägen mit dem Vater und an die Unerreichbarkeit der Gefühle seiner Mutter verbanden.

Schwierigkeiten beim Durcharbeiten der Gegenübertragung

Eine dieser Erinnerungen betraf einen Abend wenige Wochen nach dem Tod seines Vaters, als er halb schlafend neben der Mutter im Bett lag und wahrzunehmen glaubte, wie diese sich selbst befriedigte. In dieser Situation konnte er weder aufwachen noch einschlafen, weder der Trauer über den Tod seines Vaters Raum geben, noch sich von der Erregung seiner Mutter lösen. In der Analyse entsprach dies einer Situation, in der ich aufgeregt mit meinen eigenen Deutungen beschäftigt war, während für den Patienten kein Platz war zwischen einem Vater, der ihn auf grausame Weise verlassen hatte, und einer Mutter, die nur an ihre eigene Erregung dachte (oder dem Vater in einer erregten Weise verbunden blieb).[4] Folglich geriet er immer wieder in Verwirrung, wenn sich zwischen uns ein guter Kontakt entwickelte, weil zwischen einer verstehenden und einer erregten Beziehung nicht leicht zu unterscheiden war. Tatsächlich vermittelte die erinnerte Szene aber vor allem ein Gefühl der Trauer und der Einsamkeit, welches für mich in der Gegenübertragung sehr deutlich spürbar war. Offenbar diente die Erregung ebenso wie die Verzweiflung dem Schutz vor unerträglichen Gefühlen der Trauer und Schuld, aber auch der hasserfüllten Wut. Solange er *wusste*, dass alles sinnlos war, gab es weder Hoffnung noch Enttäuschung, weder Trauer noch Schuld. Zugleich war ich vor seinen Angriffen geschützt, von denen er fürchtete, sie könnten sehr leicht einen Punkt erreichen, an dem ihm »alles egal« war, d. h., an dem er mit den destruktiven Zügen seines Vaters identifiziert war.

Auch wenn der Rückzugszustand ihn vor solchen Angriffen bewahrte, so enthielt er doch selbst eine schleichende Destruktivität, die das Leben aus der Analyse herausnahm (vgl. Feldman 2000) und ihr für kürzere oder längere Zeiträume immer wieder Emotion und Bedeutung entzog. Der Patient verglich diesen quälerischen und selbstquälerischen Prozess später einmal mit Dantes Inferno, was mir als ein ziemlich treffendes Bild für jenen Teil seiner inneren Welt erschien, in dem wir uns damals gerade aufhielten. Bei Dante heißt es zu Beginn des dritten Gesanges bei der Beschreibung des Höllentores: »*Lasciate ogni speranza, voi ch'entrate.*« (»Lasst alle Hoffnung fahren, wenn Ihr eingetreten«).[5]

Diese in mir ausgelöste Hoffnungslosigkeit beschrieb recht präzise eine zentrale Schwierigkeit beim Durcharbeiten der Gegenübertragung, wann immer ich jenen Teil seiner inneren Welt betrat. Er erschien mir als ein Raum voller Düsterkeit und Ausweglosigkeit, ähnlich jenen Räumen, wie sie Piranesi (1720–1788) in der visionären Architektur seiner *Carceri* entwarf.

Interessanterweise erscheint die Hölle bei Dante als Stadt mit zwei Umschließungen, einer äußeren, die zur Existenz in finsterer Öde und Verzweiflung führt, und einer inneren Ringmauer, die »die innere Hölle der aktiven Bosheit« umschließt (Gmelin 1949–1957, Bd. IV, S. 63). In der inneren Hölle herrscht eine »massenhafte teuflische Polizei, die selbst an der Bosheit der Sünder teilhat und ihnen zur ständigen Plage zugeteilt ist« (ebd., S. 163).

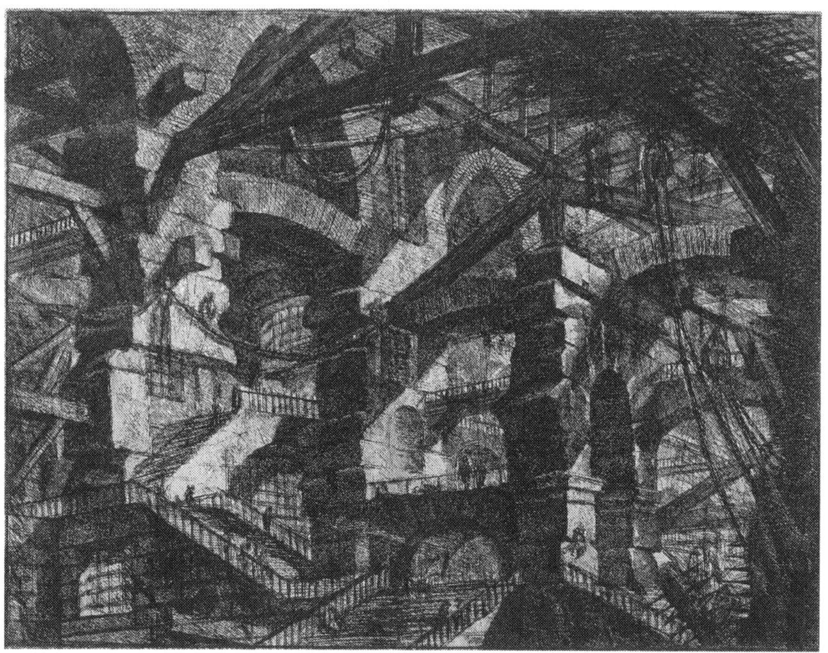

Abb. 6: Giovanni Battista Piranesi: Der gotische Bogen
(aus: Carceri d'Invenzione di G. Battista Piranesi, 2. Aufl. 1761, Radierung, vierter Zustand, nach 1778). © Staatsgalerie Stuttgart, Graphische Sammlung

Dante beschreibt hier die Funktion des primitiven, grausamen Über-Ich, welches das Ich in einem halbtoten Zustand gefangen hält und quält. Auf ähnliche Weise wurde auch der Analyse immer wieder ihre Lebendigkeit entzogen, wann immer sie sich mit entwicklungsbereiten Teilen des Selbst zu verbünden begann.

Erst als wir allmählich verstehen lernten, dass Herr I. verzweifelt darauf angewiesen war, seinen inneren Zustand in ein Objekt hineinbringen zu können, das diese Erfahrung aufnehmen und für ihn »denken« konnte, ließ seine »allwissende Verzweiflung« langsam nach. Erst jetzt konnte er einen Zugang zu verzweifelten Gefühlen der Trauer und der Schuld gewinnen, vor denen er so lange geschützt war, wie er sich in einen Zustand von Sinnlosigkeit zurückzog, in dem es keine Zeit und keine Veränderung gab. Später gelang es, auch einige derjenigen Mechanismen zu verstehen, mit deren Hilfe sich solche zeitlosen Zustände herstellen ließen. Er nannte sie »mich einsargen«, »betäuben«, »einfrieren«, »in der Eiszeit überleben«. Tatsächlich waren diese Mechanismen so effektiv, dass sie zeitweise auch meine Fähigkeit zu verstehen völlig einfroren und uns beide in einem sisyphusähnlichen Zustand geteilter Sinn- und Zeitlosigkeit festhielten.

Schlussfolgerungen

Frau B. und Herr I. wiesen unterschiedliche Formen pathologischer Organisationen auf, die jeweils zur Herstellung eines Zustandes von Zeitlosigkeit führten. In diesem Zustand schien es, wie Sebald (2001a, S. 150f.) sagt, als wären die psychischen Ereignisse nicht in die Zeit »eingetaucht«, als würden sie nicht von ihr berührt. Diese Zeitlosigkeit unterscheidet sich von dem, was Freud (1915e) als »Zeitlosigkeit des Unbewussten« beschrieb.[6] Sie entspricht nicht der »Wiederkehr des Verdrängten« (Freud 1915d, S. 257), sondern einer Missrepräsentation der Konzepte von Raum und Zeit unter dem Einfluss einer pathologischen Organisation, welche Entwicklung und Veränderung zum Stillstand bringt.

Im einen Fall, bei Frau B., war die Rückzugsorganisation romantisch und idealisiert und schlug in einen Zustand endloser Leidensbereitschaft um, sobald sich das Objekt ihrer Idealisierung entzog. Im anderen Fall, bei Herrn I., waren dagegen die depressiven Aspekte seines Rückzugs deutlicher erkennbar. Hier diente ein alles beherrschendes Wissen um Sinnlosigkeit dazu, Gefühlen der Trauer und der Schuld aus dem Weg zu gehen. Dabei hatte er nicht nur diese Gefühle, sondern auch seine Fähigkeit zur Erinnerung in mich projiziert, so dass er mich in Phasen der Trennung wie ein *konkretes Objekt* in seinem Innern erlebte, das ihn der Fähigkeit beraubt hatte, sich zu erinnern und zu verstehen – das heißt als ein Objekt wie seinen toten Vater.

Beide Male wurde durch die Zeitlosigkeit ein Zustand von Ungetrenntheit hergestellt, der in der Gegenübertragung beträchtliche Probleme aufwarf. Hinter der Zeitlosigkeit waren jeweils machtvolle Glaubenssysteme aktiv: Bei Frau B. war dies die Hoffnung, durch die Liebe des Analytikers von den Entbehrungen ihrer Kindheit erlöst zu werden, bei Herrn I. die Überzeugung, Trauer und Hoffnung ließen sich nur um den Preis einer tödlichen Schuld integrieren. Im einen Fall war das psychische Gleichgewicht durch das Aufkommen von Hoffnung, im anderen Fall durch das Auftauchen von Hoffnungslosigkeit bedroht. Dabei wurden Trauer und Hoffnung als wesentliche Bestandteile des therapeutischen Prozesses in pathologische Formen von »statischer Hoffnung« und »allwissender Verzweiflung« pervertiert.

Beide Patienten benutzten zur Aufrechterhaltung ihres psychischen Gleichgewichts Mechanismen, wie sie uns vor allem in der Arbeit mit Borderline-Organisationen begegnen. Hier bildet der Rückzug in ein zeitloses Universum (vgl. Hartocollis 1978; Rose 1997; Rohde-Dachser 2004) einen wichtigen Vorgang, um depressiven Konflikten aus dem Weg zu gehen. Wenn die mit dem Erleben von Trauer und Schuld verbundenen Gefühle unerträglich werden, können pathologische Organisationen ins Spiel gebracht werden, die auf narzisstischer Allmacht, perverser Erregung oder romantischer Idealisierung beruhen. Sie laden das Individuum ein, sich ihrer Mittel zu bedienen, um Entlastung von Hilflosigkeit und Not zu finden. Die Kontrolle, die sie ermöglichen, beruht jedoch auf falschen Versprechungen. Denn die Sicherheit, die sie in Aussicht stellen, ist mit Stagnation und dem Verzicht auf Veränderung verbunden.

In der Analyse bilden diese Organisationen machtvolle Hindernisse, weil sie die psychische Entwicklung verhindern und den Analytiker immer wieder in ihre Funktionsweise einbeziehen. Eine Möglichkeit, sich aus dieser Verstrickung zu lösen, kann darin bestehen, diejenigen Mechanismen zu analysieren, die zur Herstellung von Zeitlosigkeit führen. Im Fall von Frau B. bestand ein solcher Mechanismus darin, ein sinnliches Element, wie den Klang meiner Stimme, von der Bedeutung des Gesprochenen abzulösen. Herr I. hielt die Zeit dadurch an, dass er in kritischen Situationen Emotion und Bedeutung einfror (vgl. auch Giovacchini 1967; Green 1983; Rohde-Dachser 2004). Solange dieser Mechanismus funktionierte, konnte er von seinen Erinnerungen nicht wirklich profitieren: Sie enthielten keine lebendigen Figuren, sondern glichen eher jenen erstarrten Leichnamen, die ein Gletscher nach langer Zeit fast unverändert aus seinem Inneren ausspült (vgl. Sebald 2001b, S. 36).

Ähnliche Mechanismen und Phänomene wurden in der psychoanalytischen Literatur wiederholt beschrieben. Darüber hinaus gibt es von den

Anfängen des griechischen, römisch-christlichen Denkens (Heraklit, Platon, Augustinus) bis hin zu den phänomenologisch-existenzphilosophischen und (post-) strukturalistischen Ansätzen des 20. Jahrhunderts (Bergson 1907; Heidegger 1927; Derrida 1967; Lévinas 1979; Ricœur 1983–85; 1998) eine reiche philosophische Auseinandersetzung mit den verschiedenen Dimensionen des Zeiterlebens. Theunissen (2004), Westermann (2004), Porro (2004) sowie Beuthan und Sandbothe (2004) geben in ihren Übersichten hierzu einen Überblick.

In der Psychoanalyse haben eine Reihe von Autoren Zustände von Zeitlosigkeit und »stillstehender Zeit« untersucht und in ihrer Beziehung zu normalen und gestörten frühkindlichen Entwicklungsprozessen aufgewiesen (Hartocollis 1983; Arlow 1986; Gutwinski-Jeggle 1992; Green 2000a,b; Perelberg 2003; 2007; Lombardi 2003). Hans Loewald (1980) unterscheidet zwischen primärer Zeitlosigkeit und Zuständen »stillstehender Zeit«, die er als Ausdruck einer Fragmentierung des Zeiterlebens begreift. An Loewald anschließend hat Schmithüsen (2004) zwischen einem »Zerfall« des Zeiterlebens und einer aktiven, defensiven Verwendung von Zeitlosigkeit unterschieden.

Jutta Gutwinski-Jeggle (2001; 2007) beschreibt verschiedene Formen von »Zeit-Pathologie«, die sie mit frühen, traumatischen Ängsten in der Beziehung zum Primärobjekt in Verbindung bringt. Sie spricht z. B. von einer ›einschließenden‹ und von einer ›gefräßigen‹ Zeit und hat auf die mangelnde Fähigkeit vieler narzisstischer und Borderline-Patienten, warten zu können, hingewiesen. Die »Zerstörung der Zeit im pathologischen Narzissmus« ist auch das Thema einer neueren Arbeit von Kernberg (2008). Er legt dar, wie die Zeiterfahrung unter dem Einfluss narzisstischer Organisationen verleugnet, aufgelöst und zum Stillstand gebracht werden kann.

Die Wege, auf denen dies im Einzelnen erreicht wird, wurden von verschiedenen Autoren erkundet: Bion (1959) beschrieb »Angriffe auf Verbindungen« und untersuchte das Phänomen der »reversiblen Perspektive« (Bion 1963, S. 92ff.), welches in der Analyse zu einer »statischen Pose« führt. An seine Überlegungen anknüpfend, zeigte Ruth Riesenberg-Malcolm (1990, S. 129) an einem klinischen Beispiel, wie ihre Deutungen »zerschnitten« (*slicing*) wurden und dann in jeder neuen Situation nur noch als schwaches, dünnes Echo ihrer selbst wiederkehrten. In einer neueren Arbeit (Riesenberg-Malcolm 2004) beschreibt sie unter dem Titel *significant forgetting* einen Vorgang, der entweder zu einem »Vakuum« in der Vorstellungswelt des Patienten oder zu »falschen Erinnerungen« führt.

Steiner (1993) formulierte nicht nur die Theorie der *psychic retreats*, sondern prägte auch den Begriff der »romantischen Perversion des Zeiterlebens«, die einen Teil des Abwehrsystems von Frau B. charakterisiert. Von Britton (1998) stammen der Ausdruck »Glaubenssysteme« (*belief systems*) wie auch eine Analyse pathologischer Regressionen. Die »allwissende Verzweiflung« von Herrn B. ist ein Beispiel hierfür.

Dana Birksted-Breen (2003) hat einen weiteren Mechanismus zur Herstellung von Zeitlosigkeit entdeckt, den sie – in Anknüpfung an das Weben der Penelope in Homers *Odyssee* – als »Wiederauftrennen des Tuches« (*unpicking the tapestry*) beschrieb. Sie versteht darunter eine Aktivität, bereits entstandene Verbindungen wieder aufzulösen, um die Analyse endlos zu halten und die Zeit zum Stillstand zu bringen. In ihrer Arbeit (S. 17f.) interpretiert sie Störungen des Zeiterlebens als Ausdruck von Angriffen auf symbolische Verbindungen: auf die Verbindung zwischen den Eltern, aus der neues Leben und neue Generationen hervorgehen, auf die Verbindung zwischen Patient und Analytiker, welche zu neuen Deutungen führt, und auf die Verbindung zwischen den einzelnen Zeitpunkten und Sitzungen, welche Entwicklung und Veranderung ermöglichen.

Wie die Beispiele von Frau B. und Herrn I. veranschaulichen, diente die Herstellung von Zeitlosigkeit in beiden Fällen der Vermeidung von Konflikten der depressiven Position. Zeitlosigkeit kann über längere Phasen der Behandlung hinweg vorherrschen und dann zum Stillstand in der Analyse führen. Sie kann aber auch nur in kurzen Momenten der Sitzung auftauchen, in denen der Analytiker die Zeit wie gedehnt erlebt. Solche *Slow-motion*-Sequenzen bieten die Möglichkeit sowohl zum Verständnis schwieriger emotionaler Erfahrungen, vor denen sich der Patient zu schützen sucht, wie auch zur genaueren Untersuchung derjenigen Mechanismen, die zur Herstellung von Zeitlosigkeit führen (vgl. auch Lombardi 2003).

Die Mechanismen, die dabei eingesetzt werden, können sehr vielfältig sein. Gemeinsam ist ihnen jedoch, dass sie in einen Zustand einmünden, in dem der innere Raum des Analytikers als von den inneren Objekten des

Patienten ungetrennt erlebt wird. Money-Kyrle (1956) spricht deshalb auch von Phasen blockierten Verstehens, die er mit der Schwierigkeit des Analytikers in Verbindung bringt, die Projektionen des Patienten in sich aufzunehmen.

Inseln von Zeitlosigkeit und *Slow-motion*-Sequenzen innerhalb der Analyse können daher als Ausdruck von inneren Zuständen begriffen werden, die in der Gegenübertragung schwierig zu bearbeiten sind und zu einer vorübergehenden Blockade führen. Um diesen Schwierigkeiten aus dem Weg zu gehen, kann sich der Analytiker mitunter in seinen eigenen defensiven Rückzug begeben, und die Analyse scheint dann wie in einer Zeitlupe stillzustehen. Manchmal wird dieser Zustand nicht bemerkt und kann sich sogar als Aussicht auf Fortschritt und Sicherheit ausgeben. Auf Dauer wird der lähmende Charakter ausbleibender Entwicklung aber für Analytiker und Analysand unübersehbar. Der Versuch, die Zeit anzuhalten, entspricht dann einem Bemühen, belastende emotionale Erfahrungen in Übertragung und Gegenübertragung zu umgehen, so wie Herr I. es tat, solange er es vermied, mich offen zu attackieren. Letztlich ist dieses Bemühen aber gegen den Kontakt mit der Wirklichkeit gerichtet. Denn die Realität von Vergänglichkeit und Verlust, aus deren Anerkennung die Zeiterfahrung hervorgeht, stellt, wie Money-Kyrle (1971) betont, eine der drei fundamentalen Lebenstatsachen dar.

Diese Überlegungen werfen einige weiterführende Fragen zur Rolle von Erinnern und Verstehen im psychoanalytischen Behandlungsprozess auf: Wenn die Zeiterfahrung an das Erleben von Getrenntheit gebunden ist, wie können dann jene Phasen des Stillstands – jene Lagunen von Zeitlosigkeit – überwunden werden, von denen Sebald spricht? Gibt es Bereiche der Psyche, die von der Zeit »nie berührt« wurden – und welchen Erfahrungen sieht sich das Individuum ausgesetzt, wenn es diese Rückzugsräume verlässt? Wie hängen die zeitlichen Erfahrungen mit dem Erleben von Trauer und Verlust zusammen? Und welche Rolle kommt dabei dem lebensgeschichtlichen Erinnern in seiner Beziehung zum *gegenwärtigen Verstehen* zu?

Diese Fragen sind nicht nur von allgemeinem theoretischem Interesse, sondern haben auch unmittelbare Auswirkung auf die psychoanalytische Behandlung von Borderline-Patienten. Denn deren Problem besteht oftmals nicht so sehr darin, dass sie unter verdrängten Erinnerungen leiden, sondern in der Verwirrung und Verzweiflung, der sie ausgesetzt sind, weil sie über keinen Raum verfügen, in dem sie diese Erinnerungen lokalisieren könnten. Einige Überlegungen hierzu werden im folgenden Kapitel angestellt.

6. Zur Konstruktion des inneren Raumes: Zeiterfahrung und depressive Position

Wenn dem Borderline-Patienten nur ein eingeschränkter innerer Raum zur Symbolisierung seiner emotionalen Erfahrungen zur Verfügung steht, dann hat dies Auswirkungen auf die Art und Weise, wie er sich erinnert und wie er seine Geschichte erlebt. Er muss diese Erfahrungen *irgendwo* lokalisieren und tut dies oft in der Form, sie in ein konkretes, gegenwärtiges Objekt zu projizieren. Die Aufgabe, solchen Patienten einen Zugang zu ihrer Lebensgeschichte zu erschließen, stellt sich deshalb in einer anderen Weise dar als beim neurotischen oder normalen Individuum. Wie im Folgenden argumentiert wird, geht es hier zunächst darum, *den inneren, psychischen Raum des Patienten zu konstruieren, bevor zeitliche Rekonstruktionen sinnvoll werden.* Dieser innere Raum ist von durchlässigen Grenzen, von Enklaven und Fremdkörpern (Williams 1997) sowie von vielfältigen agoraklaustrophoben Ängsten geprägt. In ihm gibt es unterschiedliche Zeitzonen, so dass die Zeit an einem Ort gedehnt werden kann und stillsteht, während sie sich an einem anderen Ort zusammenzieht und überschlägt. Um die Unterschiede zum neurotischen Patienten zu verdeutlichen, sollen zunächst einige Überlegungen Freuds zur Rolle von Geschichte und Erinnerung im psychoanalytischen Prozess aufgegriffen werden.

Zeit und Erinnerung bei Freud

Nach klassisch-psychoanalytischer Auffassung ist es das Durcharbeiten der Übertragungwiderstände, welches zur Wiedererinnerung der »vergessenen Vergangenheit« (Freud 1914g, S. 130) führt. Nur wenn der Wiederholungszwang auf diese Weise überwunden werden kann, wird der Weg frei, der zur Auflösung der neurotischen Konflikte führt. Freud äußert sich dazu in seinen *Vorlesungen zur Einführung in die Psychoanalyse:* »(...) wir überwinden die Übertragung, indem wir dem Kranken nachweisen, daß seine Gefühle (...) wiederholen, was bei ihm früher einmal vorgefallen ist. Auf diese Weise nötigen wir ihn, seine Wiederholung in Erinnerung zu verwandeln.« (1916–17a, S. 461)

An verschiedenen Stellen in seinen Schriften weist Freud auf die Bedeutung der *realen* Vergangenheit hin. Die Diskussion hierüber nimmt in der Wolfsmann-Analyse (1918b, S. 76ff.) breiten Raum ein, und am Ende seiner Arbeit »Konstruktionen in der Analyse« (1937d), in der er die Parallelen zwischen der Arbeitsweise des Analytikers und derjenigen des Archäologen weit vorantreibt, vergleicht Freud die Wahnbildungen der Paranoiker mit den Konstruktionen des Analytikers in Hinblick auf ihren *historischen* Wahrheitsgehalt. Er schreibt: »Wie unsere Konstruktion nur dadurch wirkt, dass sie ein Stück verlorengegangener Lebensgeschichte wiederbringt, so dankt auch der Wahn seine überzeugende Kraft dem Anteil historischer Wahrheit, den er an die Stelle der abgewiesenen Realität einsetzt.« (Freud 1937d, S. 55f.)

Doch Freuds Interesse am Verhältnis von Lebensgeschichte und Erinnerung reicht weit über die Untersuchung der ›historischen‹ Vergangenheit hinaus. Bereits in seiner frühen Arbeit »Über Deckerinnerungen« (Freud 1899a, S. 533) deutete er Zweifel an, ob wir überhaupt »bewußte Erinnerungen *aus* der Kindheit (...), oder nicht vielmehr bloß *an* die Kindheit« haben. Mit dem Konzept der »Nachträglichkeit« (vgl. Birksted-Breen 2003; Eickhoff 2005) greift er über Diltheys (1905–1910) These »Geschichte ist Erinnerung« hinaus und entwirft ein dialektisches Modell der Zeitlichkeit im psychoanalytischen Prozess. Dabei visiert er eine Zeitform an, in der sich die Bedeutung eines vergangenen Ereignisses erst retrograd, also von einem noch unbekannten, zukünftigen Zeitpunkt her, erschließt. Auch in seinem Verdrängungsbegriff ist bereits eine solche Dialektik angelegt. Denn Freud beschreibt die Verdrängung nicht als bloße Repression der Vergangenheit durch die Gegenwart, sondern als eine »raffinierte Form von bewahrendem Vergessen« (Lang 1978, S. 125), durch die sich das Vergangene gerade in seinen gegenwärtigen Effekten – der »Wiederkehr des Verdrängten« (Freud 1915d, S. 257) – kundgibt. Und selbst in seinem Wiederholungsbegriff lässt sich eine solche Dialektik erkennen (vgl. Weiß 1988): In diesem Sinne ist die Übertragung bei Freud nicht reine Wiederholung, sondern Wiederholung »in bezug auf ein immer [schon] Verfehltes« (Lacan 1964, S. 150).

Unabhängig von diesen beiden Zeitauffassungen,[7] die im Werk Freuds fast koextensiv sind, kann man in einem grundsätzlichen Sinn nach den *Voraussetzungen* für das Erleben von Zeitlichkeit und Veränderung fragen. Für Freud war die Zeiterfahrung bekanntlich eng an die Tätigkeit des ›Systems Wahrnehmung – Bewusstsein‹ (*W – Bw*) gebunden. Die unbewussten Primärvorgänge erschienen ihm dagegen als »zeitlos« (1915e, S. 286). Demgegenüber soll hier eine Zeitauffassung vertreten werden, nach der genuin zeitliche Erfahrungen nicht aus dem Hinzutreten des Bewusstseins zum zeitlos Unbewussten, sondern aus dem Übergang von paranoid-schizoiden Zuständen zu Erlebnissen der depressiven Position (vgl. Kap. 2) hervorgehen.

Zeiterfahrung und depressive Position

In dieser Sichtweise ist das Zeiterleben eng an den Aufbau des dreidimensionalen psychischen Raumes, und damit an das Auftauchen von Ganzobjekt-Beziehungen, gebunden. Denn diese Beziehungen sind es, welche dem Individuum das Erleben von räumlicher und zeitlicher Getrenntheit ermöglichen, woraus eine erste Vorstellung von Gegenwart, Vergangenheit und Zukunft entsteht. Nur wenn durch wiederholte Übergänge von der paranoid-schizoiden zur depressiven Position Erfahrungen von Getrenntheit auftauchen, wird es möglich sein, Kontinuität in der Veränderung zu bewahren und damit einen Zugang zur subjektiven Zeit zu finden.

In einem paranoid-schizoiden Universum ist dagegen die Vergangenheit allgegenwärtig, und die Zukunft wird als das Ende aller Zeiten erlebt. Die Erfahrung mancher psychotischer Patienten vermittelt einen Eindruck von dem quälenden Gefühl, aus der Zeit herausgefallen zu sein oder von ihr verschlungen zu werden:

So begann Herr J., ein Hausmeister Mitte 40, öffentliche Uhren zu zerstören, bevor er in eine zeitlose Wahnwelt eintrat. Eine andere Patientin, Frau K., fasste ihre postpsychotische Depression mit den Worten zusammen: »Ich fühle mich wie eine Nussschale, die auf dem Meer der Zeit treibt.« Nachdem sie aus einem zuerst manisch-erregten, dann zunehmend paranoiden Zustand aufgetaucht war, erschien ihr die Wirklichkeit als trostlos und leer. Tagsüber fühlte sie sich von einer Mutter, die ihr »tausend Nadelstiche« versetzte, durch die Zeit gehetzt, während sie nachts in einem erlösenden, zeitlosen Zustand versank. Mit der Vorstellung der Nussschale auf dem Meer der Zeit vermittelte sie das Bild einer ins Unendliche reichenden, wogenden, aber letztlich doch richtungslos gewordenen Zeit, auf der ein zur leeren Hülle gewordenes Ich hilflos und ohne Ziel treibt.

Solche Zustände beruhen auf Spaltungen und Zersplitterungen der Zeit, in der Anwesenheit als überwältigend konkret erlebt wird und Veränderung als Katastrophe erscheint (vgl. Bell 2007). Erst mit dem Übergang zu den emotionalen Erfahrungen der depressiven Position kann Getrenntheit gedacht, können innere Welt und äußere Realität miteinander verbunden werden. Erst dann können auch Symbolisierungsvorgänge einsetzen, die es ermöglichen, Anwesenheit in der Abwesenheit zu denken (Erinnerung, Gedächtnis) und umgekehrt dem unmittelbar Anwesenden – der Gegenwart – über die bloße Präsenz hinaus eine Bedeutung zu geben.

Dies impliziert eine Sichtweise, in der der Bezug zum Zeiterleben aus der Rücknahme von Projektionen hervorgeht. Es ist dieser Übergang von paranoid-schizoiden Zuständen zur depressiven Position (vgl. Kap. 2), der mit einer allmählichen Integration emotionaler Erfahrungen, d. h. mit der Fähigkeit, Ambivalenz zu ertragen und Trauer und Schuld zu empfinden, einhergeht. In diesem Modell ist es *nicht die Erinnerung, die Trauer ermöglicht, sondern umgekehrt die Fähigkeit zu trauern, welche zu einem bedeutsamen Erinnern führt.*[8]

Trauer setzt aber die Wahrnehmung von Getrenntheit voraus, wie sie erst durch den Abzug von Projektionen entsteht. Nach der hier vertretenen Auffassung geht deshalb *die Entfaltung des dreidimensionalen psychischen Raumes* (mit einer inneren Welt, die von der äußeren Realität und der inneren Welt eines anderen Menschen verschieden ist) *der Entwicklung der Zeiterfahrung voraus.*[9] Diese paradoxe These – paradox, weil sie behauptet, die Raumerfahrung entstehe *vor* der Zeit – führt zu einer Auffassung des psychoanalytischen Prozesses, wie ihn vor allem die Behandlung von psychotischen und Borderline-Patienten (vgl. auch Hartocollis 1978; Rose 1997; Lombardi 2003) nahelegt. Solche Patienten bewegen sich in einem Universum, das in weiten Bereichen von Zeitlosigkeit charakterisiert ist. Dies muss nicht immer so offensichtlich sein wie bei den zuletzt genannten psychotischen Patienten, für die die Erfahrung der Zeit unter dem Eindruck von Verfolgungs- und Fragmentierungsängsten zerfiel.

Oft handelt es sich lediglich um Inseln von Zeitlosigkeit, durch die der Patient die Erfahrung von Vergänglichkeit und Verlust negiert. Dann werden – wie bei Frau B. und Herrn I. – in erster Linie Ängste der depressiven Position abgewehrt. Werden diese zeitlosen Bereiche in der Übertragungssituation aktiviert, dann führen sie zu Rückzugszuständen, die äußerst veränderungsresistent sind und den Analytiker manchmal vor schwierige technische Herausforderungen stellen.

Ausgehend von diesen Überlegungen wird im Folgenden ein räumliches Modell der Übertragungssituation skizziert: Wenn der Borderline-Patient Schwierigkeiten mit der Konstruktion seines psychischen Raumes hat, so die Annahme, dann besteht die Aufgabe der Übertragungsdeutung vor allem darin, den psychischen Raum des Patienten zu konstruieren, bevor zeitliche Rekonstruktionen sinnvoll werden. Wie weiter ausgeführt wird, bleibt eine solche Betrachtungsweise nicht ohne Auswirkungen auf Fragen der Behandlungstechnik. Abschließend wird gefragt, welche Bedeutung in diesem Modell dem lebensgeschichtlichen Erinnern und Verstehen zukommt.

Ein räumliches Modell der Übertragungssituation

Die hier angedeutete Konzeption von Zeitlichkeit führt zu einer Sicht des analytischen Prozesses, in der die Entfaltung des psychischen Raums dem Erinnern in der Zeit vorausgeht. Wenn sich die Zeiterfahrung aus der Wahrnehmung von Getrenntheit ergibt, dann entstehen Erlebnisse *in der Zeit* aus dem Durcharbeiten der depressiven Position. Daraus ergibt sich eine modifizierte Auffassung der Übertragungssituation: Während Freud einem zeitlichen Modell der Übertragung verpflichtet blieb (die Übertragung als Wiederkehr der »vergessenen Vergangenheit«), soll hier ein *räumliches Modell der Übertragung* vorgeschlagen werden.

Demzufolge ergibt sich die Übertragung nicht aus einer *Verschiebung in der Zeit*, sondern aus einer *räumlichen Transposition*: Der Patient projiziert Teile seiner inneren Welt in die analytische Situation. Der Analytiker nimmt die projizierten Elemente in sich auf, wird durch sie in seiner Gegenübertragung affiziert und dadurch in das innere Szenario des Patienten hineingezogen. Seine Aufgabe ist es nun, die entstandene Verwicklung zu registrieren, zu interpretieren und sich allmählich wieder aus der inneren Welt des Patienten herauszulösen, so dass er eine dritte Position einnehmen und seinen eigenen inneren Raum von demjenigen des Patienten unterscheiden kann (vgl. Money-Kyrle 1956; Steiner 1996).[10] Die Deutung der Übertragung *besteht hier also primär nicht in der Rekonstruktion der Vergangenheit, sondern in der Konstruktion des psychischen Raumes des Patienten* (vgl. Weiß 1998b). Diese wird als Voraussetzung dafür gesehen, um in einem zweiten Schritt Erinnerungen mit Emotion und Bedeutung zu ermöglichen (vgl. O'Shaughnessy 1998).

Eine solche Sichtweise deutete bereits Melanie Klein an, als sie die in der Übertragung aktivierten primitiven Phantasien als »in Gefühle eingebundene Erinnerungen« (1957, S. 288) beschrieb. Schon in ihrem Aufsatz zu den Ursprüngen der Übertragung von 1952 hatte sie die Übertragung als *Gesamtsituation* gesehen, in der der Analytiker für »einen Teil des Selbst, des Über-Ich oder auch irgendeine der zahlreichen internalisierten Gestalten« (1952, S. 91) des Patienten steht. Zwar hält sie in dieser Arbeit noch an einem zeitlichen Paradigma der Übertragung fest, beschreibt aber auch Abwehrbewegungen aus der Gegenwart in die Vergangenheit (ebd., S. 93). Ebenso deutete sie die Rolle von Projektions- und Spaltungsprozessen in Bezug auf das Zeiterleben an (1946, S. 14).

Am deutlichsten hat sich wohl Roger Money-Kyrle (1956) einer räumlichen Sichtweise der Übertragungssituation angenähert. Wie in Kapitel 2 angedeutet, begreift er die Gegenübertragung als Resultat einer projektiven Identifizierung des Patienten *in* den Analytiker. Diesem obliegt es, den »introjizierten Patienten« in sich aufzunehmen, ihn verstehend zu transformieren und ihn dann in Gestalt seiner Deutungen in einer für diesen aufnehmbaren Form zu »reprojizieren«. Money-Kyrles Modell des Gegenübertragungsprozesses nimmt in weiten Teilen Bions (1962) späteres *Containment*-Konzept vorweg, hält aber daran fest, *dass echtes Verstehen das Erreichen eines Zustandes der Getrenntheit voraussetzt* (vgl. Weiß 2003b). Diesen Gesichtspunkt hat insbesondere J. Steiner (1993, 1998) weiter ausgearbeitet. Money-Kyrles Überlegungen zu den einzelnen Phasen des Gegenübertragungsprozesses werden in Kapitel 9 erweitert und näher ausgeführt.

Maßgeblich für viele neuere kleinianische Autoren wurde Betty Josephs Arbeit »Übertragung: Die Gesamtsituation« (1985). Sie legt darin dar, wie der Patient den Analytiker mittels subtiler *Enactments* dazu bringt, Teile seiner inneren Welt zu reinszenieren und zu agieren – selbst wenn sich dieser scheinbar technisch korrekt verhält und die Übertragung als Reaktualisierung vergangener unbewusster Objektbeziehungen deutet. Kennzeichen einer solchen Situation ist das Ausbleiben von Entwicklung und Veränderung. Die Analyse wird statisch oder, genauer gesagt, sie wird in einen Zustand von Zeitlosigkeit transformiert.

Wie bereits erwähnt, kann dieser Zustand unter Umständen sogar für beide Parteien gratifizierende Züge annehmen. So schildert Joseph einen Patienten, der ihr das verschwommene Gefühl von Behaglichkeit und Zufriedenheit vermittelte. Dieser Patient hatte keine Mühe, ihre Deutungen zu akzeptieren – unter der Bedingung, dass sie »nur Deutungen« waren – und verbreitete das Gefühl, alles wäre irgendwie in Ordnung und bedürfe keiner Veränderung. Dem lag die unbewusste Überzeugung zugrunde, die Analytikerin empfände eine besondere Zuneigung für ihn. Die Einsicht in den omnipotenten Charakter dieser Überzeugung entwickelte sich dann zu einem sehr schmerzlichen Prozess. Joseph führt dazu aus:

> »*Es wäre bequemer gewesen, dies rasch mit seiner Lebensgeschichte in Verbindung zu bringen: das jüngste Kind, Liebling seiner Mutter, deren Beziehung zu seinem Vater, einem recht grausamen Menschen, sehr unglücklich war (...). Hätte ich dies jedoch getan, dann hätte ich den Patienten in seiner Überzeugung noch bestärkt, daß Deutungen eben ›nur Deutungen‹ seien und dass ich eigentlich selbst nicht an das glaubte, was ich sagte. Ich hielt es für wichtig, seine zugrundeliegenden Annahmen ans Licht zu bringen, so daß er sie, wie schmerzhaft das auch sein mochte,* in der Übertragung als seine psychische Realität erleben konnte, und sie erst später und Schritt für Schritt mit seiner Lebensgeschichte zu verknüpfen.« *(1985, S. 89; Hervorhebung, H.W.)*

Josephs Beschreibung ist eine anschauliche Illustration der These, dass die Übertragungsdeutung zunächst den psychischen Raum des Analysanden zu erschließen hat – einen Raum, in dem der Patient seine emotionalen Erfahrungen als *wirklich* und vor allem als *seine eigenen emotionalen Erfahrungen* erlebt. Erst wenn diese Bewegung vollzogen ist, können rekonstruktive Vergangenheitsdeutungen sinnvoll werden. Wird der erste, mit der Bearbeitung der Gegenübertragung verbundene Schritt übersprungen, dann kann sich der dreidimensionale psychische Raum nicht entfalten. Einsichten erscheinen dann als auf eine unbestimmte Art oberflächlich, und *Deutungen in der Zeit* laufen Gefahr, zweidimensional zu bleiben und ihrerseits Teil eines zeitlosen Zustandes, d.h. einer Abwehrorganisation, zu werden.

Mit der »Vergangenheit in der Gegenwart«, so der Titel ihrer Arbeit, hat sich aus kleinianischer Sicht vor allem Ruth Riesenberg-Malcolm (1986) auseinandergesetzt. Sie sieht die Aufgabe der Übertragungsdeutung darin, zwischen Gegenwart und Vergangenheit *emotionale Verbindungen* herzustellen und dem Patienten auf diese Weise ein Gefühl für die *Kontinuität* seines Lebens zu vermitteln (ebd., S. 120). In einer späteren Arbeit (Riesenberg-Malcolm 1990) hat sie sich mit dem Problem beschäftigt, wie manche Patienten solche Verbindungen durch eine bestimmte Art, die Deutungen aufzunehmen, wieder zerstören.

Das *Herstellen von Verbindungen* zwischen Vergangenheit, Gegenwart und Zukunft ist ein zentrales Element der Zeiterfahrung (vgl. Birksted-Breen 2003). Es setzt allerdings voraus, dass der Patient Erfahrungen von Getrenntheit wenigstens ansatzweise tolerieren kann. Wo dies nicht geschieht, begegnen wir *Spaltungen in der Zeit* (eine idealisierte Vergangenheit, eine quälende Gegenwart, eine bedrohliche oder ersehnte Zukunft usw.), oder Vergangenheit, Gegenwart und Zukunft werden in einem *Zustand von Zeitlosigkeit* zusammengeschmolzen. Auf beide Weise kann »psychische Unwirklichkeit« (Britton 1998, S. 154) hergestellt werden.

In diesem Zustand ist der psychische Raum des Patienten von demjenigen des Analytikers fast ungeschieden – wie bei Frau B., die, solange sie meine Deutungen »wie eine Hostie« in sich aufnahm, jedes Gefühl von Vergänglichkeit und Verlust auslöschen konnte. In ähnlicher Weise hat Benigna Gerisch (2005) den »idyllischen Raum« als zeitlose Zuflucht und Abwehrorganisation beschrieben.

Eine weitere Patientin, Frau L., zog sich nach dem Tod ihres Mannes in eine Welt zurück, in der die Zeit stehen blieb. Verbittert wandte sie sich vom wirklichen Leben ab und konservierte stattdessen die Erinnerungen an ihren Mann, indem sie die Dinge genau in dem Zustand beließ, wie er sie zuletzt benutzt hatte: den Füllfederhalter auf seinem Schreibtisch, den Schlafanzug neben sich und die Pantoffeln unter seinem Bett. Die zuletzt von ihm getragene Kleidung schweißte sie ein, damit ihr Geruch nicht verlorengehe. Tatsächlich war sie oft mit Suizidgedanken beschäftigt, da ihr der Gedanke an eine Zukunft, die mit der Erfahrung von Getrenntheit und Verlust kontaminiert war, als unerträglich erschien. In der Behandlung stellte sie zunächst eine idealisierte Beziehung her, indem sie ihre Therapeutin als Zuschauerin an ihrer imaginären Welt teilhaben ließ, um sie dann in diese Welt zu inkorporieren. Auf diese Weise erschuf sie einen ungetrennten Zustand, in welchem die Therapeutin wie »eingeschweißt« schien. Alles, was diesen idealen Zustand zu beinträchtigen drohte – z. B. ihre Deutungen –, wurde von Frau L. als »Ruhestörung« empfunden. Sie versuchte diese Störungen durch Unterwerfung zu kontrollieren, und erst im weiteren Verlauf wurde deutlich, wie sadistisch sie auf diese Weise mit sich und anderen verfuhr. Zum Teil schien diese Haltung auf Erfahrungen in ihrer Kindheit zurückzugehen, die durch Härte, Entbehrungen und ein frühes Ideal von Selbstgenügsamkeit geprägt war.

Probleme wie bei Frau B. oder Frau L. betreffen vor allem solche Patienten, die aufgrund schwieriger oder traumatisierender Lebensbedingungen nur unzureichend Gelegenheit hatten, ihren eigenen psychischen Raum von demjenigen ihrer frühen Bezugspersonen zu differenzieren. Solche Patienten vermitteln dem Analytiker oft sehr konkret die Erfahrung, was es bedeutet, im Inneren eines Objekts zu leben oder – wie bei Frau L. – in dessen innere Welt »eingeschweißt« zu sein (vgl. Meltzer 1966, 1992).

Rey (1979; 1994) hat diese Probleme im Zusammenhang mit dem »agora-klaustrophoben Dilemma« des Borderline-Patienten (vgl. Kap. 2) untersucht. Nach seiner Auffassung stehen Raum und Zeit nicht von Anfang an als äußeres Koordinatensystem zur Verfügung. Vielmehr muss die dreidimensionale Raum-Zeit-Struktur (wie bei Piaget) erst *konstruiert* werden. Dies wiederum scheint an die Voraussetzung geknüpft, dass die Mutter dem Säugling einen Übergangsraum (von ihm »Beuteltierraum«

genannt) zur Verfügung stellt. In diesem Raum kann das Kleinkind eine innere Welt mit eigenen inneren Objekten aufbauen, und zwar im gleichen Maß, wie es die Entdeckung macht, dass es im Raum der Mutter noch andere Objekte gibt als es selbst.

Rey hat die Entwicklung psychischer Dreidimensionalität nicht explizit mit der Anerkennung der ödipalen Situation in Verbindung gebracht. Seine Überlegungen lassen sich aber leicht in diese Richtung weiterführen: Man kann sich z. B. vorstellen, dass die Mutter mit dem Säugling alleine ist und ihm intensiv in die Augen blickt. In diesem Zustand deckt sich der psychische Raum des Säuglings mit dem Blick der Mutter, indem er ihren Raum ausfüllt. Dann kommt der Vater herein, die Mutter wendet ihren Blick dem Vater zu, und das Kind macht die quasi-traumatische Entdeckung, dass es im Inneren der Mutter noch Raum für die Verbindung mit anderen bedeutsamen Objekten gibt. Diese Erfahrung von Verlust markiert den Übergang zur depressiven Position, in der die Verbindung mit den Objekten zu einer symbolischen wird.

Können die mit Trauer- und Verlusterfahrungen verbundenen Gefühle nicht bewältigt werden, so setzen erneut Spaltungs- und Ausstoßungsprozesse ein. Anstelle eines psychischen Raumes entstehen dann agora-klaustrophobe Ängste, in denen sowohl die Nähe als auch die Getrenntheit unerträglich werden. Für manche dieser Patienten, so Rey (1979, S. 280), »gibt es nirgendwo einen Platz«. Sie haben Schwierigkeiten, den symbolischen Charakter der analytischen Situation zu tolerieren, und versuchen verzweifelt, in den inneren Raum des Analytikers einzudringen.

Wenn man die Parallelen zwischen Reys Überlegungen zur Entwicklung der Raumvorstellung beim Kleinkind und der analytischen Situation weiterverfolgt, dann kann man zu der Vorstellung gelangen, dass der Borderline-Patient in emotional bedeutsamen Zuständen gewissermaßen *in* der Gegenübertragung des Analytikers »wohnt«. Er ist auf dieses *Containment* angewiesen, wie auch darauf, dass es seinem Gegenüber gelingt, den in ihn projizierten Selbstanteilen und inneren Objekten eine Bedeutung zu geben. Nach Steiner (1993) wird die aufnehmende und transformierende Funktion des Analytikers, sein *Containment*, vor allem durch *analytikerzentrierte Deutungen* repräsentiert. Sie zielen zunächst nur darauf ab, die Phantasie des Patienten über den inneren Zustand des Analytikers zu untersuchen. Dabei befindet sich dieser in einer rezeptiven Position. Erst in einem zweiten Schritt geht es dann darum, dem Patienten eine Rücknahme seiner Projektionen zu ermöglichen. Dies geschieht durch den Übergang von analytikerzentrierten zu *patientenzentrierten Deutungen* und stellt eine wichtige Voraussetzung für das Erleben von Getrenntheit – und damit für die Konstruktion des psychischen Raumes des Patienten – dar.

Nach Steiner ist dieser zweite Schritt für die Anerkennung von Trauer und Verlust unerlässlich, d. h. für das Durcharbeiten der Erfahrungen der depressiven Position. Auch hier können pathologische Organisationen ins Spiel gebracht werden, um Trauerprozesse zu blockieren und mit Hilfe narzisstischer und perverser Mechanismen erneut einen Zustand von Zeitlosigkeit herzustellen. Geschieht dies, dann erscheinen Fortschritte, die bereits stattgefunden haben, wie aufgehoben. Der Patient kehrt in einen hoffnungslosen Zustand zurück, in dem er sich wie in einem Labyrinth gefangen fühlt.

Gefangensein im Raum und Gefangensein in der Zeit

Einen solchen Zustand des Gefangenseins schildert W. G. Sebald in seinem Roman *Austerlitz*. Darin wird die gleichnamige Hauptperson als eine Figur beschrieben, die das Gefühl für ihre subjektive Identität verloren hat und diese in den konkreten Räumen der äußeren Welt vergeblich sucht – in architektonischen Räumen, in denen sich Austerlitz verirrt und verliert.

Austerlitz sagt von sich selbst, er habe sich aus einem ihm selbst nicht verständlichen Antrieb »gegen die Macht der Zeit stets gesträubt – vermutlich in der Hoffnung (…), dass die Zeit nicht verginge, nicht vergangen sei, dass ich hinter sie zurücklaufen könne, dass dort alles wäre wie vordem oder, genauer gesagt, dass sämtliche Zeitmomente nebeneinander existierten (…), dass nichts von dem, was die Geschichte erzählt, wahr wäre, das Geschehene noch gar nicht geschehen ist, sondern eben erst geschieht, in dem Augenblick, in dem wir an es denken« (Sebald 2001a, S. 152).

Durch diese Haltung begibt sich Austerlitz in eine Welt ohne Zeit. Sollte er in diesem Bemühen erfolgreich sein, so führt er weiter aus, dann eröffne ihm dies allerdings auch »den trostlosen Prospekt (…) eines immer währenden Elends und einer niemals endenden Pein« (ebd.). Denn der Versuch, hinter die Zeit zurückzulaufen und das Geschehene ungeschehen zu machen, mündet lediglich in eine endlose Wiederholung des Gleichen.

In gewisser Weise ähnelt Austerlitz' Zustand damit jener allwissenden Verzweiflung, die Herrn I. (Kap. 5) zeitweise jede Hoffnung auf Entwicklung verlieren ließ. Sein Vater hatte sich das Leben genommen, als er elf Jahre alt war. Obwohl er nach außen hin angepasst schien, war ein Teil seiner emotionalen Entwicklung von diesem Zeitpunkt an stehen geblieben. Austerlitz wurde als viereinhalbjähriges Kind aus dem von den Nazis besetzten Prag in eine fremde Welt gebracht, ohne seine Eltern jemals wiederzusehen. Er führt ein Leben »außerhalb der Zeit« (S. 151), die sich für ihn »wie ein Abgrund« (S. 161) öffnet. Der Versuch, sich zu erinnern, endet regelmäßig in »labyrinthischen Gewölben, die (...) sich fortsetzen in unendlicher Folge« (S. 200) und nirgendwohin führen. Er spürt höchstens, so sagt er, wie sich die Zeit in den Raum »zurückbiegt« (S. 176).

Hier wird das Gefangensein im Raum zu einem Gefangensein in der Zeit. Die Zeitlosigkeit dieser Zustände unterscheidet sich von dem, was Freud als »Zeitlosigkeit« des Unbewussten beschrieb. Denn es handelt sich bei dieser Form von Zeitlosigkeit nicht um eine Qualität der unbewussten Primärvorgänge, sondern um eine Verzerrung der Konzepte von Raum und Zeit. Oft ist das Resultat nach außen hin schwer zu erkennen, weil die Zeiterfahrung lediglich *zerschnitten* wird.

Eine solche Zeitlosigkeit kann auf vielfältige Weise hergestellt werden (vgl. Kap. 5) – sei es, dass es zu einer Auflösung von Verbindungen (Birksted-Breen), zur Einnahme einer ›reversiblen Perspektive‹ (Bion) oder zur Bildung eines Vakuums kommt (›signifikantes Vergessen‹), das mit ›falschen Erinnerungen‹ aufgefüllt wird (Riesenberg-Malcolm). Das »Einschweißen« und Verkleben mit unmittelbaren sinnlichen Eindrücken – wie bei Frau L. – ist ein weiteres Beispiel für einen solchen Mechanismus. Die gemeinsame Grundlage für dieses Anhalten der Zeit ist jedoch häufig in Schwierigkeiten beim Aufbau des psychischen Raumes zu sehen.

Gutwinski-Jeggle hat schwerwiegende Störungen des Zeiterlebens mit der Unfähigkeit vieler frühgestörter Patienten in Verbindung gebracht, die Abwesenheit des bedürfnisbefriedigenden Objekts zu ertragen: »Wird der Zeitraum des Wartens auf das wiederkehrende Objekt nicht ertragen, so resultieren gravierende Verzerrungen in der Wahrnehmung von Erfahrungen in und mit der Zeit.« Sie charakterisiert solche Patienten als Persönlichkeiten, für die es »nur Jetzt oder Nie, aber kein Später gibt« (1992, S. 210). In einer späteren Arbeit schreibt sie dazu: »Diese Patienten haben keine inneren Spiel- und Denk- und Zeiträume zur Verfügung, vielmehr ist das Gefühl, für eine Weile alleine im Hier und Jetzt zu sein, der pure Schrecken, ununterscheidbar kontaminiert mit Schreckenserinnerungen aus der Vergangenheit, die, in die Zukunft projiziert, zu akuten Schreckenserwartungen werden.« (Gutwinski-Jeggle 2001, S. 97f.)

Rey (1979, S. 282ff.) hat darauf hingewiesen, dass Verzerrungen des Raumerlebens auch zu Veränderungen der Zeiterfahrung führen. Zeitlosigkeit kann insbesondere dann entstehen, wenn die von Money-Kyrle (1971) beschriebenen »elementaren Lebenstatsachen« (*basic facts of life*) offen oder verdeckt verleugnet werden. In Kapitel 7 wird hierfür ein weiteres klinisches Beispiel gegeben.

Zu den wenigen Freizeitbetätigungen von Frau L. gehörte das Herstellen von Marionetten, mit denen sie ihre imaginäre Welt in Szene setzte. In der Übertragungssituation schien sie immer wieder bestrebt, ihre Therapeutin in eine solche Figur zu verwandeln, indem sie alles Störende und Trennende aus der Beziehung extrahierte, um sie in eine idealisierte, aber leblose Gestalt zu transformieren.

Frau B. hatte die Zeiterfahrung auf romantische Weise missrepräsentiert. Sie trug, wenn sie zu den Sitzungen kam, nie eine Uhr. Als sie gegen Ende der Analyse ihr zeitloses Universum allmählich verließ, fragte sie, ob die Behandlung nicht mit der letzten, sondern mit der vorletzten Stunde zu Ende gehen könnte, weil ihr die Hoffnung auf die nie stattfindende letzte Stunde die Aussicht auf eine Erfüllung ihrer Sehnsucht am Ende aller Zeiten ließ.

Herr I. dagegen hatte in seiner allwissenden Verzweiflung jede Hoffnung auf Veränderung und Entwicklung verloren. Solange er in diesem emotional eingefrorenen Zustand verharrte, konnte er die Zeit anhalten und musste von seinen verlorenen Objekten nicht Abschied nehmen. Allerdings war in dieser vergletscherten Landschaft auch kein Wachstum möglich. Als seine Rückzugswelt während der Analyse aufzutauen begann, wurde er manchmal mit fast unerträglichem Schmerz und Schuldgefühlen konfrontiert.

Um den Patienten aus solchen Rückzugszuständen herauszuführen, ist es oft erforderlich, zunächst seinen psychischen Raum zu konstruieren. Aus der Entfaltung des psychischen Raumes (vgl. auch Resnik 1995, S. 77ff.; Ogden 1997) geht dann die Möglichkeit zu zeitlichen Erfahrungen hervor, durch die rekonstruktive Deutungen sinnvoll werden. Diese Sichtweise, die dem Aufbau des inneren Raumes Vorrang gibt, ändert nichts an der Notwendigkeit genetischer Deutungen, sie verändert nur deren Stellenwert.

Kleinianischen Analytikern wurde manchmal vorgehalten, sie konzentrierten sich zu sehr auf das Hier und Jetzt, die innere Welt des Patienten und gäben seiner Vergangenheit, der äußeren Realität, zu wenig Bedeutung. Gegenüber der Gefahr, in der Deutung der Übertragung »ahistorisch« zu bleiben (vgl. Thomä 1999, S. 836), liegt der Vorteil einer genauen Untersuchung der aktuellen Übertragungssituation jedoch darin, zunächst einen Raum zu schaffen, in dem Erinnerungen bedeutungsvoll werden. Hierfür kommt der Analyse der Gegenübertragung, dem Verständnis von zwischen Patient und Analytiker ablaufenden Mikroprozessen sowie dem Durcharbeiten der Konflikte der depressiven Position entscheidende Bedeutung zu. In ähnliche Richtung haben Sandler und Sandler (1984) mit ihrer Betonung des »Gegenwarts-Unbewussten« argumentiert. Denn letztlich geht es nicht darum, sich in der Deutung der Übertragung für die Gegenwart *oder* die Vergangenheit, die innere Welt *oder* die äußere Realität zu entscheiden. Vielmehr sollen Übertragungsdeutungen die Voraussetzungen schaffen, damit Emotion und Bedeutung als Aspekte der psychischen Realität des Patienten erfahrbar werden. Nur dann können sich Erinnerungen *an* die Vergangenheit mit Erfahrungen *in* der Gegenwart verbinden und auf diese Weise eine zukünftige Entwicklung ermöglichen.

Einige Autoren haben die Unterscheidung von impliziten und deklarativen Gedächtnisstrukturen angeführt, um die Hervorhebung der Gegenwart in Bezug auf die (Re-) Konstruktion biographischer Zusammenhänge zu rechtfertigen (Fonagy et al. 2003). Demgegenüber wird hier auf die Bedeutung der Gegenübertragung für die Symbolisierung und Evolution emotionaler Erfahrungen hingewiesen. Sie bildet die kritische Stelle, an der sich entscheidet, ob es möglich ist, den oft konkreten, abgeschnittenen, repetitiv agierten ›Erinnerungen‹ des Patienten eine Bedeutung zu geben (vgl. Loch

1976). Denn nur wenn eine solche Transformation gelingt, kann ein Raum geschaffen werden, in dem diese Erfahrungen einen Ort finden. Vielleicht lässt sich in diesem Sinn eine Formulierung Lacans (1958, S. 215) verstehen, in der es heißt: »Man wird nämlich nicht gesund, weil man sich erinnert. Man erinnert sich, weil man gesund wird.«

Verstehen als Wiedergutmachung, Erinnern als Anerkennen und Verzeihen

Wenn die Entfaltung des psychischen Raumes die Voraussetzung bildet, um Erinnerungen *in* der Zeit zu ermöglichen – welche Rolle kommt dann dem lebensgeschichtlichen Verstehen zu? Wie lässt sich in einem räumlichen Modell der Übertragung das Bewusstwerden des Verdrängten fassen, dem Freud eine so große Bedeutung bei der Wiedererinnerung der »vergessenen Vergangenheit« und der Überwindung des Wiederholungszwangs zumaß? Und wovon hängt es ab, ob Erinnern Veränderungen ermöglicht oder lediglich zu einem Wissen über die Vergangenheit führt?

Hier stellt sich vor allem die Frage nach der *emotionalen Bedeutung* von Erinnerung und Verstehen. Vielleicht besteht eine Tendenz, das Verstehen zu sehr als einen gedanklichen Prozess zu begreifen, der Verbindungen zwischen der Vergangenheit und der Gegenwart herstellt, und zu wenig nach den emotionalen Voraussetzungen des Verstehens zu fragen? Vielleicht ist das Verstehen ja überhaupt nicht etwas, das wir aktiv herstellen, sondern etwas, das uns ursprünglich *passiv widerfährt*?

Eine solche Position nimmt Steiner (1993, S. 191ff.) ein, wenn er den Anfang des Verstehens im *Verstandenwerden* sieht. Und in ähnliche Richtung weisen die Überlegungen Money-Kyrles (1956), der im Verstehen einen Vorgang der *Wiedergutmachung* an den beschädigten inneren Objekten sieht. Die Fähigkeit zu verzeihen geht bei ihm von der Möglichkeit aus, sich vorzustellen, dass einem auch seinerseits verziehen wird (Rey 1986).

Versucht man, das Verstehen auf diese Weise mit den emotionalen Erfahrungen der depressiven Position in Verbindung zu bringen, dann ließe sich die Bedeutung des *Erinnerns* vielleicht am ehesten als diejenige eines *Anerkennens und Verzeihens* beschreiben. In diesem Sinne ist die Formulierung zu verstehen, dass es nicht die Erinnerung ist, die Trauer ermöglicht, sondern dass umgekehrt die Fähigkeit zu trauern überhaupt erst zu wirklichen Erinnerungen führt.

Diese Auffassung zur Entstehung von Zeitlichkeit im psychoanalytischen Prozess weist einige Berührungen mit philosophischen Ansätzen auf, wie sie z. B. in Henri Bergsons (1907) Begriff der »Dauer«, in Eugène Minkowskis (1933) Konzept der »gelebten Zeit«[11] oder bei Emmanuel Lévinas (1979) vorliegen, der die Zeit aus dem Verhältnis zum Anderen heraus begreift.[12] Ganz explizit wird eine solche Auffassung von Paul Ricœur eingenommen, der in seinem Buch *Das Rätsel der Vergangenheit* (1998, S. 153ff.) von der Erinnerungsarbeit als einem »schweren« Verzeihen spricht. Dies rückt das Verstehen der Vergangenheit in die Nähe der Anerkennung von etwas Verlorenem, d. h. in die Nähe von Trauer, Wiedergutmachung und der Anerkennung von Schuld.

Gegenüber einer statischen Auffassung des Verstehens hat bereits Hans-Georg Gadamer (1960, S. 250ff.) die Geschichtlichkeit des Verstehensprozesses angeführt, wenn er den Standpunkt vertritt, dass das *Verstehen zum Geschehen* werden müsse, um Veränderung zu bewirken. Die Erfahrung mancher Borderline-Patienten scheint dieser Auffassung teilweise zu widersprechen. Denn sie bevorzugen gerade umgekehrt die Verwicklungen des Geschehens, um sich dem Schmerz des Verstehens zu entziehen. Indem sie den Analytiker in ihre Enklaven und Rückzugswelten hineinlocken, stellen sie zeitlose Zustände her, in denen es nur wenig Raum für Nachdenken und Getrenntheit gibt. Deshalb wäre Gadamers Position vielleicht dahingehend zu ergänzen, dass *zunächst ein Raum geschaffen werden muss, in dem das, was geschieht, gedacht werden kann, bevor es sich dem zeitlichen Verstehen öffnet.*

Wenn Freud (1914g) die Übertragung als eine *Wiederholung in der Zeit* beschrieb, dann können die Übertragungsphänomene von Borderline-Patienten als *pathologische Transposition von Räumen* verstanden werden. Bevor die Wiederholung in Erinnerung verwandelt werden kann, bestünde die therapeutische Aufgabe demnach zunächst darin, ein »dreidimensionales Modell der inneren Realität« (Klüwer 2002) zu entwickeln (vgl. auch Lombardi 2003). Diesen dreidimensionalen psychischen Raum haben viele Borderline-Patienten in ihrer frühen Entwicklung nur unzureichend entfalten können. Aus diesem Grund sind sie darauf angewiesen, dass ihnen der Analytiker einen solchen Raum in der Gegenwart zur Verfügung stellt.

Es sind die bei Borderline-Patienten häufig anzutreffenden Phänomene einer pathologischen Regression, welche aus unterschiedlicher theoretischer Perspektive als »Grundstörung« (Balint 1968), als mangelnde Fähigkeit zur »Mentalisierung« (Fonagy et al. 2002) oder als Fortbestehen primitiver Abwehrmechanismen mit Rückkehr zu konkreten Formen der Symbolisierung (Segal 1957; 1991) beschrieben wurden. Die daraus hervorgehenden Entwicklungen lassen sich als »Als-ob-Persönlichkeit« (Deutsch 1934), als Aufbau eines »falschen Selbst« (Winnicott 1960), Syndrom der »Pseudoreife« (Meltzer 1966) oder als Bildung komplexer Abwehrsysteme bzw. pathologischer Persönlichkeitsorganisationen (Steiner 1993) verstehen.

Gemeinsam ist diesen klinischen Bildern, dass die Konzeptionen (*conceptions* im Sinne von Bion 1962) von Raum und Zeit auf die eine oder andere Weise verzerrt sind, was zu Missrepäsentationen von Vergangenheit, Gegenwart und Zukunft führt. Demgegenüber liegen psychotischen Störungen – wie bei Herrn J. und Frau K. – möglicherweise fundamentale Angriffe auf die ›Präkonzeptionen‹ (*preconceptions*, vgl. Bion 1962; 1965) von Raum und Zeit zugrunde, d.h. auf die vorgegebenen Kategorien, die sich mit Realerfahrungen (*realisations*) zu Konzepten von Raum und Zeit verbinden.[13]

Solche Missrepräsentationen (*misrepresentations*, Bion 1962, S. 99ff.) oder »Misskonzeptionen« (*misconceptions*, Money-Kyrle 1968) der psychischen Realität treten vor allem dann in Erscheinung, wenn sich der Patient kritischen Veränderungen gegenübersieht. Oft sind diese mit Verlusterfahrungen verknüpft, welche die Konflikte der depressiven Position ins Spiel bringen. Manchmal wird dadurch eine bereits erreichte Integration wieder gefährdet. Manchmal können durch solche Erfahrungen aber auch Entwicklung und Veränderungen in Gang kommen. Eine solche Situation soll im folgenden Kapitel untersucht werden.

7. Trennung als Katastrophe: zur Missrepräsentation der Erfahrung von Getrenntheit und Verlust

Im Folgenden soll über einige weitere Aspekte aus der Analyse von Frau H. (vgl. Kap. 4) berichtet werden, welche mit ihrer Neigung zusammenhängen, in schwierigen Zeiten, vor allem des Verlusts, die emotionale Realität zu missrepräsentieren:

Frau H. war in die Therapie gekommen, als sich ihre Ehe in einer schweren Krise befand und sie einem psychischen Zusammenbruch nahe war. Unter ihren biographischen Erfahrungen fiel ihre besondere Verletzlichkeit gegenüber Situationen auf, die sie mit Trennungen und Verlusterlebnissen in Berührung brachten. Solche Momente konnten katastrophale Ängste in ihr auslösen und hatten in der Vergangenheit wiederholt zu schweren psychischen Krisen geführt – darunter eine kurze psychotische Dekompensation im Alter von 18 Jahren, als ein Theologiestudent ihre intensive Verliebtheit zurückwies. Das Scheitern ihrer Ehe stellte eine ähnlich schwerwiegende Belastung dar, nachdem ihr Mann immer weniger Zeit mit ihr verbracht hatte und schließlich von ihr verlangt hatte, die Beziehung zu seiner Freundin zu tolerieren. Die Trennung konfrontierte sie mit dem Scheitern ihres Wunsches, eine eigene Familie zu gründen. Dadurch wurde sie auf schmerzhafte Weise an ihre Angst erinnert, nie ein eigenes Kind haben zu können, wofür es aufgrund einer früheren Erkrankung gewisse Hinweise gab.

Wurde sie einerseits durch solche Verlusterfahrungen bedroht, so neigte Frau H. andererseits im Kontakt mit Männern dazu, schnell eine besondere Vertrautheit herzustellen, die rasch in eine erotisierte Nähe umschlug. Es gab Hinweise darauf, dass diese Tendenz ihre Beziehung zum Vater widerspiegelte, als dessen Lieblingstochter sie sich fühlte. Ihre Hilflosigkeit und Verzweiflung angesichts von Trennungen schien hingegen mit ihren vergeblichen Bemühungen in Zusammenhang zu stehen, zum Inneren ihrer Mutter Zugang zu finden. Deren Blick hatte sie schon als Kind als abweisend, undurchdringlich und bedrohlich empfunden.

Auch nach Aufnahme ihrer Analyse stellte sie bald eine erregte und begeisterte Stimmung her, geriet aber immer wieder in Bedrängnis, wenn kürzere oder längere Unterbrechungen bedrohliche Ängste in ihr auslösten. Nahmen diese Ängste überhand, so entwickelte sich die Übertragung in eine Richtung, in der die mit der Trennung verbundenen emotionalen Erfahrungen missrepräsentiert wurden. Die Patientin schien durch diese Missrepräsentationen zwar vor akuter Bedrohung geschützt zu sein, geriet durch sie aber in einen Zustand, in dem sie den Kontakt zu ihren Gefühlen verlor und die Beziehung zur äußeren Realität nur auf Kosten von Verzerrungen und Verdrehungen ihrer inneren Realität aufrechterhielt. Diese Missrepräsentationen konnten auf unterschiedliche Weise aufgebaut sein und führten dazu, dass sie die psychische Entwicklung der Patienten blockierten. Manchmal schienen sie auch in einen Verwirrungszustand zu münden.

Im Folgenden sollen anhand von klinischem Material verschiedene Formen von Missrepräsentation untersucht werden, die sich im Verlauf der Behandlung einstellten. Dabei wird zunächst die Entwicklung einer psychotischen Missrepräsentation im ersten Behandlungsjahr beschrieben, die Anlass zu Verwirrung und ausgeprägten paranoiden Ängsten gab. Im Fortgang der Analyse wurde deutlich, wie die Patientin auf Trennungssituationen nun zwar nicht mehr psychotisch reagierte, jedoch narzisstische und perverse Mechanismen ins Spiel brachte, um mit Verlustängsten umzugehen. Schließlich soll anhand zweier, etwas ausführlicher dargestellter Sitzungen aus dem fünften Analysejahr dargelegt werden, wie die Patientin angesichts des bevorstehenden Endes der Analyse zwar vorübergehend auf psychotische und perverse Elemente zurückgriff, nun aber zu einem partiellen Durcharbeiten der zuvor unerträglichen Erfahrung von Getrenntheit und Verlust in der Lage war.

Die Entwicklung einer psychotischen Missrepräsentation im ersten Behandlungsjahr

Die Verzweiflung und Angst, mit denen die Patientin in die Behandlung gekommen war, traten schon nach wenigen Wochen in den Hintergrund, um einer aufgeregten Stimmung Platz zu machen. Sie begann die Analyse nun wie eine Entdeckungsreise in eine faszinierende, ihr unbekannte Welt zu erleben, die sie hin und wieder mit den exotischen Gefilden des Pazifik verglich. Auch mich regte sie dadurch zu Spekulationen und Deutungen an, welche mir das Gefühl vermittelten, unsere Forschungen hätten schon nach relativ kurzer Zeit zu einigen bedeutsamen Erkenntnissen geführt. Die Patientin verstärkte dieses Gefühl, indem sie mich mit Traummaterial und zahlreichen Assoziationen überschwemmte, die meine Deutungen zu bestätigen schienen, mich aber ihren fragmentierten inneren Zustand übersehen ließen.

So stellte sich in den Sitzungen oft eine traumartig erotisierte Atmosphäre ein, welche die Zeit oft »wie im Flug« vorbeiziehen ließ. Die Stimmung in diesen Stunden wurde durch eine Postkarte mit einem Gauguin-Bild illustriert, die mir die Patientin mitbrachte, sowie durch eine Novelle von W. Somerset Maugham (1921), an die sie sich erinnert fühlte. Diese Geschichte handelt von dem verzweifelten Kampf zwischen einem Missionar und einer Prostituierten, der sich auf einer Südseeinsel abspielt: Während der Missionar die Prostituierte zum Glauben zu bekehren versucht, trachtet die Prostituierte danach, den Missionar zu verführen. Die Geschichte endet damit, dass man den Priester eines Tages mit durchschnittener Kehle, tot am Strand der Insel liegend, auffindet.

Offenbar war ich durch das reichhaltige Material so geblendet, dass mir die Übertragungsbedeutung dieser Erzählung erst im Nachhinein deutlich wurde: In der Übertragung, die vor der ersten längeren Urlaubsunterbrechung immer deutlicher wahnhafte Züge angenommen hatte, war die Patientin nahezu überzeugt, ich sei in sie verliebt, während ich sie – wie der Missionar – mit meinen Deutungen, die auf ihre Trennungsangst abzielten, zu »bekehren« versuchte. Sie ignorierte diese Deutungen, ging nachsichtig darüber hinweg oder schien sie teilweise sogar als Bestätigung dafür aufzufassen, dass nicht sie, sondern ich Schwierigkeiten mit dieser Trennung hätte. Später erfuhr ich, dass sie beim Verlassen meiner Praxis in der letzten Behandlungsstunde durch die Wahrnehmung eines Kinderwagens in einem vor dem Haus geparkten Wagen irritiert worden war.

Während der Unterbrechung schloss sie sich dann einer religiösen Sekte an ihrem Wohnort an und fühlte sich von deren Leiter, der den Mitgliedern immer wieder kurze Film- und Sprachsequenzen zu seinen religiösen Lehren vorführte, zuerst verführt, bald aber verfolgt und manipuliert. In einem Zustand akuter paranoider Angst, in dem sie sich wie eine Marionette fühlte und glaubte, ihr Denken werde zerstört, kehrte sie nach zwei Wochen in die Behandlung zurück.

In der ersten Sitzung nach dieser Unterbrechung benötigte sie fast eine halbe Stunde, um sich, von psychotischer Angst erfüllt, an den Wänden des Behandlungszimmers entlang zu tasten und sich schließlich auf die Couch zu setzen. Von dort aus betrachtete sie mich voller Misstrauen und Entsetzen, hielt sich die Ohren zu und schrie mich an: »Reden Sie kein Wort!« Offenbar befürchtete sie, auch ich würde Sprachsequenzen in ihr Inneres projizieren, sie wie eine Marionette behandeln und ihr Denken manipulieren.

Obwohl ich ihre Angst zu deuten versuchte, sie habe sich während der Pause verzweifelt gefühlt, fürchte aber, etwas Schreckliches komme jetzt von mir in sie zurück, war es schwierig, einen sinnvollen Kontakt zu ihr herzustellen. Sie sagte, sie könne nicht mehr fühlen und denken und wisse nicht mehr, wer sie sei. Immerhin konnte sie gegen Ende dieser Stunde aber ihre Verzweiflung darüber ausdrücken, dass sie ihre Fähigkeit zu träumen verloren habe, und sie hoffte, mit meiner Hilfe aus den Filmen dieses Mannes wieder herauszufinden. In den folgenden Sitzungen ließ ihre psychotische Angst allmählich nach. Sie berichtete nun über Träume, in denen die Behandlungssituation als gefährliche alchimistische Küche dargestellt war. Die Arbeit an diesem Material erlaubte es ihr, einen Teil ihrer Ängste durchzuarbeiten und ihre Projektionen in kleinen Schritten zurückzunehmen. Doch obwohl die Patientin in der Folgezeit nie mehr psychotisch reagierte, blieben Therapieunterbrechungen für sie auch weiterhin ein großes Problem.

Ich denke, dass die wahnhafte Übertragungsliebe, die sie während der Unterbrechung in die Sektenorganisation projizierte, eine Missrepräsentation der Erfahrung von Getrenntheit und Verlust war. Offenbar fühlte sich die Patientin durch die Wahrnehmung des Kinderwagens nach der letzten Behandlungsstunde an ihre eigene Kinderlosigkeit und an die Getrenntheit von mir und meiner Familie während der Therapieunterbrechung erinnert. Dadurch wurde sie mit solchen Fragmentierungsängsten konfrontiert, dass sie diese Erfahrung nicht denken, sondern nur mit omnipotenten Mitteln auf wahnhafte Weise abwehren konnte, so dass sie schließlich bei einer psychotischen Organisation – dargestellt durch die Sekte und deren Leiter – Zuflucht suchte. Allerdings fand sie auch hier keine Sicherheit und kehrte voller Verwirrung und Verfolgungsangst in die Behandlung zurück. Der Sektenleiter entsprach dabei einem »Missionar«, der ihre Verführungsversuche mit machtvollen und wahnhaften »Bekehrungen« beantwortete, so dass sie sich als dessen Marionette fühlte. Dabei bleibt offen, ob die psychotische Dekompensation hätte vermieden werden können, wenn es mir vor der Pause gelungen wäre, die wahnhaften Elemente der Übertragung rechtzeitig anzusprechen. Immerhin war dies ein Punkt, den mir die Patientin auch in späteren Stadien der Analyse gelegentlich vorhielt.

Borderline-Organisation und perverse Missrepräsentationen

Am weiteren Behandlungsverlauf möchte ich darlegen, wie die Patientin zwar nicht mehr psychotisch reagierte, nun aber verschiedene Borderline-Mechanismen zum Einsatz kamen, um mit der Erfahrung von Getrenntheit und Verlust fertigzuwerden:

Eine zweite Unterbrechung wenige Monate später führte sie nahe an die erste psychotische Erfahrung heran. Wiederum erotisierte die Patientin in fast wahnhafter Weise die Beziehung zu einem südamerikanischen Bekannten, ohne aber ihre panikartige Angst vor Verlust ganz aus den Augen zu verlieren.

In der vorletzten Sitzung vor der Pause berichtete sie dann von einem Traum, in dem ein kleines Mädchen von einem Auto überfahren wurde und im Sterben lag. Sie selbst rief den Notarzt herbei und versuchte, das Mädchen bis zu dessen Eintreffen mit Wiederbelebungsmaßnahmen am Leben zu halten. Es musste künstlich beatmet werden. Doch dann kam ein Junge vorbei und steckte seinen Penis in den Mund des Mädchens. Sie erkannte die Gefahr, zog den Penis wieder heraus und beatmete das Mädchen so lange, bis der Notarzt eintraf.

In diesem Traum kam die furchtbare Angst zum Ausdruck, der sich die

Patientin durch die bevorstehende Therapieunterbrechung ausgesetzt sah. Der Penis im Mund des Mädchens beinhaltete eine perverse Missrepräsentation und deutete an, dass die Patientin auf diese Weise nach einer Bewältigungsmöglichkeit für ihre Verlustangst gesucht hatte – so wie sie es getan hatte, als die Übertragung von einer verklärten, sexualisierten Atmosphäre beherrscht war und sie meine Deutungen wie einen Penis in ihrem Mund erlebte. Jetzt erkannte sie aber die Gefahr, indem sie die Atemwege freihielt und das Mädchen so lange beatmete, bis der Notarzt eintraf. Auf diese Weise konnte sie sich von der sexualisierten Szene getrennt halten und gegenüber dem verzweifelten Kind in ihr auch eine verstehende, mütterliche Position einnehmen.

Allerdings hatte die Patientin zu dieser Zeit immer noch das Gefühl, dass sie die Therapiepausen nur auf mechanische Weise überleben konnte, indem sie – wie eine Beatmungsmaschine – starr und roboterhaft funktionierte, weil sie durch die Unterbrechung den Kontakt mit projizierten Selbstanteilen verlor, welche ihr dann nicht mehr zur Verfügung standen. In dieser Phase der Therapie setzte sie ihre Träume oft in einer bestimmten Weise ein, die weniger eine Mitteilung über ihren inneren Zustand enthielt als vielmehr einen Versuch darstellte, mich in einzelne Traumsequenzen hineinzuziehen und dadurch die Erfahrung von Getrenntheit aufzuheben. Ein Beispiel hierfür wurde in Kapitel 4 ausführlich beschrieben. Diese Art, ihre Träume zu verwenden, stellte sich vor allem vor Therapieunterbrechungen ein und entsprach einem verzweifelten Bemühen, in mein Inneres hineinzugelangen und mich zu verschiedenen Formen der gemeinsamen Inszenierung zu bewegen. Solche *Enactments* stellen dann ihrerseits komplexe Formen von Missrepräsentation dar, die für den Analytiker nicht immer leicht zu registrieren sind.

In wieder anderen Situationen geriet die Patientin in agora-klaustrophobe Ängste, so etwa, als sie vor einer Weihnachtspause zuerst mit massiver agoraphober Angst vor Verlassenheit reagierte, dann aber vor der ersten Sitzung nach der Unterbrechung in Panik geriet, weil sie befürchtete, die Zentralverriegelung ihres Autos würde sich von innen her nicht mehr öffnen lassen und sie könnte deshalb nicht zu ihrer Stunde kommen.

Klinisches Material aus zwei Behandlungsstunden im fünften Analysejahr

Ich möchte nun zwei Behandlungsstunden aus dem fünften Analysejahr etwas ausführlicher schildern. Die Therapie hatte in der Zwischenzeit trotz belastender Veränderungen erkennbare Fortschritte gemacht: Die Patientin hatte nicht nur den Tod ihres Vaters betrauern können, sondern sich auch liebevoll um ihre zunehmend demente Mutter gekümmert, ohne dadurch, wie befürchtet, in Verwirrung zu geraten. Nach drei Jahren hatte sie einen gleichaltrigen Mann kennengelernt und war nach einigen Schwierigkeiten ein weiteres Jahr später mit ihm zusammengezogen. Probleme bereiteten ihr dabei die enge Beziehung ihres Partners zu dessen Familie sowie die Tatsache, dass sie trotz verschiedener Bemühungen auch in dieser Beziehung kinderlos geblieben war, wofür es, wie bereits erwähnt, mögliche medizinische Gründe gab. Sie war eifersüchtig auf seine Mutter und seine Schwester, konnte es nicht ertragen, dass er so viel Zeit bei ihnen verbrachte, und versuchte deshalb, eine Pattsituation herzustellen, indem sie ihn verspottete und ihn ihrerseits auf ihre Analyse eifersüchtig machte.

Einige Monate vor den Sitzungen, über die im Folgenden berichtet wird, hatte ich der Patientin eröffnet, dass ich wegen einer beruflichen Veränderung in eine andere Stadt gehen würde, wobei eine Fortsetzung der Analyse wegen der Entfernung eher als unrealistisch erschien. Sie hatte darauf zunächst schnippisch erklärt, sie könne die Therapie jederzeit von sich aus beenden, sich dann aber entschieden, doch bis zum Ende zu bleiben. Es blieb noch unklar, ob sie ihre Behandlung später bei einer Kollegin, die ich ihr vermittelt hatte, fortsetzen würde. In der Sitzung, die den beiden folgenden Behandlungsstunden unmittelbar vorausging, hatte sie von einem Traum berichtet:

In diesem Traum hatte sie zusammen mit anderen jungen Leuten den Inhalt einer Tasche in ein Schwimmbecken entleert, dann aber gefürchtet, es könnte eine giftige Mischung entstehen. Ein sechsjähriges Mädchen, das am Rand des Beckens stand und seine Eltern vermisste, wurde bewusstlos. Sie beatmete es, musste dabei aber einen Teil des Giftes in sich aufnehmen. Schließlich stabilisierte sich der Kreislauf des kleinen Mädchens. Sie versuchte Atmung, Herzschlag und Pupillenreaktion zu kontrollieren. Als der Notarzt eintraf, erklärte er, sie hätte es gut gemacht und er müsse nichts weiter unternehmen ...

Dieser Traum knüpfte an frühere Träume an, in denen ein kleines Kind bedroht war. In diesem Fall deutete ich ihn im Zusammenhang mit ihrer Furcht, überhebliche destruktive Gefühle könnten ihre Beziehungen vergiften und das kleine Kind in ihr bedrohen, welches fürchtete, es könnte ins Wasser fallen und die Analyse verlieren. Wahrscheinlich hatte die Patientin aber auch mich als Teil der »jungen Leute« empfunden und die Beendigung der Analyse als einen von meiner Seite ausgehenden manisch-destruktiven Angriff erlebt.

Erste Sitzung

Zur folgenden Sitzung erschien die Patientin weinend und meinte, dies habe mit ihrer Traurigkeit über das bevorstehende Ende zu tun. Vielleicht werde sie sich auch von ihrem Freund, Mario, trennen müssen. Denn dieser habe ihr erklärt, er wolle am Sonntagmorgen gemeinsam mit einem Bekannten die Stromleitungen im Haus seiner Schwester überprüfen. Sie hätten den ganzen Vormittag zu tun. Danach würden sie alle zusammen zum Mittagessen in ein Gasthaus gehen, und vielleicht habe sie ja Lust, dazuzukommen. In diesem Moment sei sie sehr verzweifelt gewesen und habe wieder »diesen Stachel« verspürt.

Ich bezog den »Stachel« auf ihre Gefühle von Groll und Ressentiment, wenn sie sich, wie von mir, im Stich gelassen fühlte.

Sie aber fuhr mit ihren Anklagen fort und wurde immer wütender: Mario verrate sie. Anstatt am Sonntagmorgen mit ihr zu schlafen, ziehe er das Haus seiner Schwester vor. Im April wolle er alleine Bergsteigen gehen, während sie sich verzweifelt nach einem Baby sehne. Sie griff ihn wütend an, weinte und erwähnte dabei auch einen Traum.

Als ich sie nach diesem Traum fragte, schilderte sie, *dass sie darin mit einer Frau, einer Soziologin, diskutierte, die ihr aber überlegen war. Dann kam ihre Mutter hinzu und berichtete, dass sie früher einmal eine lesbische Beziehung mit einer Krankenschwester gehabt habe. Sie selbst stellte sich vor, wie faszinierend es wäre, diese Krankenschwester zu sein.*

Zu diesem Traum fiel ihr ein, dass sie beim Verlassen meiner Praxis in der letzten Stunde im Treppenhaus einen Kinderwagen gesehen hatte. Als eine Frau mit einem Kleinkind die Treppe herunterkam, habe sie sich gefragt, ob dies meine Frau sei.

Ich dachte an ihre Wahrnehmung des Kinderwagens vor der ersten, psychotischen Dekompensation und deutete, dass sie sich durch das bevorstehende Therapieende von mir und meiner Familie, genauso wie von Mario und dessen Familie, ausgeschlossen fühle. Wenn sie dies so traurig mache, reagiere sie mit Verzweiflung und Wut.

Sie wollte diese Gefühle jedoch nicht mit mir in Verbindung bringen und fuhr mit ihren Anklagen gegenüber Mario fort. Sie sprach von ihrem Kinderwunsch und erwähnte dann eine Klientin aus der Kanzlei, in der sie arbeitete, die ihren Geliebten verlassen hatte und zu ihrem Ehemann zurückgekehrt war. Nun vermisse sie ihren Geliebten und wünsche ihrem Mann den Tod. Dann fügte sie hinzu: »Ich kann es nicht akzeptieren, dass mein Schoß leer bleibt ... Ich kann es einfach nicht akzeptieren!«, und erwähnte dann kurz Selbstmordgedanken – wie sich die Kehle durchzuschneiden oder sich in den Bauch zu schneiden –, von denen diese Klientin zum Erschrecken ihrer Kollegen gesprochen hatte.

Ich war von dieser Grausamkeit betroffen und bemerkte, wie sehr sie zwischen dem idealisierten Geliebten und dem gehassten Ehemann unterschied. Ich äußerte die Vermutung, dass ihr Hass sich vor allem auch auf die Realität des Verlusts hier beziehe und der dringende Wunsch nach einem Baby zumindest teilweise ein Versuch sei, dies nicht wahrhaben zu wollen.

Daraufhin griff sie mich an: Ich wolle sie wahrscheinlich überhaupt nicht verstehen. Im Gegenteil, ich mache mich über sie lustig und gestehe ihr nicht zu, dass sie mit ihrer Kritik an Mario recht habe.

Ich war von ihrem Vorwurf betroffen und erklärte, ich könne die Schwierigkeiten mit ihrem Partner schon sehen, glaube aber, dass diese auch mit ihren eigenen starken Hass- und Eifersuchtsgefühlen vermischt seien. Ich verglich dies mit dem Traum aus der letzten Stunde, in dem durch die Entleerung der Tasche eine giftige Mischung entstanden war und das Mädchen am Rand des Schwimmbeckens wiederbelebt werden musste.

Sie weinte daraufhin und sagte vorwurfsvoll, sie fühle sich wie jemand, der für nichts gearbeitet habe und nun alleine mit seinem wenigen Besitz am Bahnhof stehe.

Ich bemerkte, sie ziehe sich weiter in Hass und Verzweiflung zurück, worauf sie erwiderte, ich würde sie wohl wie eine Marionette sehen.

Gegen Ende der Stunde sagte sie dann jedoch: »Ich kann es nicht hinnehmen, dass Sie gehen, es ist so schwer!« Sie erwähnte ihre Angst, sie könnte etwas Verrücktes tun, und dies schien jetzt eher ihre tatsächliche Besorgnis auszudrücken.

Diskussion

Wie das klinischen Material verdeutlicht, hatte die Patientin in dieser bewegten Stunde mit der Notwendigkeit, die Realität anzuerkennen, und mit ihrem Hass auf die Wirklichkeit zu ringen. Sie griff ihren Freund Mario an, weil er dem Haus seiner Schwester den Vorzug gab, und versuchte mich zu schonen, obwohl sie wusste, dass auch ich weggehen würde. Dieser Versuch, mich nicht anzugreifen und mir keine Schuld zu geben, spiegelte sich in der Erinnerung an die Klientin aus ihrer Kanzlei und deren Spaltung zwischen dem gehassten Ehemann und dem vermissten Geliebten wider.

Als ich versuchte, diese Spaltung zu deuten, griff sie auch mich an und warf mir vor, sie überhaupt nicht zu verstehen. Ähnlich wie Mario wurde ich nun zu jemandem, der nur an seine eigenen Pläne dachte, keinerlei Verständnis für ihre Bedürfnisse hatte und sich sogar noch über sie lustig machte. Vor einer solchen Figur musste sie sich schützen, indem sie eine enge Beziehung zu einer idealisierten Figur einging. Ihr Traum deutete die Möglichkeit einer solchen Konfliktlösung im Sinne einer lesbischen Vereinigung mit der Krankenschwester/Mutter/Ehefrau im gemeinsamen Hass auf den weggehenden Vater an.

Dabei war jedoch nicht klar, ob die Patientin wirklich mich hasste oder nur das, was ich ihr antat. Ich hatte zu Beginn der Stunde ihre offenkundige Verzweiflung nicht angesprochen, sondern mich auf ihren Groll gegenüber Mario konzentriert – und damit möglicherweise einen Teil dieser Grausamkeit agiert. Mit ihrem verzweifelten Wunsch nach einem Baby versuchte sie nun, ihre innere Leere zu füllen. Ich denke, dass sie in diesem Moment so etwas wie eine »leere Tasche« in ihrem Inneren empfand, die sie verzweifelt mit irgendetwas füllen musste, sei es mit Eifersucht, Wut, Sexualität oder mit einem Baby von mir.

Insofern enthielt die Vorstellung des Babys eine Missrepräsentation der Realität von Getrenntheit und Verlust. Dabei erinnerten einige Elemente an die psychotische Missrepräsentation in ihrem ersten Analysejahr: die Tasche mit der giftigen Mischung, die Reanimation des Mädchens, das Kehledurchschneiden – wie in der Novelle W. Somerset Maughams – sowie der Vorwurf, ich behandele sie wie eine Marionette (wie damals der Sektenführer). Allerdings schien die Patientin gegen Ende der Stunde wieder besser in der Lage zu sein, die Wirklichkeit anzuerkennen. Ihre Enttäuschung und Wut machten nun einer Betroffenheit Platz. Die Bahnhofszene vermittelte einen Eindruck von ihrer Traurigkeit, vielleicht auch von ihrem Wunsch, mir hinterherzureisen. Es war jetzt nicht mehr von einer verrückten Klientin die Rede, sondern sie selbst sprach von ihrer Sorge, sie könnte etwas Verrücktes tun.

Zweite Sitzung

Anhand der unmittelbar darauf folgenden Sitzung werde ich nun auf die weitere Entwicklung der Missrepräsentation eingehen:

Die Patientin erschien am nächsten Tag in einer verletzten und ärgerlichen Stimmung. Nach der Sitzung vom Vortag habe sie Mario gegenüber Phantasien gehabt, wie: »Konkurrenz belebt das Geschäft!«, und daran gedacht, sich mit anderen Männern zu treffen und sich elegante Kleider zu kaufen, um ihn eifersüchtig zu machen. Sie habe diese Phantasien genossen, sei dann alleine zum Essen gegangen und habe bis spät in die Nacht hinein ferngesehen. Um drei Uhr morgens sei sie aus einem Traum aufgewacht, *in dem sie von einem Polizeiwagen gejagt wurde, obwohl sie unschuldig war. Ihre einzige Chance bestand darin, dem Polizeiwagen zu entkommen.*

Beim Aufwachen aus diesem Traum sei sie wie schweißgebadet und voller Angst gewesen. Viele Gedanken hätten sich eingestellt. Dann aber sei alles in Hass auf mich umgeschlagen: Sie habe sich vorgestellt, ich hätte in der Sitzung am Vortag gesagt, sie wäre deshalb nicht schwanger, weil sie einfach nicht fähig sei, Mario zu lieben. Das bedeute, dass ich sie offenbar für unzulänglich halte, selbst eine überlegene Position einnehme und von ihr verlange, zu akzeptieren, dass sie kein Baby und keine Familie habe, während ich beides hätte und mich auch noch über sie lustig mache.

Ich bemerkte, der Polizeiwagen in ihrem Traum stehe womöglich für die Art und Weise, wie sie meine Deutungen am Vortag erlebt hätte: als jage und bezichtige ich sie ohne Schuld – wie eine machtvolle, überlegene Instanz, die sich über sie lustig mache und vor der man nur fliehen könne.

Daraufhin beruhigte sie sich, und nach einer kurzen Pause kam sie erneut auf Mario und dessen Familie zu sprechen, was jetzt aber weniger anklagend klang und mit Gefühlen der Trauer und des Bedauerns vermischt war. Wir konnten nun ihren Ärger auf mich etwas genauer untersuchen. In diesem Zusammenhang kam sie auf einige Kindheitserinnerungen zu sprechen und erwähnte, dass sie aufgrund der vielen Arbeit ihrer Mutter bereits im achten Monat von deren Schwangerschaft zur Welt gekommen war. Die Grundschule habe sie in drei statt in vier Jahren abgeschlossen, alle seien auf sie stolz gewesen ... Während sie dies sagte, weinte sie.

Ich antwortete, sie habe wahrscheinlich das Gefühl, wegen meiner beruflichen Veränderung auch ihre Analyse zu früh beenden zu müssen. Einerseits fühle sie sich deswegen verpflichtet, mir zu zeigen, wie gut sie alles gemacht habe, welche Fortschritte sie erreicht habe, vielleicht auch, um mich stolz zu machen. Ein anderer Teil von ihr fühle sich aber schrecklich einsam, verlassen und auf Unterstützung angewiesen.

Sie antwortete, dass ihre Eltern stets verlangt hätten, »das Schicksal zu akzeptieren«. Da müsse man eben hindurch, sie müsse sich »zusammenreißen« etc.

Ich sagte, sie denke, ich verlange das Gleiche von ihr.

Daraufhin überlegte sie, ihre Analyse eventuell bei jemand anderem fortzusetzen, falls sie Hilfe benötige. Sie befürchte jedoch, Mario könne sie dafür verachten und würde sich über sie lustig machen.

Mein Einwand war, das Problem bestehe vielleicht darin, dass nicht nur Mario, sondern auch ein Teil von ihr selbst sie dafür verachten würde, wenn sie eine weitere Analyse in Anspruch nehme. Ich fügte die Frage hinzu, ob sie sich möglicherweise selbst auferlegt habe, keiner weiteren Behandlung mehr zu bedürfen.

Sie bestätigte dies und erkundigte sich nach der Möglichkeit, ihre Analyse bei der Kollegin, die ich ihr genannt hatte, fortzusetzen. Es entwickelte sich jetzt eine wärmere Atmosphäre, und auch ich fühlte mich wegen meines Weggehens nicht mehr so schuldig.

Noch einmal kam ich daraufhin auf den Traum von der Tasche mit dem giftigen Inhalt aus der vorletzten Stunde zu sprechen und versuchte ihn als Ausdruck ihrer Situation in der Analyse zu verstehen: Sie habe womöglich gefürchtet, giftige Gefühle gegenüber der Realität, die sie nur entleeren, aber kaum ertragen könne, könnten dem kleinen Mädchen die Luft zum Atmen nehmen. Und sie sei sich nicht sicher, ob sie mit dieser Situation alleine zurechtkomme oder die Hilfe eines Notarztes benötige.

Sie erwiderte, dieses Gift komme in ihr vor allem dann auf, wenn sie mich als einfühlsam und verständnisvoller erlebe. Dies könne sie besonders leicht empören und wütend machen.

Die Patientin blieb in den letzten beiden Monaten bei mir in Behandlung und setzte anschließend ihre Analyse bei der Kollegin, die ich ihr genannt hatte, fort.

Diskussion

Betrachtet man den Verlauf dieser Sitzung, so wirkte die Patientin nach der Stunde vom Vortag zunächst wieder so, als sei sie in eine erregte und überlegene Stimmung zurückgekehrt. Sie ließ mich wissen, dass sie ihre Phantasien, in denen sie Mario – und wahrscheinlich auch mich – eifersüchtig machte, genoss. Auf diese Weise schien sie bemüht, ihre Gefühle von Ausgeschlossen- und Verlassensein in ihr Gegenüber hineinzulegen.

Sie hatte dann bis in die späte Nacht hinein ferngesehen – so als wäre es ihr schwergefallen, den Kontakt mit ihrer inneren Realität auszuhalten und als hätte sie sich irgendwie davon ablenken müssen. In ihrem Traum – möglicherweise eine Fortsetzung des TV-Programms in ihrem Inneren – wurde sie schuldlos von einem Polizeiwagen verfolgt und musste fliehen. Ich denke, sie hatte durchaus Anlass, sich schuldig zu fühlen. Denn sie hatte ihre eifersüchtigen Gefühle in Mario projiziert. Beim Nachdenken über den Traum schlug ihre Verfolgungsangst dann aber in Hass auf mich um, als sie sich vorstellte, ich hätte gesagt, sie würde nur deshalb keine Kinder bekommen, weil sie nicht fähig sei, Mario zu lieben.

Diese Vorstellung enthielt offenkundig eine Missrepräsentation meiner Deutung, der Wunsch nach einem Baby sei auch Ausdruck ihrer Verleugnung und ihres Hasses auf die Realität angesichts des bevorstehenden Endes der Therapie. Dennoch schien Frau H. nicht vollständig davon überzeugt zu sein, dass ich dies wirklich *genauso* gesagt hätte. Der Gedanke, der dringende Wunsch nach einem Baby beinhalte eine Verleugnung der Realität von Getrenntheit und Verlust, erschien ihr als unerträglich.

Als ich daraufhin ihre subjektive Realität so weit anerkennen konnte, dass ich einräumte, sie hätte meine Deutungen wie ein verfolgendes Über-Ich erlebt, das sie ohne Grund anklagte, beruhigte sie sich. Offenbar hatte sie diese Bemerkung so erlebt, dass ich sie nicht tatsächlich verfolgte und mit meinen Deutungen über sie triumphierte, indem ich durch die Art meines Deutungsstiles meine eigenen Schuldgefühle (wegen meines Weggehens) in sie projizierte. Erst jetzt war es ihr möglich, ihre Projektionen ein Stück weit zurückzunehmen; denn das nachfolgende Material von der Frühgeburt und dem Überspringen einer Grundschulklasse sowie dem Stolz ihrer Eltern darüber enthielt deutliche Hinweise darauf, wie schwer es ihr fiel, angesichts des bevorstehenden Endes der Analyse mit ihrer Bedürftigkeit umzugehen.

Im weiteren Verlauf der Stunde kehrte die Patientin nicht mehr zu einer verfolgenden Version der Trennungssituation zurück, sondern konnte am Ende der Sitzung sogar anerkennen, dass sie manchmal gerade dann eine destruktive Reaktionsbereitschaft in sich aufkommen spürte, wenn sie mich als einfühlsamer und verständnisvoller erlebte. Dadurch nahm sie mich als weniger grausam und unbarmherzig wahr und ermöglichte es umgekehrt auch mir, mich wegen meines Weggehens nicht mehr so grausam und schuldig zu fühlen.

Weitere Überlegungen

Die Sequenz der beiden vorgestellten Sitzungen vermittelt eine Vorstellung davon, wie sich die Patientin angesichts des bevorstehenden Therapieendes zum Teil wieder auf psychotische und Borderline-Mechanismen angewiesen fühlte, um die Realität, die ihr als so unerträglich erschien, erträglicher zu machen – allerdings um den Preis einer Missrepräsentation.

Während psychotische Ängste sowohl im Traummaterial als auch in der verzerrten Wahrnehmung einzelner Deutungen erkennbar waren, zeigten sich Borderline-Mechanismen vor allem darin, wie Frau H. zwischen den Sitzungen die Situation des Ausgeschlossenseins in etwas Erregendes verwandelte – z. B. in der Phantasie, ihren Freund eifersüchtig zu machen und die Aufmerksamkeit anderer Männer auf sich zu ziehen. Auch die Vorstellung einer lesbischen Vereinigung im gemeinsamen Hass auf den weggehenden Vater enthielt Elemente einer solchen Missrepräsentation.

Durch diese und andere Gedanken wird die Realität von Getrenntheit und Verlust bis zu einem gewissen Grad anerkannt, zugleich aber unterlaufen und heimlich negiert. Steiner (1993) beschreibt diesen Vorgang als *turning a blind eye* – d.h. als eine Haltung, die bestimmte Aspekte der Realität ausblendet und der Wirklichkeit ein blindes Auge zuwendet.

Um der gleichen Wirklichkeit gegenüber unterschiedliche Haltungen einzunehmen, müssen die Widersprüche zwischen den gegensätzlichen Einstellungen aufgelöst werden. Aus der Spaltung geht dann eine Zerschneidung in der Beziehung zur Realität hervor, welche die Risse und Sprünge nahezu unkenntlich macht. Dies kann durch die Einführung kunstvoller Argumente geschehen, welche die Gegensätze so behandeln, als existierten sie gar nicht. Frau H. erreichte dies, indem sie die Trennung in etwas Wunscherfüllendes verwandelte. Die entsprechenden Argumente lauteten dann, nicht der Analytiker habe sie mit seinen Deutungen überzeugt, sondern sie habe ihn zu aufregenden neuen Erkenntnissen geführt ..., ein Penis sei genauso gut zur Wiederbelebung geeignet wie eine Mund-zu-Mund-Beatmung ..., oder sie könne die Trennung akzeptieren, wenn sie nur schwanger würde ...

Dabei ist es nicht die Gleichzeitigkeit dieser Haltungen, sondern die kunstvolle Überbrückung der Widersprüche, die zum Aufbau von Missrepräsentationen führt und zu deren Beständigkeit gegenüber psychischer Veränderung beiträgt (vgl. Kap. 3, »Der Realitätsbezug des Borderline-Patienten«). Solange das Argument Überzeugungskraft besitzt, muss der schmerzliche Widerspruch nicht anerkannt und kann an der Halbverleugnung festgehalten werden. Eine solche argumentative Struktur wiesen einige der von Frau H. eingeführten Gedanken auf, so z.B. ihre Überzeugung, ich hätte gesagt, sie werde nur deshalb nicht schwanger, weil sie nicht fähig sei, ihren Freund zu lieben, oder ihre Überzeugung, wenn sie nur schwanger würde, könnte sie nicht verlassen werden.

Frau H. war in den ersten Therapiejahren auf solche Hilfsmittel angewiesen, um mit katastrophalen Trennungs- und Verlustängsten fertigzuwerden. Als die Analyse aus äußeren Gründen vorzeitig beendet werden musste, griff sie vorübergehend wieder auf diese Mittel zurück. Jedoch schien sie jetzt besser in der Lage, ihre depressiven Ängste durchzuarbeiten, was ihr zu Beginn der Behandlung nicht möglich war. Dies gestattete ihr, die symbolische Bedeutung des Materials anzuerkennen, genauso wie ihre Bedürftigkeit, so dass sie sich entschließen konnte, ihren Groll und ihren defensiven Stolz zu überwinden und ihre Analyse wenige Monate später bei einer Kollegin fortzusetzen.

Das Durcharbeiten von Missrepräsentationen stellt wahrscheinlich nicht nur in Trennungsphasen eine mögliche Deutungsstrategie dar. Ihre Untersuchung erlaubt es Analytiker und Patient, die manchmal kaum merkliche Verzerrung elementarer psychischer »Tatsachen« (Money-Kyrle 1971) zu registrieren. Manchmal ist es lediglich die Atmosphäre der Sitzung, ein vages Gefühl in der Gegenübertragung oder ein auffälliges Aneinander-Vorbeireden, das hierfür Hinweise liefert. Gelingt es, solche ›Missverständnisse‹ zu identifizieren, dann kann die Entstehung von Missrepräsentationen manchmal *in statu nascendi* beobachtet werden. Anhand kleiner Sitzungssequenzen können diese in die Deutung der Übertragungssituation einbezogen werden und der Analytiker wird anschließend die Reaktion des Patienten auf seine Deutungen untersuchen. Diese Reaktionen bilden oft ihrerseits die Grundlage für weitere Deutungen, welche das Verständnis der Beziehung vertiefen.

Bion (1962, S. 102) beschrieb die Entstehung von Missrepräsentationen als Ausdruck einer Aktivität, die unter dem Einfluss von exzessivem Neid, mangelndem ›Containment‹ oder geringer Frustrationstoleranz zur systematischen Entstellung von Wissen über psychische Zusammenhänge führt: Wenn *K* (*knowledge*) die Verbindung durch den Wunsch nach Kennenlernen repräsentiert, so wird die in ihm enthaltene emotionale Erfahrung durch –*K* missrepräsentiert. Bion (ebd., S. 152ff.) beschreibt –*K* als Ergebnis eines »neidischen Abstreifens«, welches in ein »Ohne-Sein« übergeht: Es ist ein »inneres Objekt ohne ein äußeres«, ein »Verdauungstrakt ohne einen Körper«, ein Über-Ich, das nur noch eine »neidische Behauptung von moralischer Überlegenheit« darstellt, sowie im Extremfall ein »Hass auf jede neue Entwicklung in der Persönlichkeit, als ob die neue Entwicklung ein Rivale wäre, der zerstört werden muss« (ebd., S. 155f.). Die klinischen Manifestationen von –*K* sind vielfältig und können sich in der Herstellung von Sinnlosigkeit, im Übergang zu konkretistischem Denken oder in der Erschaffung »bizarrer Objekte« äußern, die nur noch »Reste von Gedanken (...) sind, denen ihre Bedeutung abgestreift worden ist und die dann ausgestoßen wurden« (ebd., S. 157).

Während Bion den destruktiven Charakter der *–K*-Aktivität hervorhebt, beschreibt Money-Kyrle (1968) den komplexen Aufbau von »Misskonzeptionen«. Diese werden dann gebildet, wenn emotionale Hindernisse der Anerkennung der psychischen Realität im Wege stehen (Money-Kyrle 1968, S. 423). Steiner (1993) hat die argumentative Struktur solcher Verbindungen betont und sieht ihre Funktion vor allem darin, die Anerkennung der von Money-Kyrle (1971) genannten »Lebenstatsachen« zu umgehen. Wie das Beispiel von Frau H. veranschaulicht, können solche Misskonzeptionen auf sehr unterschiedliche Weise organisiert sein und verschiedenen Zwecken dienen: So herrschten im ersten Analysejahr von Frau H. psychotische Mechanismen vor, die mit der Entwicklung einer wahnhaften Übertragung einhergingen. Im weiteren Verlauf wurden dagegen vorwiegend narzisstische und perverse Verbindungen ins Spiel gebracht, aus denen verschiedene, parallele Versionen der Wirklichkeit hervorgingen. Auch hier waren es Erfahrungen von Getrenntheit und Verlust, welche die Patientin mit den von Money-Kyrle beschriebenen grundlegenden Lebenstatsachen konfrontierten: mit der Abhängigkeit von einer äußeren Quelle des Guten, mit der Anerkennung der elterlichen Paarbeziehung sowie mit der Akzeptanz der Begrenztheit und Endlichkeit ihrer Analyse.

Money-Kyrle hat es offen gelassen, ob es außer den von ihm genannten »Lebenstatsachen« noch andere grundlegende »Fakten« gibt, aus denen unter dem Druck unerträglicher emotionaler Erfahrungen Misskonzeptionen gebildet werden. Vielleicht stellen die von Melanie Klein (1957, S. 305, S. 381f.) beschriebene Fähigkeit, Gut und Böse auseinanderzuhalten, sowie die Unterscheidung von Innen und Außen ähnliche Konstanten dar. Die entsprechenden Misskonzeptionen würden dann darauf hinauslaufen, das Schlechte als etwas Gutes auszugeben, das Äußere wie einen Teil des Selbst zu behandeln, ein inneres Objekt als einen Fremdkörper zu betrachten, der von außen hineingelangt ist, usw.

Auch diese Misskonzeptionen wären darauf angelegt, Grenzen zu unterlaufen und die Realität von Verschiedenheit zu negieren. Britton (1998,

S. 81; 2003, S. 174f.) hat einen solchen Zustand als Unverträglichkeit von Andersheit beschrieben und ihn als »psychische Atopie« charakterisiert. Ähnlich wie die Manifestation allergischer Reaktionen kann sich diese Atopie auf sehr unterschiedliche Weise auswirken – von der Unfähigkeit, mit anderen einen Raum zu teilen (Britton 2003, S. 211ff.), bis hin zum Hass auf alles Fremde und die Angst vor dem Eindringen von etwas Bedrohlichem.

Die Furcht vor dem Wiederauftauchen verstörender psychotischer Objekte äußert sich bei manchen Borderline-Patienten gerade in der Abschlussphase der Analyse. Sie kann dazu führen, dass ein Zustand psychischer Unwirklichkeit hergestellt wird, um die von diesen Objekten ausgehende Bedrohung zu neutralisieren. Häufig dient die Derealisation aber auch dazu, die Trennung in einen unwirklichen Raum zu entrücken und sich vor überwältigender Trauer zu schützen. Wie solche Bewegungen die letzten Sitzungen einer Behandlung beherrschen können und dann in der Gegenübertragung erhebliche Probleme aufwerfen, soll im folgenden Kapitel untersucht werden.

8. Virtuelle Räume: Gefühle von Unwirklichkeit in Traum und Übertragung am Ende einer Analyse

Das Ende der Behandlung konfrontiert Analytiker und Patient mit einer Reihe von Problemen. Die Schwierigkeiten, denen beide in dieser Phase ausgesetzt sind, haben mit der Tatsache zu tun, dass alle guten – wie auch alle schlechten – Erfahrungen zu einem Ende kommen müssen, d.h. dass sie mit der Unausweichlichkeit von Trennung und Verlust konfrontiert sind. Die Wahrnehmung dieser Realität bedeutet zugleich eine Auseinandersetzung mit der Begrenztheit und Endlichkeit der Analyse (vgl. Quinodoz 1993, S. 223ff.). Sie beinhaltet die Akzeptanz von guten *und* von schlechten Erfahrungen: die Anerkennung des unbewussten Hasses, der mit der unvermeidlichen Enttäuschung verbunden ist, wie auch die Fähigkeit zur Wiedergutmachung als Voraussetzung für das Erleben von Dankbarkeit (O'Shaughnessy 2008) und für die Verinnerlichung des analytischen Prozesses (Klein 1950; 1957).

Wie das Beispiel von Frau H. (Kap. 7) veranschaulicht, kann durch das bevorstehende Behandlungsende eine bereits erreichte Integration wieder gefährdet werden. Dann kommen erneut pathologische Organisationen ins Spiel, um mit den damit verbundenen Ängsten fertigzuwerden. Der Patient scheint auf bereits überwunden geglaubte Abwehrstrategien zurückzugreifen, und auch der Analytiker sieht sich kritischen Veränderungen ausgesetzt, die ihn mitunter zum Verlassen der verstehenden Position bewegen (vgl. Gutwinski-Jeggle et al. 2003; v. Goldacker 2003; Erb 2003). Hierbei können Zweifel und Schuldgefühle eine wichtige Rolle spielen. Manchmal herrscht das Bedürfnis nach Bestätigung vor, und der Wunsch, zu einem guten Abschluss zu gelangen, führt zum Übersehen von Übertragungsaspekten, die seine Zweifel bestätigen würden. Ebenso kann sich der Analytiker durch Sorgen und andere Erwägungen veranlasst fühlen, den Patienten nicht gehen zu lassen und bewusst oder unbewusst auf seine Entscheidung Einfluss zu nehmen. Anstelle des Wunsches zu verstehen treten dann andere Beweggründe in den Vordergrund, die meist in der Gegenübertragung begründet sind.

Auf Seiten des Patienten gehen in die Absicht, die Analyse zu beenden, ebenfalls unterschiedliche Motive ein. Sie zu untersuchen ist eine wesentliche Aufgabe nicht nur in der Abschlussphase, sondern während des gesamten Verlaufs der Analyse. In manchen Fällen stellt der Wunsch nach Beendigung eine Vermeidung schwieriger und angstbesetzter Erfahrungen dar. Aber selbst dann, wenn Fortschritte erreicht wurden und die Analyse zum Abschluss kommt, ist der Prozess des Abschiednehmens oft mit ambivalenten Gefühlen, Unsicherheit und Ängsten verbunden. Diese Ängste durchzuarbeiten und dem Patienten eine Auseinandersetzung mit seinen Trauergefühlen zu ermöglichen ist eine wesentliche Voraussetzung, um die Kontrolle über das Objekt aufzugeben und sich trennen zu können.

Anders verhält es sich, wenn die Trennung defensiven Zwecken dient und die beabsichtigte Beendigung einem Abbruch gleichkommt. Betrachtet man die Übertragungssituation genauer, dann lassen sich solche »Beendigungen« manchmal schon während einer Behandlung feststellen. Sie äußern sich z. B. in »Mini-Abbrüchen« während der Sitzung, in denen besonders schwierige Aspekte von Übertragung und Gegenübertragung zum Ausdruck kommen. Feldman (2003) spricht in diesem Zusammenhang von *Micro-Terminations* und betont, dass es hilfreich sein kann, solche Sequenzen im Einzelnen zu untersuchen.

Der Rückzug in eine Traumwelt als Schutz vor Trennung und Verlust

In den folgenden Abschnitten soll ein weiterer Aspekt in Zusammenhang mit dem Ende der Analyse untersucht werden. So sind manche Patienten gerade dann bestrebt, in einen Zustand von Zeitlosigkeit und Unwirklichkeit zurückzukehren, wenn die Realität der Trennung unübersehbar wird und es hinter diese Entscheidung kein Zurück mehr gibt.

So schrieb mir eine Patientin, Frau M., in deren Leben sogenannte *anni-*

versary reactions – d. h. unbewusste Wiederholungen gewisser, bedeutsamer Jahrestage – eine wichtige Rolle spielten, ein Jahr nach Beendigung ihrer Analyse, sie habe in der vorausgegangenen Nacht geträumt, ihre Analyse sei nun zu Ende. Nach dem Aufwachen habe sie festgestellt, dass dies genau der Tag ihrer letzten Analysesitzung gewesen sei, und ein deutliches Gefühl von Verlust empfunden. Offenbar hatte sie erst mit diesem Traum das Ende ihrer Analyse wirklich realisiert. Solche nachträglichen Vergegenwärtigungen waren bei ihr ein relativ häufiges Phänomen. Tatsächlich hatte sie die emotionale Bedeutung bestimmter Ereignisse in ihrem Leben oft erst mit einer gewissen Verspätung registriert, was mit dem Verlust naher Angehöriger in ihrer Kindheit und Jugend zusammenhing. Die Verschiebung in der Zeit schien ihr dabei einen Aufschub zu gewähren.

Bei Patienten, die von einer Borderline-Organisation beherrscht werden, nehmen Erfahrungen von Getrenntheit ungleich bedrohlichere Ausmaße an und gehen manchmal – wie bei Frau H. – mit Verwirrungszuständen und katastrophalen Ängsten einher. Gerade wenn das bevorstehende Behandlungsende frühe paranoid-schizoide und depressive Ängste wiederaufleben lässt, kann der Rückzug in Unwirklichkeit einen Ausweg bieten, um sich diesen Erfahrungen zu entziehen. Es scheint dann, als wäre der Patient bestrebt, im Augenblick der Trennung die Zeit anzuhalten und in einen zeitlosen Schlaf zu versinken.

In ihrer kurzen Arbeit »Zu den Kriterien für die Beendigung einer Psychoanalyse« schreibt Melanie Klein über die Gefühle, die am Ende der Analyse entstehen: »Selbst wenn in der Analyse zufriedenstellende Ergebnisse erzielt werden konnten, muss die Beendigung zwangsläufig schmerzhafte Gefühle wecken und frühe Ängste wiederbeleben, was einem Zustand von Trauer gleichkommt.« (Klein 1950, S. 77f.) Sie fährt fort, dass der letzte Teil der Trauerarbeit, mit dem der Patient allein bleibt, nur dann erfolgreich bewältigt werden kann, wenn die primitiven »Verfolgungs- und depressive[n] Ängste weitgehend modifiziert worden sind«. Dies setzt aus ihrer Sicht die »*Analyse der negativen und der positiven Übertragung*« und damit eine stärkere Synthese pathologischer Spaltungen voraus.

Erscheinen die durch das Ende der Analyse mobilisierten Ängste als unerträglich, so kann der Patient erneut Zuflucht in einem psychischen Rückzugszustand suchen. Manchmal leiten Träume einen solchen Rückzug ein, indem sie einen virtuellen Raum eröffnen, der durch Zeitlosigkeit und Unwirklichkeit geprägt ist. Dies soll am Beispiel einer weiteren Patientin, Frau F., untersucht werden, für die der Rückzug in eine Traumwelt eine Möglichkeit bot, um sich vor Angst und Verwirrung zu schützen. Zum Teil übten diese Träume eine Sogwirkung aus und bewirkten, dass auch ich in ihren schlaftrunkenen Zustand mit hineingezogen wurde.

Im Gegensatz zu Initialträumen, die häufig Gegenstand analytischer Forschung wurden, sind Träume am Ende der Behandlung weniger gut untersucht. Im Zusammenhang mit dem nachfolgenden klinischen Material wird auf das in Kapitel 4 (Abb. 5) beschriebene Schema zur Einteilung von Träumen Bezug genommen:

Nach diesem Schema können Träume entlang zweier Achsen beschrieben werden, je nachdem, ob sie symbolische Elemente oder konkrete Ereignisse enthalten (*Struktur* des Traummaterials) und ob sie Mitteilungen über die innere Welt des Träumers ermöglichen oder der Ausscheidung von unverdaubaren psychischen Inhalten dienen (*Verwendung* des Traums in der Übertragungssituation).

Am Beispiel von Frau H. wurde gezeigt, wie es in kritischen Situationen zu einem Übergang vom Bereich symbolischen Träumens (rechter oberer Quadrant des Schemas) zu einer manipulativen Verwendung von Träumen (Borderline-Träume, linker oberer Quadrant) kommen kann, so dass der Traum – oder Teile davon – nun in erster Linie dazu dient, den Analytiker in komplexe Inszenierungen hineinzuziehen. Diese Veränderung betrifft nicht so sehr die Struktur des Traummaterials als vielmehr die Art und Weise, wie es eingesetzt wird, um den Analytiker mit Gegenübertragung aufzuladen und die Gesamtsituation zu kontrollieren (Abb. 7).

An dem folgenden Beispiel soll nun der Übergang zwischen dem psychotischen Bereich (linker unterer Quadrant) und dem Borderline-Bereich des Träumens (linker oberer Quadrant) untersucht werden. Dabei werde ich darlegen, wie durch eine bestimmte Verwendung von Traummaterial in der Übertragung ein zeitloser, unwirklicher Zustand hergestellt werden kann, um bedrohlichen Fragmentierungsängsten zu entgehen.

Die Patientin, von der ich berichten werde, bezeichnete solche Träume als »Videos«, in denen sie in eine virtuelle Welt eintauchen und dem Geschehen eine bestimmte Richtung geben konnte. Sie verhalf mir im Verlauf

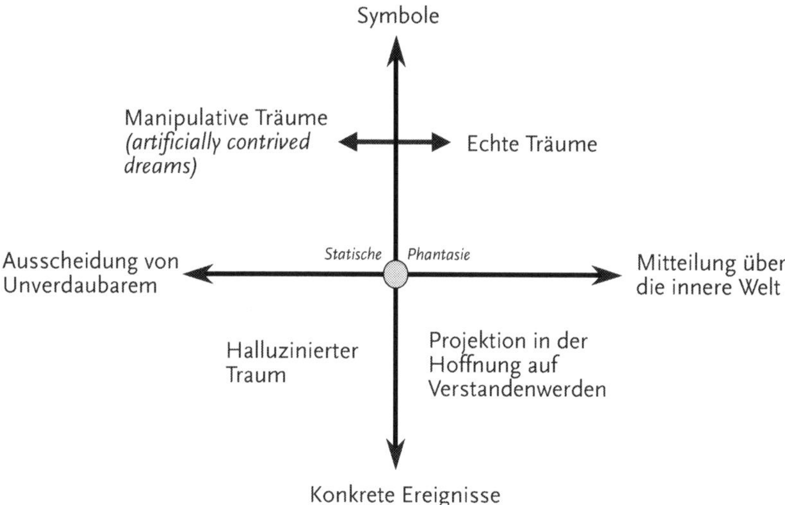

Abb. 7: Übergang zwischen kommunikativer und manipulativer Verwendung von Traummaterial (Pat. H., Kap. 4)

der Behandlung dazu, etwas besser zu verstehen, wie solche Videosequenzen zum Schutz sowohl vor paranoid-schizoiden wie auch vor bedrohlichen depressiven Ängsten eingesetzt werden konnten.

Klinisches Material

Frau F., eine 40-jährige Patientin, deren Eltern in ihrer frühen Kindheit aus einem europäischen Land zunächst nach Nordamerika und dann in ein mittelamerikanisches Land ausgewandert waren, hatte im Zusammenhang mit dem plötzlichen Tod ihres Vaters an einem Aortenaneurysma einen psychischen Zusammenbruch erlebt. Bereits in den ersten Gesprächen wurde deutlich, dass sie den Tod des Vaters nicht nur als einen unerträglichen Verlust erlebte, sondern dass dadurch auch in ihrem Inneren etwas aufzubrechen drohte. Tatsächlich hatte sie über viele Jahre hinweg versucht, mit eiserner Disziplin eine bedrohte und zerstörte innere Welt zusammenzuhalten, die immer wieder in Träumen von unvorstellbarer Grausamkeit zum Ausdruck kam. Manchmal erschien die von diesen Träumen ausgehende Bedrohung als so real, dass einzelne Traumszenen – oft Bilder von zerstückelten Körpern – von der Wirklichkeit kaum zu unterscheiden waren. Sie versuchte dann, diese psychotischen Träume loszuwerden, indem sie nachts aufstand, duschte, auf die Toilette ging oder sich bemühte, gar nicht erst einzuschlafen, um nicht von den grauenvollen Bildern überfallen zu werden. Als sie bei einer solchen Gelegenheit einmal versuchte, sich durch Fernsehen abzulenken, wachte sie während einer Live-Reportage auf, welche die verheerenden Folgen eines Bombenanschlags auf einen belebten Marktplatz zeigte. Sie empfand panische Angst, weil sie befürchtete, von diesen Bildern nicht mehr loszukommen.

Zu Beginn ihrer Analyse schien die Patientin einem psychotischen Zusammenbruch nahe. Sie besaß ein Pferd und träumte, *wie diesem Pferd die Därme auseinanderrissen, so dass der Inhalt überall herumspritzte, wobei das Tier elend verstarb.*

Obwohl dieser Traum auf den Tod des Vaters und das Auseinanderreißen seiner Hauptschlagader anzuspielen schien, zeigte er zugleich, wie sehr auch ihr eigenes Inneres von eruptiver Fragmentierung bedroht war. Sie hatte Angst, verrückt zu werden, wie ihr zwei Jahre jüngerer Bruder, der nach wiederholten Suizidversuchen und schweren Selbstverletzungen die meiste Zeit in psychiatrischen Kliniken verbrachte. Zugleich berichtete sie von einer ausgedehnten Phantasiewelt, die ihr als Zuflucht diente, in der sie sich aber auch verlor, so dass sie immer wieder in Angst geriet, nicht mehr in die Wirklichkeit zurückzufinden.

Vorgeschichte

Die Kindheit dieser Patientin war durch wiederholte grausame Bestrafungen durch beide Eltern geprägt, die ein Ideal von militärischem Gehorsam und Disziplin vertraten und die Kinder schon wegen kleiner Verfehlungen demütigten und immer wieder schlugen. Manchmal waren diese Bestrafungen angekündigt, manchmal konnte die Gewalt aber auch aus dem Nichts kommen, so dass eine Atmosphäre diffuser Bedrohung entstand.

Gemeinsam mit ihrem Bruder war die Patientin in einem mittelamerikanischen Land aufgewachsen, in dem der Vater bessere berufliche Chancen suchte, nachdem dessen Familie wegen der politischen Verhältnisse in seinem Herkunftsland allen Besitz verloren hatte. Während die Mutter als kühle und selbstbezogene Person geschildert wurde, schien zum Vater neben der Angst auch eine wärmere, liebevolle Beziehung zu bestehen. Wenn er an den Wochenenden von seinen geschäftlichen Unternehmungen nach Hause kam, durfte sie sich manchmal zu ihm auf die Couch legen, um gemeinsam eine Familien-Soap im Radio anzuhören.

Aufgrund der beruflichen Aktivitäten des Vaters, der nach anfänglichen Schwierigkeiten bald in einem bedeutenden Wirtschaftszweig reüssierte, wechselte die Familie in Amerika mehr als zehn Mal den Wohnort, bevor die Patientin im Alter von elf Jahren mit ihren Eltern wieder nach Europa zurückkehrte. Diese Umzüge und Trennungen gingen mit Gefühlen von Trauer und Verwirrung einher, deren Äußerung für die Patientin mit Angst vor erneuten Bestrafungen verbunden war. Schon früh versuchte sie sich deshalb von ihren Eltern zu lösen und begründete während ihrer Ausbildung zur Chemielaborantin eine Art Unabhängigkeit, die auf Genügsamkeit, Selbstbeschränkung und dem geringen Verbrauch von Lebensmitteln beruhte, während sie sich ihr Geld zeitweise als Model verdiente.

Nach mehreren Beziehungen, die sie mit großer Verliebtheit begonnen hatte und die sie – zum Entsetzen ihrer Partner – meist ebenso abrupt wieder abbrach, hatte sie ihren späteren Ehemann kennengelernt, einen ruhigen, ihr zugewandten Forstbeamten, mit dem sie seit mehr als 15 Jahren verheiratet war. Aus Angst, die schlimmen Erfahrungen ihrer Kindheit weiterzugeben – der Vater hatte mit ihr gewettet, sie würde ihre Kinder eines Tages genauso streng bestrafen wie er selbst –, hatte sie sich schon früh vorgenommen, keine eigenen Kinder zu haben, richtete sich jedoch in einer nahegelegenen Scheune eine Art Refugium ein, in dem sie biologische Landwirtschaft betrieb und Tiere pflegte. Diese Tierfarm, zusammen mit dem Garten des alten Forsthauses, das von alten Bäumen und seltenen Rosen überwuchert wurde, stellten für sie eine verwunschene Welt, frei von Verlustangst, seelischem Schmerz und Grausamkeit dar.

Verlauf der Analyse

Sehr schnell entwickelte die Patientin am Beginn der Behandlung paranoide Ängste: Sie konnte es kaum ertragen, auf der Couch zu liegen, wenn ich hinter ihr saß. Kein Tier, so sagte sie einmal, würde sich in dieser Lage freiwillig einem Verfolger ausliefern. Als sie nach einer der ersten Sitzungen den Raum verließ, hatte sie blitzartig Angst, ich könnte ihr beim Schließen der Türe von hinten mit einer Pistole durch den Kopf schießen.

Agora-klaustrophobe Ängste bezogen sich auf das Behandlungszimmer, in dem sie sich gefangen fühlte. So vermittelten ihr die Lamellen des Vorhangs den Eindruck, sich in einer Gefängniszelle zu befinden. Ebenso war das Verlassen des Raumes mit erheblichen Ängsten verbunden. Manchmal konnte sie das Ende der Sitzungen nur dadurch bewältigen, dass sie mich, wie sie sagte, »per Mausklick« aus ihrem Inneren »wegbeamte«. Oft gingen dabei Teile ihres Selbst verloren und sie brauchte dann längere Zeit, um sich in ihrem Auto »wiederzufinden«, bevor sie nach Hause fuhr.

Wegen der weiten räumlichen Entfernung von ihrem Wohnort war die Fahrt zu den Behandlungsstunden für Frau F. mit einigem Aufwand verbunden. Sie nahm diese Anstrengung mit großem Pflichtgefühl auf sich, warnte mich aber davor, in ihr Phantasiesystem einzudringen. Ihre »inneren Wächter« – so sagte sie mehrfach – würden mit jedem, der dies versuche, »kurzen Prozess« machen.

Während ich so über ihre Phantasien anfangs nur wenig erfuhr, berichtete die Patientin immer wieder über Alpträume von großer Grausamkeit, die sie nicht »abschütteln« konnte. Sie bezeichnete diese Träume als »Reality-TV«, wohingegen sie andere Träume als »Videos« beschrieb. Während Erstere häufig Kriegsszenen und Bilder von zerstückelten Körperteilen in überwältigender Konkretheit enthielten, spielten Letztere an einer virtuellen Grenzfläche zwischen innerer und äußerer Realität, in die sie mich verwickeln konnte, ohne die Kontrolle zu verlieren.

Nach einer Anfangszeit, in der ich befürchtete, die Patientin könnte psychotisch werden, entwickelte sich zunehmend eine tragfähigere Beziehung. Zwar konnte sie das Couchsetting auch jetzt nur unter innerem Protest akzeptieren. Dennoch brachte sie viele ängstigende Erfahrungen aus ihrer Kindheit in die Behandlung ein, und es schien zeitweilig sogar, als bewegten wir uns auf einer Insel – gewissermaßen in einer »heilen Welt« –, die von diesen Ängsten und Konflikten ausgespart blieb. In diesen Stunden breitete sich eine Atmosphäre von Harmlosigkeit und milder Unwirklichkeit aus, so als hörten wir uns auf der Couch eine Familien-Soap an. Gleichwohl fürchtete die Patientin, von der Analyse abhängig zu werden, und nahm sich vor, keinesfalls länger zu bleiben als bis zum nächsten Frühjahr, genauer: als bis zu dem Zeitpunkt, an dem ein bestimmter Baum im Klinikgarten vor dem Behandlungszimmer erneut blühen würde.

Allmählich wurde deutlich, dass die innere Welt der Patientin in drei Kompartimente aufgeteilt war: in die grausame Welt ihrer Alpträume, von denen sie sich verfolgt fühlte, in die Beziehung zur Realität, die sie mit großer Disziplin und Härte gegen sich selbst aufrechterhielt, sowie in eine idealisierte Phantasiewelt, die sie schon früh in ihrer Kindheit zum Schutz vor Gefühlen der Bedrohung und der Einsamkeit errichtet hatte. In ihrem Leben wurde der Rückzug durch den überwuchernden Garten und die Scheune mit den Tieren repräsentiert, mit denen sie direkter und unmittelbarer kommunizieren konnte als mit mir, der ich auf Sprache angewiesen war. Solange diese Dreiteilung funktionierte, konnte sie ihr fragiles inneres Gleichgewicht einigermaßen aufrechterhalten. Ihre Warnung, in ihre Phantasiewelt einzudringen, bezog sich dabei vor allem auf ihre Angst, ich könnte ihr mit meinen Deutungen diesen schützenden Rückzug nehmen.

Tatsächlich wurde der Rückzug nun in kleinen Schritten durch die Analyse selbst ersetzt. In dem Maße, in dem sie die Abhängigkeit von der Behandlung tolerieren konnte, war die Patientin in der Lage, ihr komplexes System von Spaltungen, auf dem die Aufteilung ihrer inneren Welt beruhte, schrittweise zurückzunehmen. Ihre Schwierigkeiten wurden dadurch allerdings nicht geringer, denn sie war jetzt in einem viel stärkeren Ausmaß auf die Analyse angewiesen als zuvor. Zwar hatte sie ihre »inneren Wächter« abgezogen und teilweise durch die Analyse ersetzt, befürchtete aber jetzt, es könnten sich »Schleusen öffnen«, ich könnte in sie eindringen und sie könnte auf lange Zeit von mir abhängig werden. Wie ausgeliefert sie sich in dieser Zeit gerade dann fühlte, wenn sie in die Analyse Vertrauen setzte, zeigte sich, als sie nach einer schwierigen Stunde plötzlich ihr Gesicht im Spiegel auf der Toilette nicht mehr sehen konnte. Die Panik, in die sie durch dieses – wie eine negative Halluzination beschriebene – Erlebnis geriet, hatte mit ihrer überwältigenden Angst zu tun, ihr »Gesicht zu verlieren«. Tatsächlich wurden Scham- und Schuldgefühle in dieser Zeit noch sehr konkretistisch ausgedrückt. Dennoch hatte sich ihr Zustand nach drei Jahren so weit stabilisiert, dass sie glaubte, nun einen Versuch unternehmen zu können, auch ohne die Analyse zu leben. Seit eineinhalb Jahren waren keine psychotischen Träume mehr aufgetreten, obwohl sie dieser Ruhe nie ganz getraut hatte und sie befürchtete, es könne in ihrem Inneren irgendwann wieder eine »pyroklastische Bombe« explodieren – ein Wort, das sie der Vulkanologie und der Gefährdung durch Vulkanausbrüche in ihrer Kindheit entliehen hatte.

Ihr Plan, die Analyse zu diesem Zeitpunkt zu beenden, wurde durch den Terroranschlag vom 11. September 2001 vereitelt. Das Ereignis ließ in ihr die Befürchtung aufkommen, sie könnte nur ein »sleeper« sein und der innere Terror könnte jederzeit erneut aus ihr hervorbrechen. Tatsächlich hatte sie wenige Wochen später wieder einen psychotischen Traum, der uns über viele Sitzungen hinweg beschäftigte.

Dieser Traum *beinhaltete Folterszenen, die sich im Inneren eines turmähnlichen Gebäudes abspielten. Man konnte Paare sehen, deren Glieder verrenkt waren, tote Babys, Gewebe- und Körperteile. Über allem lag eine düstere, grauenvolle Stimmung.*

Frau F. konnte sich diesem Traum nur unter großer Angst nähern, weil sie fürchtete, durch einen, wie sie es nannte, »Zoom-Effekt« in Details von überwältigender Konkretheit hineingezogen zu werden, die sie zu verschlingen drohten. Schließlich gelang es aber, den Traum mit Phantasien von einem sadistischen, zerstörten Elternpaar mit toten Babys zu verbinden, Phantasien, welche durch den Angriff auf die *Twin Towers* des New Yorker *World Trade Center* aktiviert worden waren.

Entgegen den Befürchtungen von Frau F. kam es nicht zu einem erneuten Einbruch und blieben die Fortschritte, die sie erreicht hatte, im Wesentlichen stabil. Sie war in ihrem Leben weniger zurückgezogen, hatte im Forstamt ihres Mannes verantwortliche Aufgaben übernommen, gemeinsam mit ihm das Haus umgebaut und hatte auch zu ihrer Mutter allmählich eine bessere Beziehung entwickelt. In der Analyse konnte ein Teil ihrer primitiven Ängste durchgearbeitet werden. Sie fürchtete sich weniger vor der Destruktivität in ihrem Inneren und zeigte Regungen echter Dankbarkeit, die allerdings mit erheblichen Scham- und Schuldgefühlen einhergingen. Immer noch fand sie es schwierig, so wenig von meinem realen Leben zu wissen, war aber bereit, meine Haltung zu akzeptieren, wenn ich ihr überzeugende Gründe dafür nennen könnte, warum ich z. B. nie einen Kaffee mit ihr trinken würde. Nach weiteren eineinhalb Jahren beabsichtigte sie erneut, sich von der Analyse zu trennen, war aber ziemlich hilflos bei dem Gedanken, wie sie dies bewerkstelligen könnte.

Die Abschlussphase der Analyse

Diese Phase der Analyse war in mancher Hinsicht aufschlussreich. Denn sie zeigte sehr deutlich, welche Schwierigkeiten die Patientin auch jetzt noch hatte, die Erfahrung von Getrenntheit und Verlust zu denken. Obwohl ich häufig das Gefühl hatte, für ein Ende der Analyse sei es eigentlich noch zu früh, nahm ich mir vor, diesen Gedanken zunächst für mich zu behalten und mich in meinen Deutungen allein auf die Schwierigkeiten der Patientin zu konzentrieren, entweder in der Analyse zu bleiben oder sich aus ihr zu lösen.

Tatsächlich brachte diese Abschlussphase noch einmal ihre ganzen Schwierigkeiten mit dem Erleben von Trennungen ins Spiel. Sie dachte z. B., wenn sie sich zur Beendigung entschlossen hätte, würde sie mir dies vielleicht 1–2 Wochen vorher mitteilen und dann wie beabsichtigt gehen. Ein anderer Gedanke ging dahin, überhaupt keinen bestimmten Zeitpunkt ins Auge zu fassen, sondern einfach nach einer »guten« Sitzung zu verschwinden. Dies sei vielleicht der beste Augenblick, um aufzuhören. In der Tat hatte sie auf ähnliche Weise einige frühere Beziehungen beendet, indem sie ein letztes Mal mit ihrem Partner schlief, um dann noch am gleichen Tag aus der gemeinsamen Wohnung auszuziehen. Auf diese Weise hatte sie in ihren Partnern Schock, Wut und Verzweiflung zurückgelassen, ohne diese Gefühle selbst zu spüren.

Da diese Wege des Abschiednehmens nun aber nicht mehr funktionierten, tauchte manchmal die Angst wieder auf, für immer von der Analyse abhängig zu werden. Dann versuchte sie die Trennung auf andere Weise zu inszenieren, etwa, indem sie eine Enttäuschung oder Verletzung provozierte, die es ihr ermöglichen sollte, sich trotzig aus der Analyse zurückzuziehen. Wie gewaltsam sie diese Formen der Trennung unbewusst erlebte, zeigte sich, als sie bei einem Ausflug ihren Lieblingshund, der neben ihrem Jeep herrannte, beinahe überfuhr. Dieser Vorfall erschreckte sie sehr und löste erneut heftige Schuldgefühle aus. Dann wieder kamen Erinnerungen an die jährlichen Besuche ihrer Großmutter in dem südamerikanischen Land auf, in dem die Familie zuletzt gelebt hatte, und auch daran, dass sie beim Abschied nicht weinen durfte, ohne eine Bestrafung zu riskieren. Einmal sagte sie, sie empfinde es als schwierig und ungerecht, sich von etwas trennen zu müssen, »was mir so ans Herz gewachsen ist«.

Schließlich war es ihr gelungen, ein Ende der Analyse etwa ein halbes Jahr im voraus ins Auge zu fassen – ein Umstand, der für sie neu und schwer erträglich war, brachte doch jetzt jede einzelne Sitzung ein Gefühl von Trauer und Vergänglichkeit ins Spiel. Sie erkundigte sich danach, ob sie im Falle erneuter Schwierigkeiten zurückkommen dürfe, und äußerte die Idee, es würde ihr leichter fallen zu gehen, wenn sie mir in der letzten Sitzung gegenübersitzen könnte. Obwohl sie sich ziemlich sicher war, dass ich diesen Vorschlag nicht akzeptieren würde, erschien er ihr doch wichtig; denn er enthielt die Phantasie, sich über einen längeren Blickkontakt der Art meiner Zuwendung zu versichern und zugleich das zu bilden, was sie eine »feste Erinnerung« an die Analyse nannte.

Dennoch tauchte in den letzten Sitzungen erneut die Verletzlichkeit und Fragilität der Patientin auf. Sie sprach von ihrem Glück, auf dem langen Weg mit dem Auto hierher nie in eine Radarfalle geraten zu sein, und erwähnte den Angriff einer Katze auf einen Vogel in ihrem Garten. In der darauf folgenden Stunde berichtete sie bewegt von dem schweren Verkehrsunfall des Mannes ihrer Freundin, der mit dem Helikopter ins Krankenhaus gebracht werden musste – ein Ereignis, das ihr nicht nur ihre eigene Therapie bei mir in der Klinik, sondern auch den Tod ihres Vaters vor Beginn ihrer Analyse ins Gedächtnis rief. Ich denke, sie war auch von der Vorstellung beunruhigt, einen destruktiven Teil in ihrem Inneren nicht ausreichend in die Analyse eingebracht zu haben, der nach wie vor eine Gefahr bildete. So sprach sie von ihrer Angst, die Analyse als einen »Filter« zur Unterscheidung von inneren und äußeren Gefahren zu verlieren und erneut von bedrohlichen Ängsten überwältigt zu werden: eine Furcht, die sie in den letzten Sitzungen wieder vermehrt auf Maßnahmen der »Disziplin« und »Kontrolle« zurückgreifen ließ.

Die letzten Sitzungen

In der *viertletzten Sitzung* berichtete die Patientin von einem Traum, in dem sie die Träume aus ihrer Analysezeit noch einmal an sich vorüberziehen ließ:

In diesem Traum versuchte sie, ihre Träume unter drei Kategorien zu archivieren, von denen die eine »Soap«, die andere »Entertainment« und die dritte »Dokumentation« hieß. Sie konnte aber nur solche Träume auffinden, die sich unter die Kategorie »Soap« einordnen ließen. Die anderen Träume zogen zu schnell an ihr vorüber.

Wir versuchten, diesen Traum als einen Versuch der Archivierung ihrer Erfahrungen unter Ausschluss verstörender und beunruhigender Gefühle zu verstehen. Tatsächlich schien die Soap-Version der Analyse der Abwehr eines beängstigenden Gedankens – »wie wird es ganz am Ende sein?« – zu dienen.

Zu Beginn der *drittletzten Sitzung* erwähnte die Patientin, dass es ihr heute schwergefallen sei zu kommen. Sie habe alle Disziplin aufbringen müssen und wisse nicht, was sie sagen solle.

Ich brachte dieses Gefühl mit ihrem Bedürfnis in Zusammenhang, etwas Beunruhigendes abzuwehren, und sie sagte: »Ja, damit, dass etwas auftauchen könnte, was ich hier nicht mehr abschließen kann – und dann in diesem Zustand gehen zu müssen.«

Ich versuchte, dies mit ihrem Traum aus der vorangegangenen Sitzung in Verbindung zu bringen, dem Versuch, eine Soap-Version unserer Beziehung zu archivieren, eine beruhigende Form von Kontakt ohne atmosphärische Störungen, so wie sie es manchmal in ihrer Kindheit getan hatte, wenn sie ihren Vater dazu bringen konnte, sich mit ihr auf der Couch im Radio eine Familien-Soap anzuhören. Ich erwähnte aber auch die glatten und glitschigen Eigenschaften von Seife, durch die man leicht das Gleichgewicht verliert, wenn man darauf ausrutscht.

Nachdem ich geendet hatte, erwähnte die Patientin eine Szene, in der ein befreundeter Mann einen kritischen Kommentar zu einem T-Shirt abgegeben hatte, das sich seine 12-jährige Tochter von ihrem Taschengeld gekauft hatte. Sie beschrieb, wie die Tochter daraufhin weinte und sich verletzt fühlte, wie sich der Vater dann aber einfühlen konnte, sich bei ihr entschuldigte und sie tröstete.

Ich sagte, dies entspreche vielleicht einem Teil ihrer eigenen beunruhigten und verletzten Gefühle hier, wenn sie traurig sei, gehen zu müssen, und sich durch meine kritischen Kommentare vielleicht missverstanden fühle.

Daraufhin sprach sie zunächst voller Bewunderung von der Fähigkeit dieses Vaters, seine Tochter zu halten und mit ihr in Kontakt zu bleiben, ohne sie zu schlagen und zu schreien, wie es vielleicht ihr Vater getan hätte. Nach einer kurzen Weile erwähnte sie dann das Problem, wie sie mich nach dem Ende der Therapie in sich »abspeichern« und von mir »Gebrauch« machen könnte. Zu »Gebrauch« fiel ihr »legaler« und »illegaler Gebrauch« ein, was sie mit Sex und Drogen in Verbindung brachte, und sie fragte sich, ob jemand, der von den eigenen Eltern misshandelt worden sei, überhaupt jemals einen guten Gebrauch von ihnen machen könne.

Diskussion

Ich denke, dass in dieser Stunde zwei Formen von Beziehung auftauchten, beide beunruhigend und ohne ein wirkliches Gefühl von Sicherheit für meine Patientin. Tatsächlich hatte sie alle Disziplin aufbringen müssen, um überhaupt zu kommen, und ängstigte sich bei der Vorstellung, dass etwas auftauchen könnte, was in der wenigen verbleibenden Zeit nicht mehr zum Abschluss zu bringen wäre. Mit Hilfe der Soap-Version unserer Beziehung versuchte sie dieser Unsicherheit Herr zu werden. Diese eignete sich jedoch weder zur Dokumentation noch zum Ausagieren (»Entertainment«), sondern stellte einen Rückzug in Passivität und milde Unwirklichkeit dar.

Als ich diesen Aspekt der Übertragung zu deuten versuchte, bot mir die Patientin das Bild eines Vaters an, der seine Tochter zwar verletzt hatte, aber doch in der Lage war, sie zu halten und zu trösten. Ich denke, sie hatte sich durch meine Bemerkung verletzt gefühlt, die sie so empfand, als hätte ich gesagt, sie habe sich eine Soap-Version unserer Beziehung wie ein T-Shirt übergezogen, das mir nicht gefiel. In meiner weiteren Interpretation ging ich auf diese Gefühle im Zusammenhang mit dem bevorstehenden Abschied ein, vermochte aber nicht zu sehen, dass dahinter ein weiterer, noch beunruhigenderer Aspekt der Übertragungsbeziehung aktiviert worden war, der in den Begriffen »Mißbrauch«, »Sex« und »Drogen« zum Ausdruck kam.

Die Patientin bot mir die Rolle eines zwar verletzenden, aber doch guten Vaters an, und obwohl ich die Glätte in Zusammenhang mit dem Soap-Szenario angedeutet hatte, war ich offenbar bereit, diesem etwas kitschigen, soap-ähnlichen Bild zu entsprechen, Verletzungen und Missverständnisse einzuräumen, um nicht zu jener gewalttätigen und missbräuchlichen Figur zu werden, die sie anschrie und schlug. Allerdings konnte ich damit ihre Probleme, was sie nach dem Ende der Analyse in sich aufbewahren und wie sie davon Gebrauch machen könnte, auch nur begrenzt verstehen. Schließlich hatte sie ja angedeutet, dass sie nicht nur eine missbräuchliche Behandlung durch mich fürchtete, sondern auch ihrerseits einen »illegalen

Gebrauch« von mir machen könnte. Ich denke, dass das Ende der Analyse für die Patientin zugleich etwas Ängstigendes und Frustrierendes hatte und dass sie mich idealisieren musste, damit ich für sie nicht zu einer schlechten und bedrohlichen Figur wurde.

Sequenz aus der vorletzten Sitzung

Ich komme nun auf eine Sequenz aus der vorletzten Sitzung unmittelbar im Anschluss an die zuvor geschilderte Stunde zu sprechen.

Die Patientin erwähnte gleich zu Beginn, dass sie vor der vorausgegangenen Stunde von einer Biene gestochen worden war, dass sie aber nicht wusste, ob es »erlaubt« wäre, sich während der Analyse zu kratzen. So habe sie die ganze Stunde über in großer Disziplin stillgehalten und erst hinterher versucht, ihre Haut zu kühlen. Daran schlossen sich Gedanken über Allergie, Anaphylaxie sowie über die Angst vor einer Konfrontation an.

Ich war von dieser Schilderung betroffen, vermittelte sie doch einen Eindruck davon, wie sehr die Patientin in der vorausgegangenen Sitzung ein quälendes Gefühl zurückhalten musste, vielleicht aus Angst vor etwas, das noch schlimmer hätte sein können als der Juckreiz durch einen Bienenstich. So sagte ich, sie habe womöglich davor Angst gehabt, wie es sich anfühlen könnte, wenn sie ihre Disziplin aufgebe und etwas Unkontrollierbares auftauche, vielleicht wie in ihren Verfolgungsträumen oder wie ein schreiender und schlagender Vater. Möglicherweise habe sie auch meine Deutungen wie einen Stich empfunden und dann eine Soap-Version gebraucht, um ein bedrohliches Gefühl abzukühlen. Ein anderer Teil von ihr suche aber vielleicht nach etwas, das sich zur Dokumentation eignen könnte und ihr sowohl für die guten wie auch für die schlechten Erfahrungen in ihrer Analyse Raum biete, so dass sie nach deren Ende darauf zurückgreifen könne und sie nicht in einer unwirklichen Phantasiewelt abspalten müsse.

Nach diesem betroffenen und ziemlich ausführlichen Interpretationsversuch meinerseits wirkte die Patientin entlastet. Traurig sprach sie nun davon, erst jetzt hätte sie gemerkt, dass »heute der letzte Dienstag« sei, aber es fühle sich nicht mehr so verzweifelt an wie bei den Abschieden von ihrer Großmutter. Unter Bezug auf die Tour de France, die gerade zu Ende ging, sprach sie davon, ein »Etappenziel« erreicht zu haben und dass es jetzt gut sei, so wie es auch mit ihren Eltern einige wirklich gute Momente gegeben habe, aber vielleicht zu wenige, um in ihrem Leben wirklich davon Gebrauch machen zu können.

Gegen Ende der Stunde schien die Patientin traurig und bewegt, und sie sprach von ihrer Hoffnung, jetzt zu einem »natürlichen« Abschluss zu finden.

Die letzte Sitzung

In der letzten Sitzung begann die Patientin erneut damit, wie schwierig es für sie heute gewesen sei hierherzukommen. Im Garten vor der Klinik habe sie große Bulldozer gesehen, die sich anschickten, alte Bäume und Pflanzen für den Umbau des Eingangsbereiches herauszureißen. Dies habe sie verärgert und verstört.

Nach einer kurzen Pause erwähnte sie dann einen Traum, von dem sie nicht genau wusste, ob sie ihn in der letzten Nacht geträumt hatte, ob es eine Phantasie oder die Erinnerung an einen früheren Traum war.

Dieser Traum bestand nur aus einem einzigen Bild, welches sie und mich in einer Sitzung zeigte, in der wir beide eingeschlafen waren.

Sie hatte zu diesem Traum so gut wie keine Einfälle. Ich erinnerte mich vage an einen früheren Traum ähnlichen Inhalts, in dem sie verstört auf die Deutung der darin enthaltenen sexuellen Anspielung reagiert hatte. Doch jetzt fühlte sich die Atmosphäre der Stunde schläfrig und schwer an, und auch ich empfand eine eigenartige Müdigkeit und Schwere. Als ich mich daraus befreien konnte, sagte ich, der Traum stelle vielleicht einen Versuch dar, sich in einen zeitlosen, ungetrennten Zustand zurückzuziehen, wenn die Realität von Verlust – die Bäume, die aus der Erde gerissen wurden – so unmittelbar bevorstehe und sie das verstörende Gefühl habe, sich einer unsicheren Zukunft alleine stellen zu müssen.

Sie setzte daraufhin ihre Klagen fort und beschwerte sich etwas vorwurfsvoll über die Veränderungen im Gartenbereich, so als wollte sie mich dafür verantwortlich machen. Sie sagte: »Wenn die alten Bäume entfernt werden, wird nichts mehr so sein, wie es früher einmal war!«, und ich erwiderte, sie fürchte, dass etwas Gutes, das über die Jahre hinweg in ihrem Inneren gewachsen sei, sehr leicht beschädigt werden oder verlorengehen könnte.

Nach einer Pause sagte sie, sie habe heute ihr Gefühl für die Zeit verloren.

Sie wisse überhaupt nicht mehr, ob sie noch ganz am Anfang oder bereits kurz vor dem Ende der Stunde sei, etwas, das ihr normalerweise nicht passiere. Alles fühle sich irgendwie unwirklich an.

Ich sagte, sie habe vielleicht ein Bedürfnis danach, im Augenblick der Trennung die Zeit anzuhalten, und in diesem Moment wurde sie sehr traurig und fing leise an zu weinen. Tatsächlich waren wir bereits ganz am Ende der Stunde angelangt, und ich sagte ihr, dass wir am Ende der Zeit dieser letzten Sitzung seien. Sie stand von der Couch auf, schaute mich mit Tränen in den Augen an, drückte mir fest die Hand und sagte »Vielen Dank!«. Dann ging sie hinaus und drückte die Türe hinter sich zu.

Diskussion

Ich denke, dass die Patientin in diesen beiden letzten Sitzungen im Zusammenhang mit der bevorstehenden Trennung erneut mit verwirrenden und verstörenden Gefühlen in Berührung kam, vor denen sie sich zu schützen suchte, indem sie zu vertrauten Abwehrmaßnahmen Zuflucht nahm. In der drittletzten Sitzung war dies die Disziplin, mit der sie ein quälendes, möglicherweise auch erregtes Gefühl zu unterdrücken suchte, in der letzten Sitzung der Rückzug in eine Welt von Unwirklichkeit und Zeitlosigkeit. Beide Male nahm sie die Hilfe von Abwehrorganisationen in Anspruch, die ihr psychisches Leben zuvor weitgehend beherrscht hatten. Jedoch war der Rückzug jetzt eher vorübergehender Natur, so dass sie sich den ängstigenden und verwirrenden Gefühlen nun besser stellen konnte.

So war es der Patientin in der vorletzten Sitzung möglich geworden, über den vorausgegangenen Bienenstich und die damit verbundene Beunruhigung zu sprechen. Ich war betroffen darüber, dass sie eine ganze Stunde lang ihren Juckreiz unterdrückt hatte, und ihre Einfälle hinsichtlich Allergie, Anaphylaxie und Konfrontation deuteten darauf hin, dass sie im Zusammenhang mit der Trennung eine Wiederkehr der bedrohlichen und gewalttätigen Objekte in ihrem Inneren befürchtete. Ich denke, es war ihr in der vorausgegangenen Sitzung nicht klar, ob sie in der folgenden Stunde überhaupt darüber sprechen würde. Durch ihre Mitteilung vermittelte sie mir einen Eindruck von der Fragilität ihres psychischen Gleichgewichts, so dass ich die Gefahr besser sehen konnte, die für sie von destruktiven Gefühlen in ihrem Inneren, aber auch von meinen Deutungen – wie von einem Stich, der eine allergische Reaktion auslöst – ausging. Dadurch geriet ihr Bedürfnis nach einer Soap-Version unserer Beziehung zur Aufrechterhaltung dieses Gleichgewichts, ebenso wie ihre Schwierigkeit, ihre psychische Realität zu dokumentieren und in sich aufzubewahren, besser in den Blick.

Meine diesbezügliche, sehr ausführliche Deutung in dieser Stunde stellte wohl vor allem einen Versuch dar, mit meiner eigenen Betroffenheit fertigzuwerden. Als Reaktion darauf wurde die Patientin bei dem Gedanken traurig, dass, wie sie sagte, »heute der letzte Dienstag ist«. Offenbar konnte sie in diesem Moment ihren zeitlosen Zustand verlassen und dem Schmerz Raum geben, der mit der Anerkennung von Vergänglichkeit verbunden ist. Ihre Trauer und die damit auftauchenden Erinnerungen an gute Erfahrungen mit ihren Eltern unterschieden sich jedenfalls spürbar von der befürchteten Reaktion auf einen Bienenstich, deuteten aber zugleich an, dass diese guten Momente – und damit auch die Analyse – möglicherweise zu wenige gewesen sein könnten, um davon in ihrem Leben wirklich Gebrauch machen zu können.

Dieser Zustand hatte sich jedoch bis zur letzten Sitzung erneut geändert. Die Patientin empfand es nun wiederum als sehr schwierig, überhaupt zu kommen, und beklagte sich über die Veränderungen im Gartenbereich, die sie als etwas Grausames und Gewaltsames empfand. Dann erwähnte sie einen Traum, von dem sie nicht wusste, ob es tatsächlich ein Traum, die Erinnerung an einen Traum oder eine Phantasie war. Der Traum zeigte ein statisches Bild, in dem wir beide eingeschlafen waren. Die Patientin hatte so gut wie keine Assoziationen dazu, und in mir breitete sich eine schwere, schläfrige Stimmung aus.

Ich denke, dass dieser Traum kein wirklicher Traum war, sondern eher ein Entwurf von etwas, das sich in der Beziehung unmittelbar in Szene setzte. Er wirkte wie eine Droge und rief in mir eine Art Benommenheit hervor, durch die die letzte Sitzung in einen zeitlosen, ungetrennten Zustand transformiert werden sollte, in dem die Realität von Vergänglichkeit und Verlust keine Rolle spielt.

Als ich mich nach einer Weile aus diesem Zustand lösen konnte und den von mir vermuteten Zusammenhang ansprach, beklagte sich die Patientin erneut über die Tätigkeit der Bulldozer, so als hätte ich ihr mit meiner Deutung etwas Grausames angetan und den Gartenbereich ihrer schlaftrunkenen Phantasie zerstört: »Wenn die alten Bäume entfernt sind, wird nichts mehr so sein, wie es früher einmal war!« Daraufhin sprach ich ihre Angst an, dass das, was in ihrem Inneren gewachsen war, sehr leicht beschädigt oder zerstört werden könnte, sei es durch ihre weiter bestehende Destruktivität oder durch meine Deutungen – und erst jetzt wurde ihr deutlich, dass sie in dieser Stunde ihr Gefühl für die Zeit verloren hatte: Sie wusste nicht mehr, ob wir noch ganz am Anfang oder bereits ganz am Ende der Stunde waren.

Ich denke, dass die Patientin erst in diesem Moment aus dem schlaftrunkenen Zustand, den sie mit der Schilderung ihres Traums erzeugt hatte, aufgewacht war. Sie fing leise an zu weinen, wurde von Trauer überwältigt und bedankte sich, bevor sie sich verabschiedete und hinausging – so als hätte sie sich erst jetzt der Trauer stellen können, die mit der letzten Stunde und dem Abschluss ihrer Analyse verbunden war.

Abschließende Überlegungen

In diesem Kapitel sollte dargestellt werden, wie die Situation des Abschiednehmens mit der Angst vor dem Wiederauftauchen pathologischer innerer Objekte verbunden sein kann. Gefühle von Unwirklichkeit am Ende einer Analyse sind wahrscheinlich kein seltenes Vorkommnis in der Behandlung von Borderline-Patienten und entsprechen dem erneuten Tätigwerden pathologischer Organisationen im Zusammenhang mit der Erfahrung von Trennung und Verlust.

Im Falle von Frau F. spielten hierbei Ängste vor dem Wiederauftauchen verstörender psychotischer Objekte eine Rolle, die in der Analyse vielleicht nicht ausreichend bearbeitet worden waren und vor denen sie sich zu schützen suchte, indem sie die erwähnten Träume wie Videosequenzen in die Beziehung einschob. Durch sie sollte die Übertragungssituation in milde Unwirklichkeit und Zeitlosigkeit überführt werden. Im Falle des ersten Traums geschah dies dadurch, dass zur Archivierung nur noch die Kategorie »Soap« verfügbar war, im zweiten Traum, indem die Zeit in einer statischen Phantasie stehen blieb. Beide Male wurde ich durch das Traum-Szenario in meinem Fühlen und Denken affiziert: zuerst dadurch, dass ich

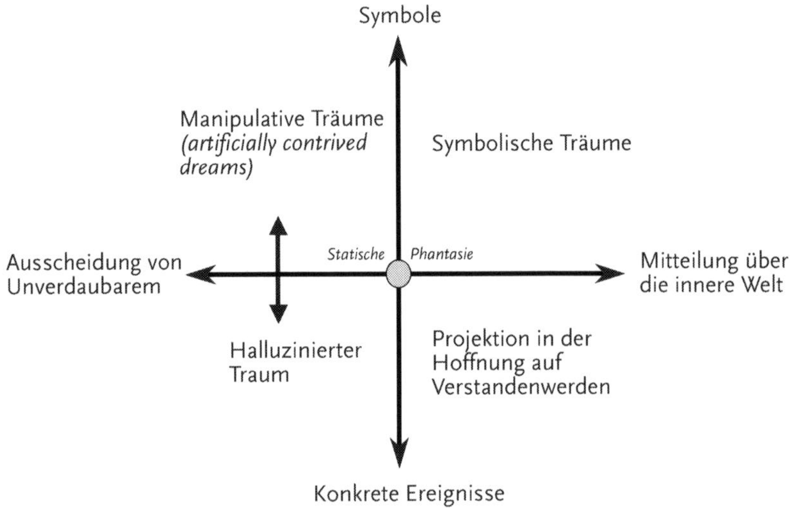

Abb. 8: Übergang zwischen psychotischen und Borderline-Träumen (Pat. F.)

Deutungen wie ein wundervoll tröstender Vater gab, der das destruktive Szenario übersah, und nach dem zweiten Traum, als ich für eine kurze Weile in einer schläfrigen Schwere hängen blieb, so, als würde ich in den Traum hineingezogen, in dem wir beide eingeschlafen waren.

Um zu dem eingangs erwähnten Schema zurückzukehren, ließe sich vielleicht sagen, dass wir uns in diesem Moment im Bereich des linken oberen Quadranten – dem Bereich des Borderline-Träumens – bewegten, in den sich die Patientin zurückgezogen hatte, um sich vor dem befürchteten Wiederauftauchen psychotischer Träume (linker unterer Quadrant) zu schützen. Solange wir schliefen oder uns in einer Soap-Version aufhielten, konnte die Zeit angehalten werden, wobei die Wirklichkeit in der Schwebe blieb.

Allerdings war dadurch auch der Kontakt mit Gefühlen von Trauer und Verlust blockiert. Die Patientin schien meine Deutungsversuche, die sich in diese Richtung bewegten, mit der Aktivität der Bulldozer im Klinikgarten gleichzusetzen und deutete damit an, dass sie befürchtete, mit der Trennung all das Gute, das in ihrem Inneren gewachsen war, wieder zu verlieren. Zugleich hatte sie wahrscheinlich jedoch auch Angst vor eigenen, bulldozerähnlichen destruktiven Gefühlen, die alles Gewachsene wieder zerstören könnten. Die Auseinandersetzung mit diesen Ängsten war die Voraussetzung dafür, sich ihren Trauergefühlen stellen zu können und die Erfahrungen der Analyse in ihrem Inneren zu dokumentieren.

Bei Frau F. zeigte sich dies, als sie kurz vor dem Ende der letzten Sitzung – so als wäre sie gerade aus einem langen Schlaf aufgewacht – ihren zeitlosen, schlaftrunkenen Zustand verließ, bestürzt über die bereits weit vorangeschrittene Zeit reagierte und von Trauergefühlen überwältigt wurde, bevor sie sich verabschiedete und ging. Vielleicht war dieser Abschied aus der Analyse tatsächlich überstürzt und verfrüht. Ich denke jedoch, dass die Patientin in diesem Moment auf eine sehr bewegende Weise mit der Unwiederbringlichkeit der Zeit als Merkmal der Wirklichkeit in Berührung kam.

Um sich mit solchen Gefühlen auseinanderzusetzen und sich aus einem Rückzugszustand hervorzubewegen, müssen Selbstanteile, die durch projektive Identifizierung verlorengegangen waren, zurückerlangt werden (vgl. Steiner 1990). In der Behandlung bedeutet dies, dass der Analytiker diese projizierten Selbstanteile und inneren Zustände vorübergehend in sich aufnimmt, um sie zu gegebener Zeit in einer weniger unerträglichen und bedrohlichen Form an den Patienten zurückzugeben. Wie die Behandlung von Frau F. zeigt, ist dieser Umwandlungsprozess überaus störanfällig. Kommt es zu Unterbrechungen oder Rückwärtsbewegungen, dann sind von beiden Seiten Anstrengungen nötig, um sich diesen Erfahrungen erneut zu stellen. Um genauer zu verstehen, an welchen Stellen dieser Prozess scheitern kann und welche Schritte erforderlich sind, um ihn wieder in Gang zu bringen, ist es hilfreich, das Konzept der projektiven Identifizierung in mehrere Teilphasen zu untergliedern. Einige Überlegungen hierzu werden im folgenden Kapitel angestellt.

9. Sackgassen und Verwicklungen: ein mehrphasiges Modell der projektiven Identifizierung

Über den klassischen Begriff der Projektion hinaus hat das Konzept der projektiven Identifizierung die Untersuchung projektiver und introjektiver Prozesse in vielerlei Hinsicht vorangebracht. Die 1946 von Melanie Klein entworfene Theorie erlaubte es erstmals, frühe kommunikative Austauschprozesse mit der Analyse von Abwehrvorgängen und mit Weiterentwicklungen in der psychoanalytischen Behandlungstechnik in Verbindung zu bringen. Gerade weil es intrapsychische und intersubjektive Vorgänge miteinander in Beziehung setzt, hat das Konzept der projektiven Identifizierung schulenübergreifend außerordentlich befruchtend gewirkt und zahlreiche Entwicklungen ermöglicht (vgl. Frank, Weiß 2007). Einige dieser Entwicklungen betreffen die Funktion primitiver Abwehrmechanismen und den Aufbau pathologischer Persönlichkeitsorganisationen (vgl. Kap. 2); andere haben das Verständnis von Übertragungs-/Gegenübertragungsprozessen zum Gegenstand und sind für die Behandlung von Borderline-Patienten unverzichtbar geworden.

Im Folgenden wird zunächst die Entwicklung des Konzepts von Freud zu Klein dargestellt. Im Anschluss daran werden die von Bion und Money-Kyrle eingeführten Erweiterungen in Hinblick auf das Verständnis von Gegenübertragungsprozessen diskutiert. An deren Überlegungen anknüpfend, stelle ich abschließend ein mehrphasiges Modell der projektiven Identifizierung vor. Aus ihm sollen Deutungsoptionen hervorgehen, um Wege aus den Dilemmata und Sackgassen zu erkunden, welche für die Behandlung von Borderline-Patienten so charakteristisch sind.

Die Theorie der projektiven Identifizierung – von Freud zu Klein

Vorläufer zu Kleins Konzept der projektiven Identifizierung lassen sich bereits in Freuds klinischen Beschreibungen finden, so etwa, wenn er in »Trauer und Melancholie« (Freud 1916–17g) die melancholische Identifikation des Ich mit einem verlorenen Objekt beschreibt oder in seiner Leonardo-Studie (Freud 1910c, S. 170) darstellt, wie der Künstler einen kindlichen Teil seines Selbst in seine Schüler hineinlegt, während er sich selbst in seiner Liebe zu ihnen mit seiner Mutter identifiziert. Aus diesen Identifizierungen geht bei Leonardo eine narzisstische Objektbeziehung hervor. Auch wenn Freud damit bereits einiges von Kleins späteren Überlegungen vorwegnimmt, bleibt sein Konzept der Projektion zunächst noch relativ allgemein und unbestimmt. Es wird für solch unterschiedliche Phänomene wie die Traum- und Symbolbildung (Freud 1915c; 1916–17f), die Entstehung von Gesellschaft, Kultur und Religion (Freud 1921c; 1927c; 1930a) oder das Zustandekommen wahnhaft-psychotischer Zustände (Freud 1896b; 1911c; 1922b) in Anspruch genommen. Dabei bleibt letztlich unklar, auf welche Weise Projektionen eigentlich wirken, was normale und pathologische Projektionen voneinander unterscheidet und wie diese das Objekt beeinflussen, auf welches sie gerichtet sind.

Unter Freuds Nachfolgern waren es vor allem Sándor Ferenczi, Karl Abraham und Edoardo Weiss, die seine Vorstellungen zur Projektion weiterführten: Ferenczi (1909; 1913b) hatte sich bereits früh mit dem Verhältnis von projektiven und introjektiven Prozessen beschäftigt, und Weiss (1925) hatte als Erster den Begriff »projektive Identifizierung« eingeführt. Maßgeblich für Melanie Klein wurden aber vor allem die Untersuchungen Abrahams (1912; 1920; 1924), in denen dieser die Beziehung introjektiver und projektiver Mechanismen zu den Vorgängen der Nahrungsaufnahme und Ausscheidung erkundete und deren Rolle beim Zustandekommen narzisstischer und manisch-depressiver Zustände beschrieb. An seine Überlegungen konnte sie in ihrer therapeutischen Arbeit mit Kindern anknüpfen (vgl. Frank 1999). Und es waren diese klinischen Erfahrungen, in denen sie mit der Bedeutung primitiver Projektionen für die Entstehung früher Angstsituationen und die Entwicklung von Symbolisierungsprozessen vertraut wurde (Klein 1930).

Im gleichen Jahr, in dem Klein ihr Buch *Die Psychoanalyse des Kindes* (1932) veröffentlichte, deutete ihr späterer Analysand Roger Money-Kyrle an, dass manche Projektionen mit dem Verlust von Teilen des Selbst einhergehen und umgekehrt die Introjektion zumeist einer Reintrojektion von etwas bereits Projiziertem entspricht (Money-Kyrle 1932, S. 157ff.). Offenbar bestand in den 1930er und 1940er Jahren eine allgemeine Bereitschaft für die Entwicklung neuer Ideen, und vielleicht hängt es damit zusammen, dass an verschiedenen Orten ähnliche Überlegungen auftauchten: James Strachey (1934) hatte bereits frühzeitig Kleins Auffassungen zur Rolle von Projektion und Introjektion bei der Über-Ich-Bildung aufgegriffen und in sein Konzept der »mutativen Deutung« integriert. In den Vereinigten Staaten wies Richard Knight (1940) auf die Beziehung projektiver Prozesse zum Neiderleben und zur Aufhebung von Getrenntheit hin, und wiederum in Großbritannien verwendete Majorie Brierley bereits 1945 den Terminus »projektive Identifizierung« in einem etwas anderen Sinn (vgl. Spillius 2007). Dennoch blieb es Melanie Klein vorbehalten, mit ihrem neuen Modell seelischen Funktionierens (vgl. Kap. 2) die Grundlage für ein vertieftes Verständnis pathologischer Projektionen und Identifizierungen zu legen.

In ihrer Arbeit »Bemerkungen über einige schizoide Mechanismen« (1946, S. 17) findet sich eine Stelle, die das veränderte Verständnis projektiver Vorgänge besonders anschaulich illustriert. Dort heißt es:

> »*Zusammen mit diesen schädlichen, im Hass ausgestoßenen Exkrementen werden auch abgespaltene Teile des Selbst auf, oder – diese Formulierung erscheint mir zutreffender –* in *die Mutter projiziert.*«

Mit der Präzisierung »*in*« statt »*auf*« versucht Klein, den vor der Sprachverwendung liegenden »unbewussten Prozess zu veranschaulichen« (ebd.). Dabei gelangt sie zu der Vorstellung, dass die Projektion nicht nur die Oberfläche des Objekts berührt, sondern in dieses eindringen kann und dadurch zu Veränderungen von dessen innerem Zustand führt. Ferner deutet sie die *aufnehmende* Funktion des Objekts an (vgl. Kap. 2, »Kleins Konzept der projektiven Identifizierung ...«) und bereitet damit Bions Überlegungen zum Verhältnis von Containment und projektiver Identifizierung vor.

Kleins Unterscheidung von Projektion und projektiver Identifizierung

Die Unterscheidung von Projektion »auf« und Projektion »in« führt Klein zu einer weiteren bedeutsamen Differenzierung: Wie aus ihren unveröffentlichten Aufzeichnungen hervorgeht (vgl. Spillius 2007, S. 146f.), erwog sie zumindest zeitweise die Möglichkeit eines zweiphasigen Vorgangs, bei dem in einem ersten Schritt dem Objekt bestimmte Eigenschaften zugeschrieben werden und erst in einem zweiten Schritt die Phantasie besteht, in das Innere des Objektes hineinzugelangen und dessen inneren Raum mit Phantasien und Gedanken zu füllen. Anders als ihre Nachfolger unterscheidet sie damit zwischen »Projektion« und »projektiver Identifizierung«. Klein führt dazu aus:

> *»Auf einer höheren Ebene bedeutet Projektion, einem anderen etwas zuzuschreiben, was man bei sich selbst nicht leiden kann – z. B. nicht ›ich bin gemein‹, sondern, ›du bist gemein‹, nicht, ›ich irre mich‹, sondern, ›du irrst dich‹.« (S. 146)*

Bei diesem ersten Schritt scheint es sich nach Klein mehr oder weniger um eine *Zuschreibung* zu handeln. Sie geht jedoch davon aus, dass es zumeist nicht bei dieser Zuschreibung bleibt:

> *»Ich glaube, dass auf einer tieferen Ebene eine solche Projektion immer das Gefühl mobilisiert, ›ich tue etwas in dich hinein, was ich entweder nicht haben will – zum Beispiel, ich irre mich – oder etwas, was ich für mein Gefühl nicht verdiene – zum Beispiel, ich tue etwas Gutes in den anderen‹, aber das ist schon projektive Identifizierung.« (S. 146f.)*

Dieser zweite Schritt impliziert, etwas konkret in den anderen hineinzulegen. Wenn man will, könnte man in Bezug auf den ersten Teilschritt von *attributiver projektiver Identifizierung* (vgl. Britton 1998, S. 16ff.) und in Hinblick auf den zweiten Teilschritt von *invasiver projektiver Identifizierung* (vgl. Rosenfeld 1949, 1971a; O'Shaughnessy 2003) sprechen. Nach Klein hat diese Auffassung Folgen für die Behandlungstechnik:

> *»Die Folge wäre dann, dass beide Schritte, Projektion, wie oben beschrieben, und projektive Identifizierung, sich nicht gleichzeitig ereignen müssen, aber sehr oft gleichzeitig sind. Was die Technik angeht, glaube ich, dass man genau betrachten sollte (…), welche Ebene gerade aktiv ist, das heißt, wenn ich den Eindruck habe, es geht gerade um etwas auf einer höheren Ebene, dann würde die Deutung sich auf den ersten der beiden Schritte beziehen (…).« (Spillius 2007, S. 147)*

Klein betont in diesem Zusammenhang, wie notwendig es ihrer Ansicht nach ist, »Schritt für Schritt entsprechend der Gefühle, Ängste usw., die im Patienten wachgerufen wurden, voranzugehen und nicht vorauszueilen, weil der Analytiker schon weiß, was dahintersteckt« (S. 147). Sie unterstreicht die Wichtigkeit, den Vorgang der projektiven Identifizierung in verschiedene Teilprozesse zu zerlegen, aber sie richtet ihre Aufmerksamkeit in erster Linie auf den Patienten, von dem die Projektion ausgeht, nicht so sehr auf den Analytiker, der sie aufnimmt. Dementsprechend sieht sie – der Tradition Freuds folgend – in der Gegenübertragung vor allem ein Hindernis, weniger ein Verstehensinstrument für den therapeutischen Prozess.

Gegenübertragung und Containment bei Bion

Dieses Verständnis der Gegenübertragung konnte zu Beginn der 1950er Jahre durch die Arbeiten Paula Heimanns (1950), Annie Reichs (1951), Margret Littles (1951), Heinrich Rackers (1953) und anderer allmählich erweitert werden. Unter Kleins Schülern waren es vor allem Roger Money-Kyrle (1956) und Wilfred Bion (1962), die die Grundlagen für eine solche Erweiterung schufen. Bions Modell der Transformation primitiver emotionaler Erfahrungen untersucht vor allem das Verhältnis von *Container/contained.* (vgl. Kap. 2). Das Schicksal des projizierten Materials hängt damit wesentlich auch von den Modifikationen ab, die es in der aufnehmenden Struktur erfährt. Gelingt ein solches Containment, dann können die in α-Elemente umgewandelten Projektionen reintrojiziert und in dieser Form als Bausteine zum Nachdenken verwendet werden. In der analytischen Situation ist es die Gegenübertragung des Analytikers, die – in Analogie zur mütterlichen *Rêverie* – die Funktion des Containment übernimmt.

Ein Scheitern des Transformationsprozesses kann nach Bion verschiedene Ursachen haben:

1. Es kann auf die Gewaltsamkeit der Projektion und der projizierten Elemente unter dem Eindruck von Neid *(–K)* oder unerträglicher Versagung zurückgehen, welche keine gedeihliche *(kommensale)* Beziehung zwischen *Container* und *contained* zulassen.[14]
2. Es kann auf eine unzureichende Aufnahmebereitschaft und Umwandlungsfähigkeit des Containers zurückzuführen sein. Der Analytiker verweigert dann bestimmten Erfahrungen in seiner Gegenübertragung die Aufnahme oder aber er bleibt in seiner Gegenübertragung ›stecken‹.
3. Schließlich sind auch Störungen des Reintrojektionsprozesses vorstellbar, auf die Bion jedoch nicht näher eingeht.

Bions Auffassungen zur Symbolisierung emotionaler Erfahrungen berühren sich in einigen Punkten mit empirischen Befunden zur Mentalisierung primitiver Affektzustände in der frühkindlichen Entwicklung (vgl. Fonagy et al. 2002). Sie wurden jedoch auf der Grundlage klinischer Erfahrungen formuliert und setzen den Kontext der von Bion entwickelten Denktheorie voraus. Darüber hinaus führen sie behandlungstechnisch zu teilweise sehr unterschiedlichen Schlussfolgerungen (Britton, Fonagy 2009).

R. Money-Kyrle: Transformationsprozesse in der Gegenübertragung

Noch bevor Bion sein Konzept *Container/contained* formulierte, hatte bereits R. Money-Kyrle in seinen Arbeiten ein detailliertes Modell des Durcharbeitens in der Gegenübertragung vorgelegt (vgl. Frank, Weiß 2003). Ähnlich wie Bion beschreibt er darin die Gegenübertragung als Transformationsprozess, konzentriert sich aber mehr auf die Vorgänge, die sich im Inneren des Analytikers abspielen.

In seiner Arbeit »Normale Gegenübertragung und mögliche Abweichungen« (Money-Kyrle 1956) schildert er zunächst, wie der Patient Teile seines Selbst und seiner inneren Objekte in den Analytiker projiziert. Dieser nimmt die projizierten Selbstanteile in sich auf und vergleicht sie mit den inneren Objekten in seiner unbewussten Phantasie. Dadurch kommt der Analytiker mit Aspekten seines eigenen infantilen Selbst wie auch mit beschädigten inneren Objekten in Berührung, für welche nun die aufgenommenen Selbstanteile des Patienten stehen. Diese introjektive Identifizierung bildet die Grundlage für seine Einsicht und Empathie. Sie ermöglicht es dem Analytiker, sich in die innere Welt des Patienten einzufühlen, ohne sich jedoch völlig mit ihr zu identifizieren.

Für diese zweite Bewegung, die von der unmittelbaren Identifikation hin zu einer beobachtenden Position führt, kommt bei Money-Kyrle – in Anlehnung an P. Heimann (1950, 1960) – der Identifikation mit dem inneren Elternpaar eine wichtige Bedeutung zu. Sie gestattet es dem Analytiker, gegenüber der Identifikation mit den projizierten Selbstanteilen des Patienten eine dritte, beobachtende Position einzunehmen.

Die Oszillation zwischen beiden Positionen – dem projizierten Kind und dem verstehenden Elternpaar – bildet hierbei einen wesentlichen Bestandteil des Durcharbeitens in der Gegenübertragung. Sie versetzt den Analytiker in die Lage, das, was er introjektiv in sich aufgenommen hat, zu transformieren und ihm eine neue Bedeutung zu geben. Money-Kyrle konzeptualisiert diese verstehende Bewegung zugleich als *Wiedergutmachung* und damit als Bewegung in Richtung der depressiven Position. Wirkliches Verstehen setzt damit wenigstens vorübergehend das Erreichen echter Getrenntheit voraus (vgl. Weiß 2003b).

Erst wenn diese innere Entwicklung in Gang gekommen ist, kann der Analytiker dazu übergehen, die aufgenommenen und transformierten Selbstanteile des Patienten zu deuten, d.h. bei Money-Kyrle: sie in den Patienten zu »reprojizieren«. Dabei setzt die Reprojektion – sofern sie nicht-defensiv ist – das Durcharbeiten der Gegenübertragung voraus. Denn nur in dieser bearbeiteten Form kann die Deutung vom Patienten reintrojiziert und zum Ausgangspunkt weiteren Nachdenkens werden, was wiederum mit der Rücknahme von Projektionen und dem Anerkennen von Getrenntheit verbunden ist.

Zusammenfassend gesagt, befindet sich der Analytiker bei Money-Kyrle in einer ständigen Doppelbewegung: einerseits der Bewegung zwischen der Identifikation mit den projizierten Selbstanteilen des Patienten und dem Einnehmen einer verstehenden Position, andererseits der Bewegung zwischen Introjektion und Projektion. Solange diese oszillierende Bewegung im Gleichgewicht bleibt, ermöglicht sie weitere Verstehensschritte und trägt zu einer entwicklungsfördernden analytischen Beziehung bei. Der Gegenübertragungsprozess umfasst dabei drei Phasen, die sich, einander überlappend, mehr oder weniger gleichzeitig vollziehen:

1. die *introjektive Identifikation* des Analytikers mit bestimmten Aspekten des Patienten bzw. dessen innerer Welt,
2. die *verstehende Transformation* durch den Vergleich mit seinem eigenen frühen Selbst und die Einnahme einer dritten Position sowie
3. die *Reprojektion* dessen, was im Durcharbeiten der Gegenübertragung annähernd verstanden worden ist.

Wie Money-Kyrle ausführt, kann das Durcharbeiten der Gegenübertragung auf jeder dieser drei Ebenen erschwert sein, was klinisch z. B. in Phasen verzögerter Introjektion, in Angst vor Nicht-Verstehen oder in defensiver Reprojektion zum Ausdruck kommt.

Für die nachfolgenden Überlegungen bilden Money-Kyrles Vorstellungen zusammen mit Bions Theorie von *Container/contained* sowie Melanie Kleins unpublizierten Ansichten zur projektiven Identifizierung den Ausgangspunkt. Wenn dabei von einzelnen »Phasen« der projektiven Identifizierung die Rede ist, dann sollen diese nicht als zeitliche Abschnitte, sondern wiederum im Sinne von einander überlappenden, mehr oder weniger gleichzeitig ablaufenden Teilprozessen verstanden werden.

Ein mehrphasiges Modell der projektiven Identifizierung

Greift man Melanie Kleins Überlegungen auf, dann kommt es in einem ersten Schritt zunächst zu einer *Zuschreibung*, d.h. zu einer Bindung der Projektion an den Analytiker, bevor diese in einem zweiten Schritt in sein Inneres eindringt. Obwohl Klein betont, dass beide Vorgänge »sehr oft gleichzeitig« ablaufen, erscheint es ihr doch als sinnvoll, die einzelnen Teilprozesse unter behandlungstechnischen Gesichtspunkten voneinander zu differenzieren. Die erste, attributive Phase lässt sich demnach auch als *Anheftung* beschreiben.

Phase 1: Anheftung der Projektion

Die Projektion (P) muss den Analytiker (A) *erreichen*, d.h. sie muss sich an seiner psychischen Oberfläche anheften. Dies geschieht häufig mit Hilfe eines Merkmals oder einer Eigenschaft des Analytikers, die zu der jeweiligen Projektion passt. Das entsprechende Merkmal kann man als Anheftungsstelle oder *Rezeptor* (R) bezeichnen, an welche sich die Projektion bindet (Abb. 9). Es entsteht nun eine Verbindung zwischen der Psyche des Analytikers und der Projektion des Patienten, die mehr ist als lediglich die Reflexion an einer undurchsichtigen »Spiegelplatte« (Freud 1912e, S. 384).

Allerdings wird in dieser Phase *das Innere des Analytikers noch nicht wesentlich affiziert*. Er erlebt die projektive Identifizierung eher als etwas *von außen Kommendes*, d.h. zweidimensional wie eine angeheftete Projektion. Dies entspricht der *projektiven Identifizierung als Projektion* (vgl. Sandler 1987) oder *als omnipotente Phantasie* (Klein 1946; Feldman 1997b). Diese muss den Analytiker, auch wenn sie sehr gestörte und vielleicht sogar psychotische Elemente enthält, nicht notwendigerweise verstören. Rosenfeld (1971a) und Bion (1958) haben solche Projektionen beschrieben, die nicht zu einem ausgeprägten *involvement* (vgl. Feldman 1997b, S. 229ff.) des Analytikers führen und deshalb auf eine relativ direkte Weise zu deuten sind. Auch Joseph (1987) hat darauf hingewiesen, dass Art und Ausmaß der Beeinflussung durch die projektive Identifizierung nicht nur bei verschiedenen Patienten, sondern auch im Verlauf einer Analyse oft erheblich voneinander variieren. Im nämlichen Sinn unterscheidet Feldman (1997b, S. 230) zwischen projektiver Identifizierung, die zu einem *Enactment* führt, und projektiver Identifizierung als Phantasie, welche den inneren Zustand des Analytikers nicht dauerhaft beeinflusst.

Man kann natürlich unterschiedlicher Auffassung sein, ob es sinnvoll ist, zwischen eindringenden und nicht-eindringenden projektiven Identifizierungen zu unterscheiden, oder auch darüber, ob es überhaupt nicht-eindringende Projektionen gibt. Klinisch scheint es aber unterschiedliche Grade des Eindringens zu geben, welche die Reaktion des Analytikers und seine Möglichkeit, Deutungen zu geben, in unterschiedlicher Weise beeinflussen. In diesem Sinn ist vielleicht der oben zitierte Hinweis Melanie Kleins zu verstehen, bei der Deutung »Schritt für Schritt entsprechend der [im Patienten wachgerufenen] Gefühle, Ängste usw. (…) voranzugehen«.

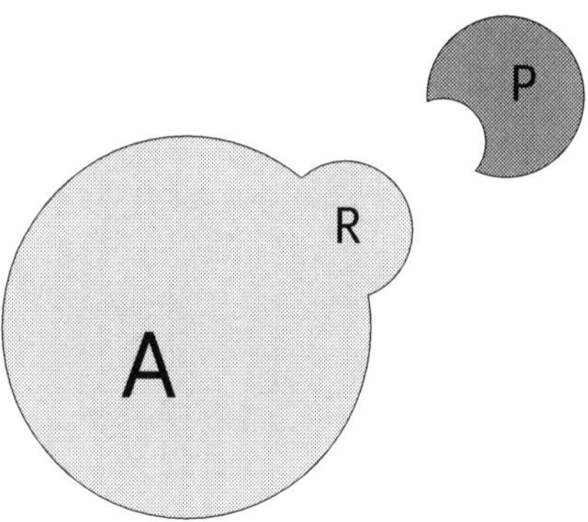

Abb. 9: Anheftung der Projektion (P) an eine Bindungsstelle (R) des Analytikers (A)

Probleme im Bereich der ersten Phase können entweder daraus resultieren, dass *keine Anheftungsstelle* zur Verfügung steht, oder daraus, dass eine *zu feste, starre und dauerhafte Verbindung* zwischen der Projektion des Patienten und der Anheftungsstelle des Analytikers entsteht:

Im ersten Fall hat der Patient das Gefühl, den Analytiker nicht erreichen zu können. Diesem wiederum fällt es schwer, mit dem Material des Patienten emotional in Kontakt zu kommen, so dass er es nur eingeschränkt innerhalb der Übertragungssituation als bedeutsam erleben kann.

Im zweiten Fall ist die Verbindung zu fest, d. h. die Projektion klebt sich an die psychische Oberfläche des Analytikers an, die dann wie ihre natürliche Entsprechung erscheint. Auch in diesem Fall ist es schwierig, die Projektion als etwas zu interpretieren, das vom Patienten ausgeht: Der Patient fühlt sich durch bestimmte Eigenschaften des Analytikers in seiner projektiven Phantasie bestätigt. Dem Analytiker wiederum fällt es schwer, hinter dem, was er zunächst für eine ›realistische Wahrnehmung‹ des Patienten hält, dessen Projektion zu erkennen. Ist dieses Problem sehr ausgeprägt, so ist die Projektion wahrscheinlich doch tiefer in ihn eingedrungen und sie wird jetzt mit einem inneren Objekt des Analytikers identifiziert.

Im günstigen Fall – wenn weder eine zu lose noch eine zu starre Verbindung entsteht – kann der Analytiker die projektive Phantasie als etwas deuten, was sich sozusagen »außerhalb« von ihm abspielt. Es ist allerdings fraglich, ob diese Art der Beziehung jemals in Reinform existiert oder ob es nicht auch in diesem Stadium immer bereits zu einem Eindringen kommt. Allerdings ist dieses Eindringen dann oft nicht sehr gewaltsam, d. h. weniger auf Ausstoßung und Abspaltung von Teilen des Selbst beruhend, und auch eher vorübergehender Natur. Joseph (1987) hat solche klinischen Situationen bei Patienten beschrieben, die sich im Verlauf einer Analyse der depressiven Position nähern und allmählich die Kraft finden, »im ›Außen‹ zu leben« (S. 266).

Idealerweise behält der Analytiker bei ›nicht-eindringenden‹ Projektionen mehr oder weniger seinen beobachtenden Abstand bei. Der Analysand bemächtigt sich seiner nicht dauerhaft, um »in ihm« zu leben und Teile seiner inneren Welt in Besitz zu nehmen. Durch die Deutung wird die Art der entstandenen Verbindung analysiert. Der Patient kann seine Projektion zurücknehmen und als etwas von ihm Ausgehendes erkennen. Dies ist z. B. bei *klassischen Übertragungsdeutungen* der Fall. Zumeist jedoch dringt die Projektion in den Analytiker ein, und dieser wird dadurch in seiner Gegenübertragung auf die eine oder andere Weise affiziert. Diese aufnehmende Funktion des analytischen Verstehens hatte wohl Freud im Sinn, wenn er forderte, der Arzt solle »dem gebenden Unbewußten des Kranken sein eigenes Unbewußtes als empfangendes Organ zuwenden« (1912e, S. 381).

Phase 2: Eindringen der Projektion in das Innere des Analytikers

Durch die Verbindung mit der Anheftungsstelle wird die Projektion in der Regel auch in das Innere des Analytikers eindringen. Wie dies geschieht, hängt von verschiedenen Faktoren ab, darunter von der Intensität der Projektion und den Motiven, die hinter ihr stehen. Aber nicht nur die vom Patienten ausgehenden Einflüsse sind hier bedeutsam. Für das weitere Schicksal der projektiven Phantasie kann auch die Aufnahmebereitschaft des Analytikers eine wichtige Rolle spielen. Dringt die Projektion in ihn ein, so affiziert sie sein Inneres und löst jetzt Gefühle, Gedanken, gelegentlich auch eine Handlungsbereitschaft in ihm aus (vgl. Steiner 2000). Sein psychisches Gleichgewicht wird dadurch alteriert. Er hat das Gefühl, unter dem Einfluss von etwas in seinem Inneren zu stehen, was seine Fähigkeit zu beobachten und zu interpretieren mehr oder weniger beeinträchtigt. Die Übertragung des Patienten kann jetzt *nur noch über die Gegenübertragung* erfasst werden.

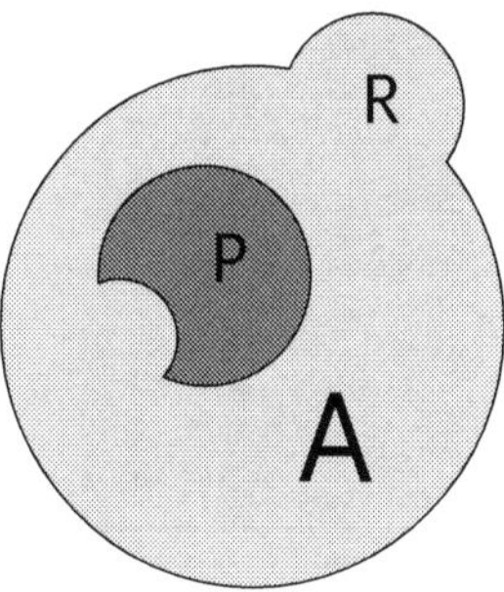

Abb. 10: Eindringen der Projektion in das Innere des Analytikers

Ebenso wie für das Eindringen kann es auch für das Nicht-Eindringen der Projektion unterschiedliche Gründe geben:

Einerseits kann dies daran liegen, dass die Projektion nicht sehr gewaltsam ist und ihr Ziel nicht unbedingt darin besteht, die Getrenntheit vom Analytiker aufzuheben. Sie dient dann nicht so sehr der Manipulation und Kontrolle des Objektes. Allerdings ist stets ein gewisses Eindringen erforderlich, damit der Patient etwas über seinen inneren Zustand kommunizieren kann.

Andererseits kann sich auch der Analytiker unbewusst veranlasst fühlen, das Eindringen der Projektion zu verhindern – z. B. weil er sich von der Projektion bedroht fühlt oder weil er Angst hat, von ihr überschwemmt zu werden. Er bildet dann eine Art immunologische Barriere gegen das Eindringen der Projektion. Diese prallt vom Analytiker ab. Der Patient erlebt einen Container, der seine Projektion nicht aufnehmen kann, was seine Angst unter Umständen noch steigern wird. Bion (1959) beschreibt diese Situation am Beispiel eines Patienten, dessen vergeblicher Versuch, seine Ängste in den Analytiker hineinzulegen, zu immer verzweifelteren Angriffen führte:

»*Wenn der Patient danach strebte, sich von Todesängsten zu befreien (...), spaltete er seine Ängste ab und legte sie in mich hinein; offenbar in der Vorstellung, daß sie, wenn sie lange genug in mir ruhen dürfen, von meiner Psyche modifiziert werden würden, um dann gefahrlos reintrojiziert werden zu können. Bei der Gelegenheit, an die ich denke, hatte der Patient (...) das Ge-*

> *fühl, ich gäbe sie so schnell wieder ab, daß die Gefühle nicht modifiziert, sondern noch schmerzhafter geworden waren. (...) Dies wurzelte in dem, was er als meine Weigerung empfand, Teile seiner Persönlichkeit in sich aufzunehmen. Folglich bemühte er sich, sie mit erhöhter Verzweiflung und Gewaltsamkeit in mich hineinzuzwängen.« (1959, S. 122)*

Bion versteht dieses Dilemma als Ausdruck einer frühen Situation, in der dem Baby die Aufnahme seiner mittels projektiver Identifizierung ausgedrückten primitiven Ängste verweigert wurde: »Dieser Patient hatte es mit einer Mutter zu tun gehabt, die es nicht ertragen konnte, solche Gefühle zu erleben, und auf sie reagierte, indem sie ihnen entweder den Zugang verweigerte oder aber (...) selbst der Angst zum Opfer fiel.« (Ebd., S. 123)

Gelingt es dem Patienten hingegen, jene Teile seines Selbst im Analytiker unterzubringen, so können daraus weitere Prozesse und neue Schwierigkeiten hervorgehen.

Phase 3: Verbindung der Projektion mit einem inneren Objekt des Analytikers

Auch hier gilt, dass die Empfänglichkeit des Analytikers für die Verbindung mit der projizierten Phantasie eine wichtige Rolle spielt. Nach Irma Brenman Pick (1985) projiziert der Patient »nicht einfach in den Analytiker hinein« (S. 49), sondern ist stets bestrebt, seine Projektionen in bestimmten Aspekten des Analytikers unterzubringen. In diesem findet eine »spontane emotionale Reaktion« mit den Projektionen des Patienten statt – ein Erleben, welches nach ihrer Auffassung für die Deutung am ehesten dann fruchtbar zu machen ist, »wenn wir es voll und ganz respektieren und von dem Anspruch auf untadelige Neutralität nicht zu stark beherrscht sind« (Ebd., S. 52).

Die eingedrungene Projektion wird also dazu tendieren, sich mit einem inneren Objekt des Analytikers zu verbinden. Bleibt diese Verbindung aus oder findet eine Anlagerung an eigene, nicht-assimilierte psychotische Ängste statt, so wird die eingedrungene Projektion in der Gegenübertragung wie ein Fremdkörper erlebt. Manche Gegenübertragungsträume, die Beunruhigung oder Befremden auslösen, oder auch die Angst, von den Gefühlen des Patienten überschwemmt zu werden, sind ein Beispiel hierfür.

Ist die Verbindung mit der projizierten Phantasie sehr eng, so wird der Patient gewissermaßen zum inneren Objekt des Analytikers, wie von Money-Kyrle (1956) beschrieben. Es kann dann schwierig sein, die projizierten Elemente von Aspekten des eigenen Selbst zu differenzieren. Je nachdem, ob die Projektion von einem Teil des Selbst oder von einem inneren Objekt des Patienten ausgeht, entsteht eher die Bereitschaft zu einer konkordanten oder zu einer komplementären Gegenübertragungsreaktion (Racker 1953; 1980). Häufig wird die Projektion aber beide Aspekte betreffen, so dass sie gleichzeitig oder auch abwechselnd einen Teil des Selbst oder ein inneres Objekt im Analytiker aktiviert.

Ein Beispiel für eine solche Situation ergab sich in der Behandlung von Frau B. (Kap. 5), die die Sitzungen als »Zuckerstunden« erlebte. Sie nahm meine Deutungen dann »wie eine Hostie« in sich auf und war zeitweise nur noch mit dem Klang meiner Stimme identifiziert. Manchmal erreichte sie es dadurch, dass ich tatsächlich in einer besonders einfühlsamen, fast besänftigenden Weise zu ihr sprach, wie um ihr nicht wehzutun. Ich schien dann in einer ungetrennten Weise mit einem idealisierten Teil ihres Selbst identifiziert, wobei eine grausame, verletzende Objektbeziehung ausgespart blieb. In anderen Situationen wiederum hörte sie nur auf den Inhalt meiner Worte, die ihr dann unbarmherzig und anklagend vorkamen. Auch hier geschah es, dass meine Reaktionen gelegentlich kritisch und vorwurfsvoll ausfielen. In diesem Fall schien ich mit einem grausamen inneren Objekt identifiziert. Solange sie diese Konstellation aufrechterhielt und ich mich schuldig fühlte, bewegten wir uns in einer festgefahrenen Situation, in der es nur Zärtlichkeit oder Grausamkeit – ›Liebe ohne Worte‹ oder ›Worte ohne Liebe‹ –, aber keinen Raum für Getrenntheit, Entwicklung oder Nachdenken gab. Das Bemerkenswerte daran war, dass nicht nur die Übertragung von Frau B., sondern auch meine eigenen Reaktionen in diesem Dilemma für lange Zeit wie festgefahren schienen.

Meltzer (1966; 1992) hat darauf hingewiesen, dass die projektive Identifizierung in die inneren Objekte eindringt und diese entweder vorübergehend oder dauerhaft modifiziert. Die Art der Verbindung, die nun zwischen den projizierten Teilen des Patienten und dem Inneren des Analytikers entsteht, entscheidet darüber, wie der Analytiker den »Patienten in ihm« in der Gegenübertragung erlebt und ob es gelingt, aus der Identifikation mit dem Patienten oder seinen inneren Objekten allmählich wieder herauszufinden. Nur wenn es ihm möglich wird, gegenüber den in ihm evozierten Gefühlen eine beobachtende Position zurückzugewinnen und diese mit dem Material des Patienten zu *vergleichen*, kann er seine Gegenübertragung als Hilfsmittel verwenden, anstatt von ihr beherrscht zu werden. Wird er dagegen von der Projektion »überschwemmt«, so kann er nicht über sie nachdenken, sondern wird bestrebt sein, sie wieder loszuwerden. In diesem Sinne ist Hanna Segals Formulierung zu verstehen: »Wir müssen stets daran denken, dass die Gegenübertragung die beste aller Dienerinnen ist, doch sie muss eine Dienerin bleiben; denn sie ist die absolut schlechteste aller Herrinnen.« (1997, S. 119, Übers., H.W.)

Phase 4: Transformation der Projektion

In einem nächsten Schritt geht es darum, die Projektion in eine *verstehbare* Form zu transformieren, d.h. der Analytiker wird unbewusst versuchen, die projizierten Elemente mit vertrauten Erfahrungen zu vergleichen und sie mit Hilfe von anderen inneren Objekten und Funktionen zu »lesen« (Abb. 11). Ähnliche Vorgänge wurden von Vertretern der Mentalisierungstheorie als »Reflexionsfunktion« (Fonagy, Target 1997) bzw. als »Affektmodulierung« in der frühkindlichen intersubjektiven Matrix beschrieben (Gergely, Watson 1996). Stern (1985, S. 198ff.) erforschte die »Affektabstimmung« (*affect atunement*) im frühen kommunikativen Austausch zwischen Mutter und Säugling. Er sieht in ihr eine zentrale Grundlage für die »intersubjektive Bezogenheit« und das Empfinden eines »subjektiven Selbst«.

Für die klinische Situation bedeutsam sind hier in erster Linie die im Analytiker ablaufenden rezeptiven, antizipierenden und differenzierenden Prozesse. Um die vom Patienten projizierten Elemente »lesen« zu können, muss er sie nicht nur aufnehmen, sondern schrittweise auch von ähnlichen, aber nicht identischen Teilen seines eigenen Selbst unterscheiden lernen (Steiner 1996, S. 1080).

Diese Arbeit wird umso komplizierter ausfallen, je mehr die projizierten Elemente einem unverstandenen oder in diesem Moment »schwierigen« Bereich in seinem Inneren entsprechen. Dieser innere Prozess im Analytiker umfasst verschiedene Vorgänge, die im Einzelnen noch nicht vollständig verstanden sind, darunter seine Identifikation mit einem guten inneren

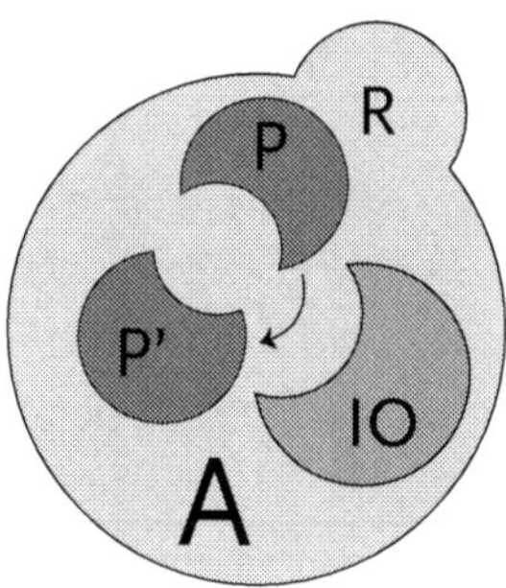

Abb. 11: Transformation der Projektion durch den Vergleich mit den inneren Objekten des Analytikers (P = Projektion, IO = inneres Objekt des Analytikers, P' = transformierte Projektion)

Elternpaar (Heimann), die Wiedergutmachung an seinen eigenen beschädigten inneren Objekten (Money-Kyrle) und die Fähigkeit zur Symbolbildung (Segal). Segal (1997, S. 116) spricht in diesem Zusammenhang auch von einer »guten Gegenübertragungsdisposition«.

Kommt unter diesen Voraussetzungen eine innere Triangulierung zustande, so kann die Projektion des Patienten modifiziert und in eine besser verstehbare Form transformiert werden. Bion (1962) hat diesen Prozess als α-Funktion beschrieben. Sandler und Sandler (1984; J. Sandler 1976) heben auf ähnliche Prozesse ab, wenn sie von der »freischwebenden Rollenbereitschaft« des Analytikers sprechen, welche es ihm ermöglicht, die vom Analysanden »aktualisierten« Objektbeziehungen sowohl aufzunehmen als auch zu rezipieren.

Auch bei diesem Schritt können Schwierigkeiten auftreten, die über kürzere oder längere Zeiträume hinweg zu einer Blockade führen. Gelingt die Transformation nicht, so bleibt die Projektion entweder als *bizarres Objekt* im Inneren des Analytikers erhalten (sie geistert dann wie ein Fremdkörper oder ›konkreter‹ Gedanke in seiner Psyche herum) oder sie geht eine *dauerhafte Legierung* mit einem inneren Objekt des Analytikers ein und erzeugt einen Druck, den dieser auf die eine oder andere Weise loswerden muss. Dann können Abwehrmaßnahmen ins Spiel gebracht werden, die in verstecktem Agieren oder in defensiven Reprojektionen ihren Ausdruck finden. Diese Situation beschrieb Grinberg (1962; 1990, S. 83ff.) als »projektive Gegenidentifikation«. Sie entspricht der *Gegenübertragungsneurose* im klassischen Sinn.

Money-Kyrle (1956, S. 22ff.) hat als Beispiel für eine solche Blockade die Angst vor Nicht-Verstehen und die Rolle des Über-Ichs des Analytikers diskutiert: Weise dieses zu wenig Toleranz gegenüber Phasen des Nicht-Verstehens auf, so könne dies Schuldgefühle depressiver oder verfolgender Art in ihm auslösen. Identifiziere er sich zu sehr mit dieser Schuld, so bleibe er gewissermaßen in dem introjizierten Patienten ›stecken‹. Projiziere er die Schuldgefühle jedoch unverstanden zurück, so gebe er dem Patienten die Schuld, und dieser bleibe eine unverstehbare Figur in der äußeren Welt. Wirkliches Verstehen setze dagegen das vorübergehende Erreichen von Getrenntheit voraus. Nur wenn der Analytiker in der Lage sei, die eigenen Probleme von denen des Patienten zu trennen, könne er »erkennen, was er übersehen hat, und den Patienten wieder aus sich herausbringen« (ebd., S. 26).

Handelt es sich nicht um dauerhafte Einstellungen und sind die Probleme eher vorübergehender Natur, dann können die zwischen Analytiker und Patient ablaufenden Enactments ihrerseits zum Ausgangspunkt von Verstehensprozessen werden (Joseph 1989; Feldman 1997b; Steiner 2006b). Die Träume von Frau H. (Kap. 4), die ihr teilweise dazu dienten, ihr inneres Szenario innerhalb der Übertragungssituation zu agieren, sind ein Beispiel hierfür. Voraussetzung ist, dass es dem Analytiker gelingt, sich aus der entstandenen Verwicklung wieder zu lösen und zu einer beobachtenden Position zurückzukehren (vgl. auch Hinz 2003). Vor allem in der Behandlung von Borderline-Patienten erscheinen solche Mikroprozesse manchmal als unvermeidlich und können als Teil der unbewussten Bearbeitung primitiver Objektbeziehungen verstanden werden. Auf Verbindungslinien zwischen dem von ichpsychologischer Seite entwickelten Enactment-Konzept (Jacobs 1986; 2001) und aktuellen kleinianischen Auffassungen zur projektiven Identifizierung hat insbesondere Gabbard (1995) hingewiesen.

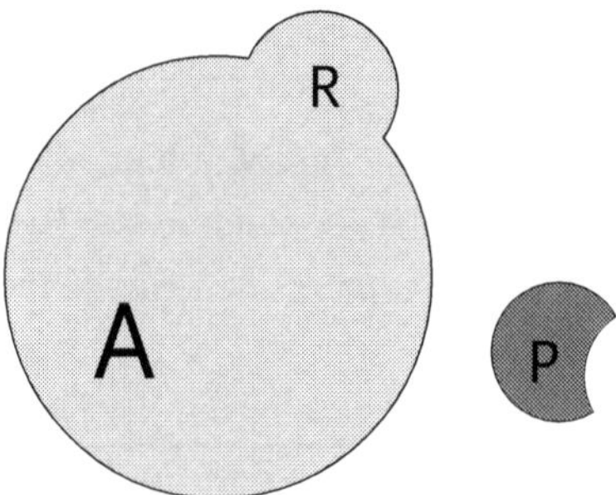

Abb. 12: Reprojektion der transformierten Projektion

Phase 5 : Deutung und Reprojektion

Ist der Analytiker imstande, die aufgenommene Projektion zu bearbeiten, d. h. sie von seinen eigenen inneren Objekten zu differenzieren, so kann sie in einer modifizierten Form »reprojiziert« (Money-Kyrle) und vom Patienten zurückgenommen werden (Abb. 12).

Diese Form der Reprojektion ist nicht-defensiv. Sie unterscheidet sich von anderen Formen der Reprojektion, die der Analytiker benutzt, um sein inneres Gleichgewicht aufrechtzuerhalten bzw. um etwas Unerträgliches wieder loszuwerden (vgl. Feldman 1997b). Während durch defensive Formen der Reprojektion unter Umständen ein maligner Zyklus des Missverstehens in Gang kommt, wird durch die gutartige Form der Reprojektion eine Bewegung des Verstandenwerdens initiiert. Dies kann z. B. durch analytikerzentrierte Deutungen (Steiner 1993) geschehen, welche ein Gefühl von Containment vermitteln und zunächst nur die Funktion des Bildes untersuchen, welches der Patient in einem bestimmten Moment der Analyse vom Analytiker generiert. Zu einem späteren Zeitpunkt kann der Analytiker dann zu patientenzentrierten Deutungen übergehen.

Phase 6: Reintrojektion der modifizierten Projektion

Im günstigen Fall können die Deutungen des Analytikers vom Patienten aufgenommen werden, d. h. der Analysand kann Teile von dem, was er projiziert hat, in einer veränderten Form reintrojizieren. Dabei werden nicht nur die Deutungen, sondern zugleich auch die im Analytiker stattfindende Transformation (α-Funktion nach Bion) introjiziert. Die aufgenommenen und in Symbole verwandelten Elemente stehen dem Analysanden nun als Bausteine für weiteres Nachdenken zur Verfügung, d.h. er kann sie mit anderem bedeutungsvollen Material – Assoziationen, Erinnerungen, Wahrnehmungen innerhalb der Übertragungssituation – in Verbindung bringen. In diesem Fall entspricht die *Aufnahme der Deutung* einer *Rücknahme der Projektion.* Dies hatte J. Strachey bereits 1934 in seiner Arbeit über »mutative Deutungen« gezeigt, in der er zwei Phasen der Deutung unterschied, die dazu führen sollen, dass der Patient in die Lage versetzt wird, zwischen dem Analytiker als »äußerem Objekt« und dem projizierten »archaischen Objekt« zu differenzieren.

Durch die Rückgewinnung verlorengegangener Teile des Selbst erhält der Patient Zugang zu einer Erfahrung, die ihm nicht nur *Containment* vermittelt, sondern ihn auch mit dem Erleben von echter Getrenntheit konfrontiert. In diesem Moment, den der Patient wie einen Verlust erlebt, wird er mit den Konflikten der depressiven Position konfrontiert.

Manchmal kann dieser Übergang außerordentlich schwierig sein, da der Patient seine »Projektionen nicht zurücknehmen kann, solange er nicht imstande ist zu trauern, das Objekt aber nicht sterben lassen und betrauern kann, ohne die Projektionen von ihm abzuziehen« (Steiner 1993, S. 99). Der Rückzug von Herrn I. in »allwissende Verzweiflung« (Kap. 5) und die Schwierigkeiten von Frau F., die es weder in ihrer Analyse aushalten, noch sich von ihr trennen konnte (Kap. 8), sind Beispiele hierfür.

Gelingt es dem Patienten jedoch, die Kontrolle über das Objekt aufzugeben und sich in kleinen Schritten der Anerkennung von Verlust anzunähern, so entfaltet sich der innere Raum, den er nun als vom inneren Raum des Analytikers und von der Übertragungssituation getrennt erlebt. Das von Freud (1914g) beschriebene *Durcharbeiten* entspricht im Wesentlichen dem Durcharbeiten dieser Verlusterfahrung. Es zielt auf die *Konstruktion des psychischen Raumes* des Patienten und ist – wie in Kapitel 6 beschrieben – die Voraussetzung für daran anschließende zeitliche Rekonstruktionen.

Doch auch wenn den Deutungen des Analytikers ›verdaute‹ Projektionen zugrunde liegen, kann deren Reintrojektion manchmal blockiert sein. Der Analysand bildet dann eine Barriere gegen die Aufnahme der Deutung und wird unter Umständen bestrebt sein, Teile davon erneut zu projizieren. Diese Tendenz ist umso ausgeprägter, je mehr das psychische Gleichgewicht des Patienten auf Spaltung und Projektion beruht. Dann wird der deutende Versuch des Analytikers, »dem Patienten fehlende Teile seines Selbst zurückzugeben«, sehr schnell als »Störung und Bedrohung des gesamten Gleichgewichts empfunden« (Joseph 1987, S. 252). Klinisch wird diese Situation vom Patienten so erlebt, als versuche ihm der Analytiker etwas unterzuschieben, was nichts mit ihm zu tun hat bzw. den Analytiker selbst angeht:

Eine Patientin, Frau N., reagierte zu einer bestimmten Zeit ausgesprochen empfindlich auf meine Deutungen, die sie als Versuch empfand, sie zu provozieren und ihr meine Überlegenheit zu demonstrieren. Eines Tages erschien sie aufgeregt zu einer Analysestunde und beklagte sich voller Ärger über einen Autofahrer, der, auf der Kreuzung vor ihr fahrend, eine Bananenschale aus dem Fenster geworfen hatte. Empört folgte sie dem Wagen, bis sie ihn an der nächsten Kreuzung einholte und an der Ampel neben ihm zu stehen kam. Auf Augenhöhe angelangt, gestikulierte sie wütend durch das geschlossene Fenster mit dem Fahrer, der sich über ihr Verhalten wunderte und ihr schließlich bis vor die Klinik folgte, um sie nach dem Grund ihrer Aufregung zu fragen. Schneidend erwiderte sie, ob er es etwa in Ordnung fände, ihr Bananenschalen vor das Auto zu werfen. Er entgegnete darauf ganz ruhig: »Und darüber regen Sie sich so auf?« Tatsächlich erlebte sie in dieser Zeit meine Deutungen oft wie hingeworfene Bananenschalen, auf denen sie ausrutschen sollte, damit ich dann aus einer überlegenen Position auf sie herabschauen konnte, um ihre empörten Reaktionen in aller Gelassenheit zu kommentieren. Sie hasste diese »Bananenschalen-Deutungen« und versuchte, solche Situationen zu vermeiden, indem sie sich mit mir auf Augenhöhe begab und mir mit zornigen Blicken Warnungen zusandte. Manchmal veranlasste sie mich dadurch, ihr meine Deutungen in einer vorsichtigen und zurückhaltenden Form zu geben, so als wollte ich der Konfrontation ausweichen, um nicht zu jener herablassenden Figur zu werden, die sie demütigte und beschämte.

Wenn patientenzentrierte Deutungen als Projektionen des Analytikers erlebt werden: das Dilemma ersten Grades

Viele Borderline-Patienten neigen dazu, die Äußerungen des Analytikers als etwas Provozierendes, Manipulatives, Vorwurfsvolles, Beschwichtigendes oder Verführerisches zu empfinden. Patientenzentrierte Deutungen werden dann als vom Analytiker ausgehende Projektionen erlebt und führen zu einer erneuten Projektion (Money-Kyrle 1960). Der Analytiker befindet sich nun in einem Dilemma, da der Patient nicht nur einzelne unerträgliche Gefühle und Vorstellungen in ihn projiziert, sondern den Vorgang der projektiven Identifizierung als solchen in ihn hineinlegt und folglich zu dem Schluss gelangt, der Analytiker projiziere etwas in ihn (eine Situation, die nicht leicht von Momenten zu unterscheiden ist, in denen der Analytiker tatsächlich etwas defensiv reprojiziert). Man kann hier auch von einem *Dilemma ersten Grades* sprechen:

Rosenfeld (1949) beschrieb diesen Vorgang am Beispiel eines Analysanden, der träumte, ein Chirurg würde bei einer Operation das Gleichgewicht verlieren und direkt in das Innere seines Patienten hineinfallen. Dabei verwickelte er sich derart in ihm, »dass er sich nur unter großen Mühen befreien konnte. Er erstickte beinahe und brachte seine Wiederbelebung nur mit Hilfe eines Sauerstoffgerätes zuwege« (S. 55). Dieser Patient hatte nicht nur große Angst, von einem eindringenden Analytiker verfolgt zu werden. Die Grundlage für sein Bedrohungsgefühl bildete vor allem seine eigene Angst, in den Analytiker hineinzufallen, sich mit ihm zu vermischen und nicht mehr aus ihm herauszufinden. Er hatte also seine Angst vor exzessiver projektiver Identifizierung in den Analytiker projiziert (vgl. auch Sodré 2004, S. 54) und fürchtete deshalb, der Analytiker projiziere sich in ihn.

Eine ähnliche Situation hatte sich in der Analyse von Frau H. ergeben (Kap. 7), als sie überzeugt schien, ich wolle sie mit meinen Deutungen »bekehren«. Sie illustrierte dies anhand einer Novelle von William Somerset Maugham (1921), in der eine Prostituierte danach trachtet, einen Priester zu verführen, während dieser versucht, sie zum christlichen Glauben zu bekehren. In der folgenden Therapieunterbrechung schloss sie sich einer religiösen Sekte an und fühlte sich von den Erklärungen des Leiters dieser Sekte verfolgt und manipuliert.

In solchen Situationen können analytikerzentrierte Deutungen hilfreich sein. Sie thematisieren zunächst nur das Bedrohungsgefühl des Patienten und geben damit seiner Angst Raum, der Analytiker könnte ihn des einzigen Abwehrmittels berauben, das ihm zur Verfügung steht, und dieses gegen ihn richten. Was in dieser Situation gedeutet werden muss, so Money-Kyrle (1960, S. 351), ist vor allem die Angst des Patienten, »zum Opfer der vom Analytiker ausgehenden projektiven Identifizierung zu werden (...) und von Verwirrung, Krankheit, Scheitern und Tod überwältigt zu werden«. Erst wenn diese Angst offengelegt ist, kann in einem zweiten Schritt der Versuch unternommen werden, die Angst ihrerseits als Resultat einer projektiven Identifizierung zu interpretieren.

Wenn analytikerzentrierte Deutungen als Bestätigung der Projektion empfunden werden: das Dilemma zweiten Grades

Manchmal werden aber auch analytikerzentrierte Deutungen nicht im Sinne eines Containment erlebt, sondern vom Patienten als Bestätigung seiner Projektionen empfunden. Daraus kann eine komplexe Situation hervorgehen, in der der Patient patientenzentrierte Deutungen als vom Analytiker ausgehende Projektionen und analytikerzentrierte Deutungen als Bestätigungen seiner Projektion erlebt. Diese Situation lässt sich als *Dilemma zweiten Grades* beschreiben und stellt besondere Herausforderungen an die Technik des Analytikers. Er wird dadurch in eine Zwickmühlen-Situation eingezwängt, in der er sich kaum noch bewegen kann, und dies kann wiederum genau der Situation entsprechen, die der Patient unbewusst am meisten fürchtet.

Klinisch hat der Analytiker das Gefühl, sich in einer Sackgasse zu befinden: Deutet er die Projektion des Patienten, dann begegnet er dem Vorwurf, er projiziere etwas in ihn. Beschreibt er hingegen, wie der Patient ihn erlebt und welche Motive dieser hinter seinem Verhalten vermutet, so wird dies nicht als Deutung der Gefühle des Patienten, sondern als Eingeständnis seines eigenen, tatsächlichen Verhaltens erlebt.

So begann eine Patientin, Frau O., mir während einer ihrer ersten Sitzungen in leiser und verklärter Stimme ein Lied vom Heiligen Geist vorzusingen,

»der jede Dunkelheit der Seele kennt«. Als ich ihr sagte, sie sehne sich nach völligem Verstehen und fürchte sich zugleich vor mir als einer gottähnlichen, allwissenden Figur, antwortete sie, sie müsse mir das alles glauben, um nicht unterzugehen. Offenbar hatte sie meine Deutung so empfunden, als sei ich bestrebt, sie von mir abhängig zu machen. Ich deutete ihr daraufhin, sie sehe mich als jemanden, der von ihr völlige Gläubigkeit verlange, um gerettet zu werden. Darauf erwiderte sie, alles, was ich sage, ziele darauf ab, sie von der Wahrheit meiner Gedanken zu überzeugen und ihr den Raum zum eigenen Denken zu nehmen. Offenbar war Frau O. nun davon überzeugt, ich beschreibe meine tatsächlichen Intentionen und deute nicht ihr Bild von mir.

Solche Situationen sind klinisch außerordentlich schwierig zu bearbeiten. Manchmal besteht eine Möglichkeit darin, zunächst nur die Atmosphäre der Sitzung zu beschreiben, ohne sie direkt auf einen der Beteiligten zu beziehen. In anderen Situationen wiederum kann es hilfreich sein, das zugrunde liegende psychotische Element zu benennen (im obigen Beispiel die Überzeugung der Patientin, der Analytiker halte sich für den »Heiligen Geist«, der die Wahrheit kennt) oder auch nur das Dilemma abzutasten, in dem sich der Analysand befindet (glaube sie mir, so müsse sie ihr eigenes Denken aufgeben, glaube sie mir nicht, so werde sie untergehen). Gerade dann, wenn der Analytiker nicht verzweifelt nach einem »Ausweg« sucht, sondern in der Lage ist, die Natur des Dilemmas zu erfassen und dadurch etwas von der Verzweiflung des Patienten aufzunehmen, wird dies manchmal wie das Einnehmen einer dritten Position erlebt, von der sich der Patient ausgeschlossen fühlt.

Zusammenfassung

Das dargestellte Modell beschreibt den analytischen Verstehensprozess idealtypisch als Transformation einer Projektion. Zur Schematisierung wurden verschiedene Teilprozesse differenziert, die in der klinischen Situation mehr oder weniger gleichzeitig ablaufen und sich in verschiedenen Sequenzen und Zyklen wiederholen. Auch wenn ihre Unterscheidung als künstlich erscheint, kann sie vielleicht doch dazu beitragen, Rückwärtsbewegungen und Blockaden im Verstehensprozess besser zu lokalisieren.

Dies setzt voraus, dass der Analytiker in der Lage ist, sich dem »ungeheuer intensiven Erleben« (Brenman Pick 1985, S. 57), dem er ausgesetzt ist, zu stellen und darüber nachzudenken.

Melanie Klein unterschied in ihren unveröffentlichten Aufzeichnungen zwischen zwei Phasen der projektiven Identifizierung, wobei es sich bei der ersten um eine *Zuschreibung*, bei der zweiten um ein *Eindringen* in das Objekt handelt. Obwohl es zweifelhaft ist, ob es rein attributive, d.h. nicht-eindringende Projektionen gibt, so ist es doch klinisch sinnvoll, von unterschiedlichen Graden des Eindringens zu sprechen, welche die Psyche des Analytikers in unterschiedlicher Weise affizieren. An Klein anschließend richtete Bion (1962) seine Aufmerksamkeit auf die Funktion des aufnehmenden Objekts und beschrieb Money-Kyrle (1956) die Gegenübertragung als Transformationsprozess. Er sprach von *Slow-motion*-Bewegungen und von Phasen verzögerter Introjektion. Anhand des dargestellten Modells lassen sich solche *Slow-motion*-Phasen – oder räumlich ausgedrückt: Sackgassen-Situationen – vielleicht besser differenzieren:

Es macht klinisch einen Unterschied, ob der Analytiker Schwierigkeiten hat, eine projektive Identifizierung aufzunehmen, oder ob das Problem eher darin besteht, sie von seinen eigenen inneren Objekten wieder abzulösen. Im ersten Fall wird der Patient einen Analytiker erleben, der seine Ängste nicht aufnehmen kann, im zweiten Fall wird der Analytiker mit einem konkreten inneren Objekt identifiziert. Ebenso ist es klinisch von Bedeutung, ob der Patient eine Deutung nicht aufnehmen kann oder ob der Analytiker seine Deutungen verwendet, um etwas, das er selbst nicht ertragen kann, defensiv zu reprojizieren. Im einen Fall kann der Analytiker die Schwierigkeit des Patienten untersuchen, etwas aufzunehmen, im anderen Fall wird er zu einer verfolgenden Figur, welche die Angst des Patienten bestätigt und verstärkt.

Manchmal kann der Patient zwar Containment erfahren, fühlt sich aber überfordert, seine Projektionen zurückzunehmen, weil er den mit dem Verstehen verbundenen Schmerz der Getrenntheit nicht erträgt (vgl. Steiner 1993; 1996). Dann geht es in erster Linie darum, seine *Angst vor Verlust* zu interpretieren und ihm einen Zugang zu Trauer- und Schuldgefühlen zu vermitteln, die mit der *Erfahrung von Verlust* einhergehen.

Herr I., von dessen »allwissender Verzweiflung« in den vorausgegangenen

Kapiteln bereits mehrfach die Rede war, beschrieb diese Situation gegen Ende seiner Analyse einmal so: Er fühle sich sehr darauf angewiesen, dass ich seine Gefühle »aushalten« könne. Damit war gemeint, dass seine Verzweiflung für ihn erträglicher wurde, solange er sie in mir unterbringen konnte. Allerdings lähmte er damit auch meine Fähigkeit, über seinen inneren Zustand nachzudenken. Sobald ich versuchte, mich aus dieser Blockade zu lösen und die hinter seiner Verzweiflung stehenden Gefühle von Trauer und Schuld zu verstehen, als sie für mich spürbar wurden, reagierte er mit Angst und vermittelte mir das Gefühl, ihm etwas Unerträgliches zuzumuten. Tatsächlich ließ der Übergang vom »Aushalten« zum aktiven Verstehen in dieser Phase starke Verlustängste in ihm aufkommen, die manchmal mit dem Gefühl verbunden waren, das Ende der Analyse nicht überleben zu können. Erschienen ihm diese Ängste als unerträglich, so stellte er wieder eine festgefahrene Situation her, in der ich »nur aushalten« durfte, und erzeugte so ein gemeinsames Leiden zum Schutz gegen die Trauer und den Schmerz des Verstandenwerdens.

Dieser Konflikt betrifft die *Balance zwischen Containment und Verstehen.* Tatsächlich gibt es kein echtes Verstehen ohne vorheriges Containment und *Verstandenwerden.* Andererseits gibt es aber auch kein wirkliches Containment ohne den zweiten Schritt in Richtung eines *aktiven Verstehens,* welches letztlich zur Anerkennung von Getrenntheit führt. Beide Bewegungen gilt es in der analytischen Arbeit miteinander zu verbinden und in der Art und Weise, in der die Deutungen gegeben werden, in eine Form zu bringen, die der Patient aufnehmen kann. Steiner (1993) hat diese Bewegung als Übergang von analytikerzentrierten zu patientenzentrierten Deutungen beschrieben. Während das *Containment* die Erfahrung von *Verstandenwerden* vermittelt und vor allem wenig symbolisierte Teilobjekt-Beziehungen betrifft (LaFarge 2000), ermöglichen patientenzentrierte Deutungen ein *aktives Verstehen.* Dieses Verstehen ist mit der Anerkennung von Getrenntheit verbunden und bringt die Konflikte der depressiven Position ins Spiel.

Erscheinen die hier auftauchenden Gefühle als unerträglich, so kann dies erneut Anlass zu Projektionen und defensiven Spaltungen geben. Klinisch treten diese als Rückzugsbewegung in Erscheinung, sobald der Patient eine bedeutsame Entwicklung vollzieht. Die Gründe hierfür können vielfältig sein. Oft spielen Gefühle von Scham und Verlegenheit eine wichtige Rolle, denen sich der Patient gerade dann ausgesetzt fühlt, wenn er im Begriff ist, den Schutz einer pathologischen Organisation aufzugeben (Steiner 2006a). Diese Situation erfordert spezielle Deutungsstrategien und muss von anderen Formen negativer therapeutischer Reaktionen unterschieden werden.

Danksagung

Das vorliegende Buch beschreibt einige Vorgänge und Mechanismen, auf die ich in der Arbeit mit Patienten gestoßen bin, die Schwierigkeiten haben, ihren psychischen Raum zu konstruieren. Es hätte ohne ihre Mitarbeit und ohne ihr Vertrauen nicht entstehen können. Hierfür bin ich meinen Patienten zu besonderem Dank verpflichtet.

Um über die Erfahrungen in der Behandlung nachzudenken, waren einige Londoner Kollegen außerordentlich hilfreich. Für ihre jahrelange Begleitung meiner klinischen Arbeit danke ich Sandy Bourne, Hanna Segal, David Taylor und insbesondere John Steiner, aus deren Anregungen und Arbeiten viele der hier entwickelten Ideen hervorgegangen sind.

Meinen Stuttgarter Kolleginnen Claudia Frank, Esther Horn und Anja Kidess gilt mein Dank für ihre Unterstützung und Ermutigung. Ihre Hinweise und Kommentare im persönlichen Gespräch, in gemeinsamen Diskussionen und klinischen Seminaren waren für mich eine unverzichtbare Hilfe. Esther Horn gilt mein besonderer Dank für ihre sorgfältige Durchsicht des Manuskripts und die Bereitstellung von Behandlungsaufzeichnungen.

Darüber hinaus möchte ich Andreas Banki, Johannes Brehm, Hermann Erb sowie Jutta Gutwinski-Jeggle für wertvolle Hinweise und die Überlassung von klinischem Material danken. Sie alle haben zum Zustandekommen dieses Bandes beigetragen. Ebenso gilt mein Dank der Robert Bosch Stiftung, dem Robert-Bosch-Krankenhaus sowie der Heidehof-Stiftung, Stuttgart. Durch ihre Unterstützung konnten zahlreiche Forschungsseminare und internationale Arbeitstagungen stattfinden, deren Ergebnisse in meine Überlegungen eingegangen sind.

Dem Asanger Verlag, Heidelberg/Kröning, dem International Journal of Psycho-Analysis sowie dem Springer-Verlag, Heidelberg/Berlin, danke ich für die Erlaubnis, auf früher publizierte Arbeiten zurückzugreifen. Das Ulmer Museum sowie die Staatsgalerie, Stuttgart, haben die Abdruckgenehmigung für Abbildungen gegeben. Ihnen gilt ebenso mein Dank wie Thomas Reichert für die Übernahme des Lektorats und Heinz Beyer, der den Druck des Bandes für den Verlag Klett-Cotta, Stuttgart, kontinuierlich begleitet und gefördert hat.

Besonders dankbar bin ich meiner Frau Carina und meinem Sohn Leonard. Sie haben mit ihrem Verständnis und ihrer Geduld die Entstehung dieses Bandes überhaupt erst ermöglicht und mich in vielen Fragen, durch ihre eigenen Ideen, durch Hilfe bei der Quellensuche, Übersetzungsarbeiten und bei der Durchsicht des Manuskripts immer wieder ermutigt und unterstützt.

Anmerkungen

1 Im Folgenden wird die Bezeichnung »Patient«, »Analytiker« usw. aus Vereinfachungsgründen in geschlechtsneutraler Form verwendet und bezeichnet sowohl männliche als auch weibliche Personen.

2 Zur Zeit, in der Freuds *Traumdeutung* (1900a) entstand, lag die Entzifferung der Hieroglyphenschrift durch Jean-François Champollions Entdeckung der Bilinguen auf dem Stein von Rosette gut 70 Jahre zurück. Freud verglich die Arbeit des Psychoanalytikers wiederholt mit derjenigen des Archäologen. Der Traum diente ihm – ähnlich wie die enigmatischen Symptome der Hysterie – gewissermaßen als Bilingue, um hinter den manifesten Erscheinungen deren unbewusste Bedeutung zu entschlüsseln (vgl. Wallis-Budge 1950; C. Weiß, H. Weiß 1989).

3 Beim Nachdenken über diesen Zusammenhang kann man sich fragen, inwiefern das angegebene Traum-Schema, welches mit dem Gefühl einherging, etwas Neues entdeckt zu haben, nicht eine Fortführung dieser Idee, nun meinerseits, darstellt.

4 Möglicherweise enthält diese »Erinnerung« eine komplexe Missrepräsentation der ödipalen Situation: Man könnte sich z. B. vorstellen, dass der Junge seine eigene Erregung in die Mutter projizierte und nun von quälenden Schuldgefühlen verfolgt wurde, die ihn nicht ruhen ließen. Möglicherweise wurde durch den Tod des Vaters aber auch die Anerkennung der Realität der ödipalen Situation angegriffen, so dass das Schwanken zwischen Erregung und Verzweiflung dem Oszillieren zwischen einer ödipalen Illusion und einer ödipalen Katastrophe entsprach (vgl. Cycon 1999).

5 »Durch mich geht man hinein in die Stadt der Trauer, durch mich geht man hinein zum ewigen Schmerze (...). Vor mir ist kein geschaffen Ding gewesen, nur Ewiges und ich muss ewig dauern. Lasst jede Hoffnung fahren, wenn Ihr eingetreten.« (Dritter Gesang, 1–2 u. 7–9)

6 Zum Zeitbegriff in der Psychoanalyse vgl. die umfassenden Arbeiten von Colarusso (1979), Hartocollis (1983), Arlow (1986), Gutwinski-Jeggle (1992) und Shaked (1999) sowie Greens (2000a,b) Konzept der Heterochronizität.

7 Zu den Zeitauffassungen in der Psychoanalyse vgl. die umfassenden Arbeiten Gutwinski-Jeggles (1992) und Shakeds (1999). Green (2000a, 2000 b) hat ein Konzept der »Heterochronizität« vorgelegt, und Perelberg (2007) hat in dem von ihr herausgegebenen Band *Time and Memory* einige neuere Beiträge, vorwiegend britischer Analytiker, zusammengestellt.

8 Money-Kyrle hat die wechselseitige Verknüpfung von Erinnern und Trauern betont, wenn er schreibt: »Ohne Erinnerung kann es kein Trauern geben und ohne Trauer keine Erinnerung.« (1971, S. 444 [Übers. H.W.])

9 Diese These vertreten auch J. Gutwinski-Jeggle in ihrer Arbeit »Trauma und Zeiterleben« (1992, S. 171) sowie G. Pankow in ihrer Untersuchung »Die Dynamik des Raumes und die gelebte Zeit«, wenn sie davon spricht, dass der »auseinandergefaltete Raum (...) die Zeit gebiert« (Pankow 1983, S. 253).

10 Hier bestehen Ähnlichkeiten, aber auch Unterschiede zu T. Ogdens (1994; 1997) Konzepten der »analytischen Träumerei« und des »analytischen Dritten«, die an dieser Stelle nicht im Einzelnen ausgeführt werden können.

11 Interessanterweise spricht Minkowski (1933, Bd. 2, S. 77ff.) in seiner stark von der Philosophie Bergsons beeinflussten Analyse des Zeiterlebens beim Schizophrenen von einer starren Verräumlichung (*spatialisation*) der gelebten Zeit (*temps vécu*). Sie denaturiere zu einer »statischen Wirklichkeit«, die sich mit stereotypen Gleichnissen füllt und in die eine leblose Rationalität Einzug hält. Für dieses Phänomen hat Minkowski auch die Begriffe des »krankhaften Rationalismus« bzw. »Geometrismus« des schizophrenen Lebens geprägt (vgl. Weiß 1984, S. 213).

12 In der medizinischen Anthropologie hat Dieter Wyss (1980) eine eigenständige Konzeption vorgelegt, die vor dem Hintergrund phänomenologischer (E. Husserl) und fundamentalontologischer Positionen (M. Heidegger) die Zeiterfahrung aus der Entwicklung der Intersubjektivität begründet.

13 Bion (1962; 1963) beschreibt in der Evolution des Denkens verschiedene formale Strukturen, die es ermöglichen, emotionale Erfahrungen schrittweise zu generalisieren und zu abstrahieren. Darin stellen die Präkonzeptionen Grundstrukturen – etwa im Sinne von »angeborenen Erwartungen« – dar. Sie bilden die Voraussetzung, um sich mit Realerfahrungen zu ersten Konzeptionen der Wirklichkeit zu verbinden. Aus diesen können dann wiederum schrittweise Konzepte und Modelle von höherem Abstraktionsgrad gebildet werden. Entsprechungen zu Bions »Präkonzeptionen« lassen sich – mit einigen Umdeutungen – in Freuds »Urphantasien« (vgl. Pagel 1984, S. 145ff.), in den primären unbewussten Phantasien M. Kleins, den von Chomsky (1957; 1968) postulierten universalen grammatischen Strukturen oder den von Kant (1781) vorausgesetzten »Kategorien« erkennen.

14 Vgl. hierzu Bion (1962, S. 151ff.) sowie insbesondere seine Ausführungen zu ›bizarren‹ Objekten (ebd., S. 57 u. 110) und zum ›β-Schirm‹ (ebd., S. 68ff.).

Quellenangaben

Kapitel 4: Teile des klinischen Materials, das diesem Kapitel zugrunde liegt, wurde bereits an anderer Stelle veröffentlicht (vgl. Weiß 2002a).

Kapitel 5: Abschnitt *»Pathologische Hoffnung als Teil eines romantischen Abwehrsystems«:* Teile des hier präsentierten klinischen Materials wurden auch an anderer Stelle veröffentlicht (Weiß 2002b).

Kapitel 7: Teile des klinischen Materials wurden in Zusammenhang mit einem Vortrag bereits an anderer Stelle publiziert (Weiß 2003c).

Kapitel 9: Einige der hier weiterentwickelten Überlegungen wurden in zwei früheren Veröffentlichungen (Frank, Weiß 2007; Weiß 2007) erstmals vorgestellt.

Literaturverzeichnis

Abraham, K. (1912): Ansätze zur psychoanalytischen Erforschung des manisch-depressiven Irreseins und verwandter Zustände. In: Ders. (1971): *Psychoanalytische Studien.* Bd. 2, Frankfurt a. M. (Fischer), 146–162.

Abraham, K. (1919): Über eine besondere Form des neurotischen Widerstandes gegen die psychoanalytische Methodik. In: Ders. (1971): *Psychoanalytische Studien.* Bd. 2, Frankfurt a. M. (Fischer), 254–261.

Abraham, K. (1920): Zur narzisstischen Bewertung der Exkretionsvorgänge in Traum und Neurose. In: Ders. (1971): *Psychoanalytische Studien.* Bd. 1. Frankfurt a. M. (Fischer), 241–244.

Abraham, K. (1924): Versuch einer Entwicklungsgeschichte der Libido auf Grund der Psychoanalyse seelischer Störungen. In: Ders. (1971): *Psychoanalytische Studien.* Bd. 1. Frankfurt a. M. (Fischer), 113–183.

Abraham, K. (1925): Psychoanalytische Studien zur Charakterbildung. In: Ders. (1971): *Psychoanalytische Studien.* Bd. 1, Frankfurt a. M. (Fischer), 184–226.

American Psychiatric Association (1994): *Diagnostic and statistical manual of mental disorders (DSM IV).* Washington D. C. (American Psychiatric Press).

Arlow, J. A. (1986): Psychoanalysis and time. *J. Am. Psychoanal. Assoc.* 34, 3, 507–528.

Balint, M. (1968): *Therapeutische Aspekte der Regression. Die Theorie der Grundstörung.* Stuttgart (Klett) 1970.

Beland, H. (1999): Das Verlangen nach völliger Übereinstimmung und die Angst vor dem Denken und Tun (Oblomows Retreat). In: Weiß, H. (Hrsg.): *Ödipuskomplex und Symbolbildung. Ihre Bedeutung bei Borderline-Zuständen und frühen Störungen. Hanna Segal zu Ehren.* Tübingen (edition diskord), 119–141.

Bell, D. (2007): Existence in time: development or catastrophe? In: Perelberg, R. J. (Hrsg.): *Time and memory.* London (Karnac), 65–84.

Bergmann, M. S. (1966): The intrapsychic and communicative aspects of the dream. Their role in psychoanalysis and psychotherapy. *Int. J. Psycho-Anal.* 47, 356–363.

Bergson, H. (1907): *Schöpferische Entwicklung.* Jena (Diederichs) 1912.

Beuthan, R., Sandbothe, M. (2004): Stichwort »Zeit« VI. In: Ritter, J., Gründer, K., Gabriel, G. (Hrsg.): *Historisches Wörterbuch der Philosophie.* Bd. 12. Basel (Schwabe), 1234–1244.

Bion, W. R. (1950): The imaginary twin. In: Bion, W. R.: *Second thoughts.* London (Heinemann), 3–22.

Bion, W. R. (1954): Notes on the theory of schizophrenia. *Int. J. Psycho-Anal.* 35, 113–118.

Bion, W. R. (1955): Language and the schizophrenic. In: Klein, M. Heimann, P., Money-Kyrle, R. (Hrsg.): *New directions in psychoanalysis.* London (Tavistock), 220–239.

Bion, W. R. (1956): Development of schizophrenic thought. *Int. J. Psycho-Anal.* 37, 344–346.

Bion, W. R. (1957): Zur Unterscheidung von psychotischen und nicht-psychotischen Persönlichkeiten. In: E. Bott Spillius (Hrsg.): *Melanie Klein Heute. Entwicklungen in Theorie und Praxis.* Bd. 1. Stuttgart (Klett-Cotta), 3. Aufl. 2002, 75–99.

Bion, W. R. (1958): On hallucination. *Int. J. Psycho-Anal.* 39, 144–146.

Bion, W. R. (1959): Angriffe auf Verbindungen. In: E. Bott Spillius (Hrsg.): *Melanie Klein Heute. Entwicklungen in Theorie und Praxis.* Bd. 1. Stuttgart (Klett-Cotta), 3. Aufl. 2002, 110–129.

Bion, W. R. (1962): *Lernen durch Erfahrung.* Frankfurt a. M. (Suhrkamp) 1990.

Bion, W. R. (1963): *Elemente der Psychoanalyse.* Frankfurt a. M. (Suhrkamp) 1992.

Bion, W. R. (1965): *Transformationen.* Frankfurt a. M. (Suhrkamp) 1997.

Bion, W. R. (1970): *Attention and interpretation.* London (Tavistock).

Bion, W. R. (1992a [1959]): Various forms of dream manifestation. In: Ders. (1992): *Cogitations.* London (Karnac), 93f.

Bion, W. R. (1992b): *Cogitations.* London (Karnac).

Birksted-Breen, D. (2003): Time and the après-coup. *Int. J. Psycho-Anal.* 84, 1501–1515.

Blanck, R., Blanck, G. (1986): *Jenseits der Ich-Psychologie. Eine Objektbeziehungstheorie auf der Grundlage der Entwicklung.* Stuttgart (Klett-Cotta) 1989.

Brenman, E. (1985): Grausamkeit und Engstirnigkeit, in: E. Bott Spillius (Hrsg.) (1995): *Melanie Klein Heute. Entwicklungen in Theorie und Praxis.* Bd. 1. 2. Aufl. 1995, Stuttgart (Klett-Cotta), 320–338.

Brenman Pick, I. (1985): Durcharbeiten in der Gegenübertragung. In: Frank, C., Weiß, H. (Hrsg.): *Normale Gegenübertragung und mögliche Abweichungen. Zur Aktualität von R. Money-Kyrles Verständnis des Gegenübertragungsprozesses.* Tübingen (edition diskord), 2003, 37–58.

Brierley, M. (1945): Further notes on the implications of psychoanalysis, metapsychology and personology. *Int. J. Psycho-Anal.* 26, 89–104.

Britton, R. (1998): *Glaube, Phantasie und psychische Realität. Psychoanalytische Erkundungen.* Stuttgart (Klett-Cotta) 2001.

Britton, R. (2003): *Sexualität, Tod und Über-Ich. Psychoanalytische Erfahrungen.* Stuttgart (Klett-Cotta) 2006.

Britton R., Fonagy, P. (2009): *Mentalisierung und Symbolisierung – Kongruenzen und Divergenzen.* Internationale Arbeitstagung am 31.01.2009, Robert-Bosch-Krankenhaus, Stuttgart (unveröffentlicht).

Chomsky, N. (1957): *Syntactic Structures.* Den Haag (Mouton).

Chomsky, N. (1968): *Sprache und Geist.* Frankfurt a. M. (Suhrkamp) 1989.

Colarusso, C. A. (1979): The development of time sense – from birth to object constancy. *Int. J. Psycho-Anal.* 60, 243–261.

Cycon, R. (1999): Vom ödipalen Drama zur ödipalen Katastrophe. In: Frank, C. (Hrsg.): *Stillstand, Veränderung und die Angst vor einer Katastrophe.* Tübingen (edition diskord), 14–34.

Dante Alighieri: *Die Göttliche Komödie.* Übersetzt und kommentiert von Hermann Gmelin, Bd. 1–6. München (dtv) 1988.

Derrida, J. (1967): *Die Schrift und die Differenz.* Übers. von Rodolphe Gasché. Frankfurt a. M. (Suhrkamp) 2006.

Deutsch, H. (1934): Über einen Typus mit Pseudoaffektivität (»Als ob«). *Int. Z. Psychoanal.* 20, 323–335.

Deutsch, H. (1942): Some forms of emotional disturbance and their relationship to schizophrenia. *Psa. Quart.* 11, S 301–321.

Dilthey, W. (1905–10): *Der Aufbau der geschichtlichen Welt in den Geisteswissenschaften.* Frankfurt a. M. (Suhrkamp) 1981.

Eickhoff, F.-W. (2005): Über Nachträglichkeit. Die Modernität eines alten Konzepts. *Jahrb. Psychoanal.* 51, 139–161.

Erb, H. (2003): Nachüberlegungen zum Ende einer Analyse. In: Gutwinski-Jeggle, J., Schraivogel, P., Walker, C. E. (Hrsg.): *Der Analytiker im psychoanalytischen Prozess.* Kongressband (DPV), 343.

Ermann, M. (1998): Träume erzählen und die Übertragung. *Forum Psychoanal.* 14, 95–110.

Fairbairn, W. R. D. (1944): Endopsychic structure considered in terms of object-relationships. *Int. J. Psycho-Anal.* 27, 70–93.

Fairbairn, W. R. D. (1952): *Psycho-analytic studies of the personality.* London (Tavistock and Routledge).

Feldman, M. (1997a): Groll: die zugrundeliegende ödipale Konfiguration. In: Britton, R., Feldman, M., Steiner J.: *Groll und Rache in der ödipalen Situation.* Tübingen (edition diskord), 51–79.

Feldman, M. (1997b): Projektive Identifizierung: Die Einbeziehung des Analytikers. *Psyche – Z. Psychoanal.* 53 (1999), 991–1014.

Feldman, M. (1998a): Compliance als Abwehr. In: Britton, R., Feldman, M., Steiner, J.: *Identifikation als Abwehr.* Tübingen (edition diskord), 89–109.

Feldman, M. (1998b): *Why patients tell us their dreams.* Unpublizierter Vortrag. IV. Westlodge-Konferenz, London.

Feldman, M. (2000): Some views on the manifestation of the death instinct in clinical work. *Int. J. Psycho-Anal.* 81, 53–65.

Feldman, M. (2001): Wie wir auf Narzissmus reagieren. In: Britton, R., Feldman, M., Steiner, J.: *Narzissmus, Allmacht und psychische Realität.* Tübingen (edition diskord), 17–40.

Feldman, M. (2002): Zum Umgang mit Projektionen: Formen der Verwicklung. In: Weiß, H., Frank, C. (Hrsg.): *Pathologische Persönlichkeitsorganisationen als Abwehr psychischer Veränderung.* Tübingen (edition diskord), 19–46.

Feldman, M. (2003): Mini-Abbrüche während einer Analyse und ihre Auswirkungen auf den Analytiker. In: Gutwinski-Jeggle, J., Schraivogel, P., Walker, C. E. (Hrsg.): *Der Analytiker im psychoanalytischen Prozess. Gegenübertragung und Ende der Behandlung.* Kongressband (Deutsche Psychoanalytische Vereinigung), 45–62.

Ferenczi, S. (1909): Introjektion und Übertragung. In: Ders.: *Schriften zur Psychoanalyse.* Bd. 1. Frankfurt a. M. (Fischer), 12–47.

Ferenczi, S. (1913a): Wem erzählt man seine Träume? In: Ferenczi, S. (1938): *Bausteine der Psychoanalyse.* Leipzig (Int. Psychoanalyt. Verlag), 47.

Ferenczi, S. (1913b): Entwicklungsstufen der Wirklichkeitssinnes. In: Ders.: *Schriften zur Psychoanalyse.* Bd. 1. Frankfurt a. M. (Fischer), 148–163.

Fonagy, P. (1989): On tolerating mental states: theory of mind in borderline patients. *Bulletin of the Anna Freud Centre* 12, 91–115.

Fonagy, P. (1991): Thinking about thinking: some clinical and theoretical considerations in the treatment of a borderline patient. *Int. J. Psycho-Anal.* 72, 1–18.

Fonagy, P. (2001): *Bindungstheorie und Psychoanalyse.* Stuttgart (Klett-Cotta) 2003.

Fonagy, P., Target, M. (1997): Attachment and reflective function: their role in self-organisation. *Development and Psychopathology* 9, 679–700.

Fonagy, P., Gergely, G., Jurist, E. L., Target, M. (2002): *Affektregulierung, Mentalisierung und die Entwicklung des Selbst.* Stuttgart (Klett-Cotta) 2004.

Fonagy, P., Target, M., Allison, L. (2003): Gedächtnis und therapeutische Wirkung. *Psyche – Z. Psychoanal.* 57, 841–856.

Frank, C. (1999): *Melanie Kleins erste Kinderanalysen – die Entdeckung des Kindes als Objekt sui generis von Heilen und Forschen.* Stuttgart-Bad Cannstatt (frommann-holzboog).

Frank, C. (2003): Eine mögliche »Abweichung der normalen Gegenübertragung«: Entgrenzung als Misskonzeption der analytischen Beziehung. In: Frank, C., Weiß, H. (Hrsg.): *Normale Gegenübertragung und mögliche Abweichungen. Zur Aktualität von R. Money-Kyrles Verständnis des Gegenübertragungsprozesses.* Tübingen (edition diskord), 97–124.

Frank, C., Weiß, H. (Hrsg.) (2003): *Normale Gegenübertragung und mögliche Abweichungen. Zur Aktualität von R. Money-Kyrles Verständnis des Gegenübertragungsprozesses.* Tübingen (edition diskord).

Frank, C., Weiß, H. (Hrsg.) (2007): *Projektive Identifizierung. Ein Schlüsselkonzept der psychoanalytischen Therapie.* Stuttgart (Klett-Cotta).
Freud, S. (1896b): Weitere Bemerkungen über die Abwehr-Neuropsychosen. GW 1, 377–403.
Freud, S. (1899a): Über Deckerinnerungen. GW 1, 531–554.
Freud, S. (1900a): Die Traumdeutung. GW 2, 3.
Freud, S. (1905d): Drei Abhandlungen zur Sexualtheorie. GW 5, 27, 33–145.
Freud, S. (1910c): Eine Kindheitserinnerung des Leonardo da Vinci. GW 8, 127–211.
Freud, S. (1911c [1910]): Psychoanalytische Bemerkungen über einen autobiographisch beschriebenen Fall von Paranoia (Dementia paranoides). GW 16, 239–316.
Freud, S. (1912e): Ratschläge für den Arzt bei der psychoanalytischen Behandlung. GW 8, 376–387.
Freud, S (1912–13a): Totem und Tabu. GW 9.
Freud, S. (1914c): Zur Einführung des Narzißmus. GW 10, 137–170.
Freud, S. (1914g): Weitere Ratschläge zur Technik der Psychoanalyse II: Erinnern, Wiederholen und Durcharbeiten. GW 10, 126–136.
Freud, S. (1915c): Triebe und Triebschicksale. GW 10, 210–232.
Freud, S. (1915d): Die Verdrängung. GW 10, 248–261.
Freud, S. (1915e): Das Unbewußte. GW 10, 264–303.
Freud, S. (1916–17a): Vorlesungen zur Einführung in die Psychoanalyse. GW 11.
Freud, S. (1916–17f): Metapsychologische Ergänzung zur Traumlehre. GW 10, 411–426.
Freud, S. (1916–17g): Trauer und Melancholie. GW 10, 428–446.
Freud, S. (1918b): Aus der Geschichte einer infantilen Neurose. GW 12, 27–157.
Freud, S. (1920g): Jenseits des Lustprinzips. GW 13, 1–69.
Freud, S. (1921c): Massenpsychologie und Ich-Analyse. GW 13, 71–161.
Freud, S. (1922b [1921]): Über einige neurotische Mechanismen bei Eifersucht, Paranoia und Homosexualität. GW 13, 195–207.
Freud, S. (1923c [1922]): Bemerkungen zur Theorie und Praxis der Traumdeutung. GW 13, 301–314.
Freud, S. (1924c): Das ökonomische Problem des Masochismus. GW 13, 371–383.
Freud, S. (1925h): Die Verneinung. GW 14, 11–15.
Freud, S. (1927c): Die Zukunft einer Illusion. GW 14, 325–380.
Freud, S (1927e): Fetischismus. GW 14, 311–317.
Freud, S. (1930a [1929]): Das Unbehagen in der Kultur. GW 14, 419–506.
Freud, S. (1937c): Die endliche und die unendliche Analyse. GW 16, 59–99.
Freud, S. (1937d): Konstruktionen in der Analyse. GW 16, 43–56.
Freud, S. (1940e): Die Ichspaltung im Abwehrvorgang. GW 17, 59–62.
Gabbard, G. O. (1995): Gegenübertragung: Die Herausbildung einer gemeinsamen Gundlage. *Psyche – Z. Psychoanal.* 53 (1999), 972–990.

Gadamer, H.-G. (1960): *Wahrheit und Methode. Grundzüge eine philosophischen Hermeneutik.* Tübingen (J. C. B. Mohr), 4. Aufl. 1975.
Gergely, G., Watson, J. (1996): The social biofeedback model of parental mirroring. *Int. J. Psycho-Anal.* 77, 1181–1212.
Gerisch, B. (2005): Auch ich war in Arkadien: Der idyllische Raum als Zuflucht und als Abwehrorganisation. In: Münch, K., Löchel, E., Bataller Bautista, I., Flor, R., Junkers, G., Keune, A., Kornek, C., Ohrmann, R. (Hrsg.): *Zeit und Raum im psychoanalytischen Denken.* Kongressband (Deutsche Psychoanalytische Vereinigung), 107–134.
Giovacchini, P. (1967). The frozen object. *Int. J. Psycho-Anal.* 48, 61–67.
Giovacchini, P. L. (1975): *Psychoanalysis of character disorders.* New York (Jason Aronson).
Giovacchini, P.L. (1993): *Borderline patients, the psychosomatic focus, and the therapeutic process.* Northvale, London (Jason Aronson).
Gitelson, M. (1963): On the problem of character neurosis. *Journal of the Hillside Hospital* 12, 3–17.
Gmelin, H. (1949–1957), Übersetzung und Kommentar zu Dante Alighieri, *Die Göttliche Komödie,* Bd. 1–6. München (dtv) 1988.
Goldacker, U. v. (2003): Zum Prozess der Beendigung von Analysen. In: Gutwinski-Jeggle, J., Schraivogel, P., Walker, C. E. (Hrsg.): *Der Analytiker im psychoanalytischen Prozess. Gegenübertragung und Ende der Behandlung.* Kongressband (Deutsche Psychoanalytische Vereinigung), 335–342.
Green, A. (1983): Die tote Mutter. *Psyche – Z. Psychoanal.* 47, 205–240.
Green, A. (1990): *Geheime Verrücktheit. Grenzfälle der psychoanalytischen Praxis.* Gießen (Psychosozial-Verlag) 2000.
Green, A. (2000a): *Le temps eclaté.* Paris (Editions de Minuit).
Green, A. (2000b): *La diachronie en psychanalyse.* Paris (Editions du Minuit).
Grinberg, L. (1962): On a specific aspect of counter-transference due to the patient's projective identification. *Int. J. Psycho-Anal.* 43, 436–440.
Grinberg, L. (1968): On dreams and acting out in the psycho-analytic process. *Int. J. Psycho-Anal.* 49, 171–178.
Grinberg, L. (1985): *Téoria de la identificación.* Madrid (Tecnipublicaciones).
Grinberg, L. (1987): Dreams and acting out. In: Ders. (1990): *The goals of psychoanalysis. Identification, identity and supervision.* London, New York (Karnac), 191–209.
Grinberg, L. (1990): *The goals of psychoanalysis. Identification, identity and supervision.* London, New York (Karnac).
Grotstein, J. S. (Hrsg.) (1981): *Do I dare disturb the universe? A memorial to W. R. Bion.* London (Karnac), 191–209.
Guntrip, H. (1968): *Schizoid phenomena: object relations and the self.* London (Hogarth Press).
Gutwinski-Jeggle, J. (1992): Trauma und Zeiterleben. Theoretische Überlegungen. *Jahrb. Psychoanal.* 29, 167–214.

Gutwinski-Jeggle, J. (2001): Wenn Zeiträume nicht zu Denk- und Spielräumen werden. Die Depression als »Zeitkrankheit«, in: *Zeit ohne Ende?* Dokumentation der 10. Fachtagung des Vereins für psychoanalytische Sozialarbeit im November 2000 in Rottenburg. Tübingen (edition diskord), 81–103.

Gutwinski-Jeggle, J. (2007): Die Depression als »Zeitkrankheit«. Wenn Zeiträume nicht zu Spiel- und Denkräumen werden. *Forum Psychoanal.* 23, 133–148.

Gutwinski-Jeggle, J., Schraivogel, P., Walker, C. E. (Hrsg.) (2003): *Der Analytiker im psychoanalytischen Prozess. Gegenübertragung und Ende der Behandlung.* (Deutsche Psychoanalytische Vereinigung) Kongressband.

Hartocollis, P. (1978): Time and affect in borderline disorders. *Int. J. Psycho-Anal.* 59, 157–163.

Hartocollis, P. (1983): *Time and timelessness.* New York (International Universities Press).

Hegel, G. W. F. (1812): *Wissenschaft der Logik I.* Frankfurt a. M. (Suhrkamp) 1996.

Heidegger, M. (1927): *Sein und Zeit.* Tübingen (Niemeyer) 1963.

Heimann, P. (1950): On counter-transference. *Int. J. Psycho-Anal.* 31, 80–84.

Heimann, P. (1960): Bemerkungen zur Gegenübertragung. *Psyche – Z. Psychoanal.* 18 (1964), 483–493.

Hinz, H. (2003): Wer nicht verwickelt wird, spielt keine Rolle. Zu Money-Kyrle: »Normale Gegenübertragung und mögliche Abweichungen«. In: Frank, C., Weiß, H. (Hrsg.): *Normale Gegenübertragung und mögliche Abweichungen. Zur Aktualität von R. Money-Kyrles Verständnis des Gegenübertragungsprozesses.* Tübingen (edition diskord), 68–96.

Hughes, C. H. (1884): Borderland psychiatric records – pro-dromal symptoms of psychical impairment. *Alienist and Neurologist* 5, 85–91.

Isakower, O. (1938): A contribution to the patho-psychology of phenomena associated with falling asleep. *Int. J. Psycho-Anal.* 19, 331–345.

Jacobs, T. J. (1986): On countertransference enactments. *J. Amer. Psychoanal. Ass.* 34, 289–307.

Jacobs, T. J. (1993): The inner experiences of the psychoanalyst: their contribution to the analytic process. *Int. J. Psycho-Anal.* 74, 7–14.

Jacobs, T. J. (2001): On misreading and misleading patients. Some reflections on communications, miscommunications and countertransference enactments. *Int. J. Psycho-Anal.* 82, 653–669.

Jacobson, E. (1964): *Das Selbst und die Welt der Objekte.* Frankfurt a. M. (Suhrkamp) 1973.

Joseph, B. (1971): Eine klinischer Beitrag über die Analyse einer Perversion. In: Dies. (1989): *Psychisches Gleichgewicht und psychische Veränderung* (Hrsg. E. Bott Spillius, M. Feldman). Stuttgart (Klett-Cotta) 1994, 81–104.

Joseph, B. (1975): Der unzugängliche Patient. In: Dies. (1989): *Psychisches Gleichgewicht und psychische Veränderung* (Hrsg. E. Bott Spillius, M. Feldman). Stuttgart (Klett-Cotta) 1994, 116–134.

Joseph, B. (1982): Die Sucht nach Todesnähe. In: E. Bott Spillius (Hrsg.): *Melanie Klein Heute. Entwicklungen in Theorie und Praxis.* Bd. 1. Stuttgart (Klett-Cotta), 3. Aufl. 2002, 391–407.

Joseph, B. (1983): Über Verstehen und Nicht-Verstehen. Einige technische Fragen. In: Dies. (1989): *Psychisches Gleichgewicht und psychische Veränderung* (Hrsg. E. Bott Spillius, M. Feldman). Stuttgart (Klett-Cotta) 1994, 207–224.

Joseph, B. (1985): Übertragung: Die Gesamtsituation. In: Dies. (1989): *Psychisches Gleichgewicht und psychische Veränderung* (Hrsg. E. Bott Spillius, M. Feldman). Stuttgart (Klett-Cotta) 1994, 231–248.

Joseph, B. (1987): Projektive Identifizierung: Klinische Aspekte. In: Dies. (1989): *Psychisches Gleichgewicht und psychische Veränderung* (Hrsg. E. Bott Spillius, M. Feldman). Stuttgart (Klett-Cotta) 1994, 249–267.

Joseph, B. (1989): *Psychisches Gleichgewicht und psychische Veränderung* (Hrsg. E. Bott Spillius, M. Feldman). Stuttgart (Klett-Cotta) 1994.

Kant, I. (1781): *Kritik der reinen Vernunft.* Hamburg (Meiner), Sonderausgabe 2005.

Kanzer, M. (1955): The communicative function of the dream. *Int. J. Psycho-Anal.* 36, 260–266.

Kernberg, O. F. (1967): Borderline personality organisation. *J. Amer. Psychoanal. Ass.* 15, 641–685.

Kernberg, O. F. (1968): The treatment of patients with borderline personality organization. *Int. J. Psycho-Anal.* 49, 600–619.

Kernberg, O. F. (1975): *Borderline-Störungen und pathologischer Narzißmus.* Frankfurt a. M. (Suhrkamp) 1983.

Kernberg, O. F. (1983), *Object relations theory and character analysis. J. Amer. Psychoanal. Ass.* 31, 247–271.

Kernberg, O. F. (1984): *Schwere Persönlichkeitsstörungen. Theorie, Diagnose und Behandlungsstrategie.* Stuttgart (Klett-Cotta) 1985.

Kernberg, O. F. (2004): *Narzißmus, Aggression und Selbstzerstörung. Fortschritte in der Diagnose und Behandlung schwerer Persönlichkeitsstörungen.* Stuttgart (Klett-Cotta) 2006.

Kernberg, O. F. (2008): The destruction of time in pathological narcissism. *Int. J. Psycho-Anal.* 89, 299–312.

Kernberg, O. F., Yeomans, F. E. (2008): Übertragungsfokussierte Psychotherapie (TFP). Eine spezifische Form psychoanalytischer Psychotherapie bei schweren Persönlichkeitsstörungen. In: Springer, A., Münch, K., Munz, D. (Hrsg.): *Sexualitäten.* Gießen (Psychosozial-Verlag), 378–409.

Kernberg, O. F., Dulz, B., Sachsse, U. (Hrsg.) (2000): *Handbuch der Borderline-Störungen.* Stuttgart, New York (Schattauer).

Klauber, J. (1967): On the significance of reporting dreams in psycho-analysis. *Int. J. Psycho-Anal.* 48, 424–432.

Klein, M. (1995–2002): *Gesammelte Schriften.* Hrsg. von Ruth Cycon unter Mitarb. von Hermann Erb. Stuttgart (frommann-holzboog).

Klein, M. (1930): Die Bedeutung der Symbolbildung für die Ich-Entwicklung. *GSK*, Bd. I/1, 347–368.

Klein, M. (1932): Die Psychoanalyse des Kindes. *GSK*, Bd. II.

Klein, M. (1935): Beitrag zur Psychogenese der manisch-depressiven Zustände. *GSK*, Bd. I/2, 29–75.

Klein, M. (1940): *Die Trauer und ihre Beziehungen zu manisch-depressiven Zuständen*. *GSK*, Bd. I/2, 159–199.

Klein, M. (1946): Bemerkungen über einige schizoide Mechanismen. *GSK*, Bd. III, 1–41.

Klein, M. (1950): Zu den Kriterien für die Beendigung einer Psychoanalyse. *GSK*, Bd. III, 71–79.

Klein, M. (1952): Die Ursprünge der Übertragung. *GSK*, Bd. III, 81–95.

Klein, M. (1957): Neid und Dankbarkeit. Eine Untersuchung unbewusster Quellen. *GSK*, Bd. III, 279–367.

Klüwer, R. (2002): M. C. Escher – Spielen mit Bildern und Gedanken. Psychoanalytische Assoziationen zu einem dimensionalen Modell innerer Realität. In: H. Lahme-Gronostaj (Hrsg.): *Symbolisierung und ihre Störungen*. Kongressband (Deutsche Psychoanalytische Vereinigung), 233–259.

Knight, R. (1940 [1938]): Introjection, projection and identification. *Psa. Quart.* 9, 334–341.

Knight, R. (1953): Borderline states. In: Ders. (1972): *Clinician and therapist. Selected papers by Robert P. Knight* (Hrsg. S. C. Miller). New York (Basic Books), 208–223.

Knight, R. (1972): *Clinician and therapist. Selected papers by Robert P. Knight* (Hrsg. S. C. Miller). New York (Basic Books).

Koenigsberg, H. W., Siever, L. J. (2000): Die Neurobiologie der Borderline Persönlichkeitsstörung. In: Kernberg, O. F., Dulz, B., Sachsse, U. (2000): *Handbuch der Borderline-Störungen*. Stuttgart, New York (Schattauer), 207–216.

Lacan, J. (1966): *Schriften*. Bd. I–III. Olten (Walter) 1973–1980.

Lacan, J. (1953): Funktion und Feld des Sprechens und der Sprache in der Psychoanalyse. In: Ders. (1966): *Schriften I*. Olten (Walter) 1973, 71–169.

Lacan, J. (1958): Die Ausrichtung der Kur und die Prinzipien ihrer Macht. In: Ders. (1966): *Schriften I*. Olten (Walter) 1973, 171–236.

Lacan, J. (1964): *Das Seminar von Jacques Lacan, Buch XI. Die vier Grundbegriffe der Psychoanalyse*. Olten (Walter), 2. Aufl. 1980.

LaFarge, L. (2000): Interpretation and containment. *Int. J. Psycho-Anal.* 81, 67–84.

Lang, H. (1978): Geschichtlichkeit des Daseins oder Entwicklung des Soma? Überlegungen zum wissenschaftlichen Standort der Psychoanalyse. In: Kraus, A. (Hrsg.): *Leib, Geist, Geschichte. Brennpunkte anthropologischer Psychiatrie*. Heidelberg (Hüthig), 121–138.

Lax, R. F. (Hrsg.) (1989): *Essential papers on character neurosis and treatment*. New York (New York University Press).

Lévinas, E. (1979): *Die Zeit und der Andere*. Hamburg (Meiner) 1984.

Lewin, B. D. (1946): Sleep, the mouth and the dream screen. *Psychoanal. Q.* 15, 419–434.

Little, M. (1951): Counter-transference and the patient's response to it. *Int. J. Psycho-Anal.* 32, 32–40.

Loch, W. (1976): Psychoanalyse und Wahrheit. *Psyche – Z. Psychoanal.* 30, 865–898.

Loewald, H. W. (1978): Instinct theory, object relation, and psychic structure formation. *J. Amer. Psychoanal. Ass.* 26, 463–506.

Loewald, H. W. (1980): Das Zeiterleben. In: Ders.: *Psychoanalyse. Aufsätze aus den Jahren 1951–1979*. Stuttgart (Klett-Cotta) 1986, 120–129.

Loewald, H. W. (1986): *Psychoanalyse. Aufsätze aus den Jahren 1951–1979*. Stuttgart (Klett-Cotta) 1986.

Lombardi, R. (2003): Knowledge and experience of time in primitive mental states. *Int. J. Psycho-Anal.* 84, 1531–1549.

Mahler, M. S. (1968): *Symbiose und Individuation*. Bd. 1: *Psychosen im frühen Kindesalter*. Stuttgart (Klett) 1972.

Mahler, M. S. (1975): Die Bedeutung des Loslösungs- und Individuationsprozesses für die Beurteilung von Borderline-Phänomenen. *Psyche – Z. Psychoanal.* 29, 1078–1095.

Mahler, M. S., Pine, F., Bergman, A (1975): *Die psychische Geburt des Menschen. Symbiose und Individuation*. Frankfurt a. M. (Fischer) 1980.

Maugham, W. Somerset (1921): *Die Leidenschaft des Missionars (Regen)*. Zürich (Diogenes) 1976.

McLaughlin, J. T. (1987): The play of transference. Some reflections on enactment in the psychoanalytic situation. *J. Amer. Psychoanal. Ass.* 35, 557–582.

McLaughlin, J. T. (1991): Clinical and theoretical aspects of enactment. *J. Amer. Psychoanal.* Ass. 39, 595–614.

Meissner, W. W. (1984): *The borderline spectrum: differential diagnosis and developmental issues*. New York (Jason Aronson).

Meltzer, D. (1966): Die Beziehung der analen Masturbation zur projektiven Identifizierung. In: E. Bott Spillius (Hrsg.): *Melanie Klein Heute*. Bd. 1. Stuttgart (Klett-Cotta), 2. Aufl. 1995, 130–147.

Meltzer, D. (1968): Panik, Verfolgungsangst, Furcht – Zur Differenzierung paranoider Ängste. In: E. Bott Spillius (Hrsg.): *Melanie Klein Heute. Entwicklungen in Theorie und Praxis*. Bd. 1. Stuttgart (Klett-Cotta), 3. Aufl. 2002, 288–298.

Meltzer, D. (1973): Infantile perverse sexuality. In: Ders. (1973): *Sexual states of mind*. Strath Tay, Perthshire (Clunie Press), 90–98.

Meltzer, D. (1984): *Traumleben. Eine Überprüfung der psychoanalytischen Theorie und Technik*. München, Wien (Verlag Internationale Psychoanalyse) 1988.

Meltzer, D. (1992): *The claustrum. An investigation of claustrophobic phenomena*. Strath Tay, Pertshire (Clunie Press).

Minkowski, E. (1933): *Die gelebte Zeit.* Bd. 1: *Über den zeitlichen Aspekt des Lebens.* Bd. 2: *Über den zeitlichen Aspekt psychopathologischer Phänomene.* Salzburg (Müller) 1971/1972.

Money-Kyrle, R. (1932): *The development of the sexual impulses.* London (Kegan Paul, Trench, Trubner & Co).

Money-Kyrle, R. (1956): Normale Gegenübertragung und mögliche Abweichungen. In: Frank, C., Weiß, H. (Hrsg.) (2003): *Normale Gegenübertragung und mögliche Abweichungen. Zur Aktualität von R. Money-Kyrles Verständnis des Gegenübertragungsprozesses.* Tübingen (edition diskord), 19–36.

Money-Kyrle, R. (1960): The process of psychoanalytical inference. In: Meltzer, D., O'Shaughnessy, E. (Hrsg.) (1978): *The collected papers of Roger Money-Kyrle.* Strath Tay, Pertshire (Clunie Press), 343–352.

Money-Kyrle, R. (1968): Cognitive development. In: Meltzer, D., O'Shaughnessy, E. (Hrsg.) (1978): *The collected papers of Roger Money-Kyrle.* Strath Tay, Pertshire (Clunie Press), 416–433.

Money-Kyrle, R. (1971): The aim of psychoanalysis. In: Meltzer, D., O'Shaughnessy, E. (Hrsg.) (1978): *The collected papers of Roger Money-Kyrle.* Strath Tay, Pertshire (Clunie Press), 442–449.

Morus, T. (1516): *Utopia.* Stuttgart (Reclam) 2003.

Nunberg, H. G. (1956): Character and neurosis. *Int. J. Psycho-Anal.* 37, 36–45.

Ogden, T. (1989): *The primitive edge of experience.* Northvale, London (Jason Aronson).

Ogden, T. (1994): The analytic third: working with intersubjective clinical facts. *Int. J. Psycho-Anal.* 75, 3–19.

Ogden, T. (1997): *Analytische Träumerei und Deutung. Zur Kunst der Psychoanalyse.* Wien, New York (Springer) 2001.

O'Shaughnessy, E. (1981): Klinische Untersuchung einer Abwehrorganisation. In: E. Bott Spillius (2002) (Hrsg.): *Melanie Klein Heute.* Bd. 1. Stuttgart (Klett-Cotta), 3. Aufl. 2002, 367–390.

O'Shaughnessy, E. (1992): Psychose: Nicht-Denken in einer bizarren Welt. In: Dies. (1998): *Kann ein Lügner analysiert werden? Emotionale Erfahrungen und psychische Realität in Kinder- und Erwachsenenanalysen.* Tübingen (edition diskord), 83–104.

O'Shaughnessy. E. (1993): Enklaven und Exkursionen. In: Dies. (1998): *Kann ein Lügner analysiert werden? Emotionale Erfahrungen und psychische Realität in Kinder- und Erwachsenenanalysen.* Tübingen (edition diskord), 105–125.

O'Shaughnessy, E. (1997): Wenn Wissen schädlich ist – Bions Konzept -K. In: Dies. (1998): *Kann ein Lügner analysiert werden? Emotionale Erfahrungen und psychische Realität in Kinder- und Erwachsenenanalysen.* Tübingen (edition diskord), 126–143.

O'Shaughnessy, E. (1998): Sehen mit Emotion und Bedeutung. In: Dies. (1998): *Kann ein Lügner analysiert werden? Emotionale Erfahrungen und psychische*

Realität in Kinder- und Erwachsenenanalysen. Tübingen (edition diskord), 143–153.

O'Shaughnessy, E. (2003): Eine invasive projektive Identifizierung. Wie Patienten in das Denken und Fühlen des Analytikers eindringen. *Jahrb. Psychoanal.* 46, 9–28.

O'Shaugnessy, E. (2008): On gratitude. In: Roth, P. Lemma, A. (Hrsg.): *Envy and gratitude revisited.* London (International Psychoanalytic Association), 79–91.

Pagel, G. (1984): *Narziß und Prometheus. Die Theorie der Phantasie bei Freud und Gehlen.* Würzburg (Königshausen & Neumann).

Pankow, G. (1983): Die Dynamik des Raumes und die gelebte Zeit. *Jahrb. Psychoanal.* 15, 253–268.

Perelberg, R. J. (2003): Après-coup and unconscious phantasy. *Bull. Brit. Psycho-Anal. Soc.* 39, 1, 19–26.

Perelberg, R. J. (Hrsg.) (2007): *Time and memory.* London (Karnac).

Plenker, F. P. (2005): Zum Konzept der Gegenübertragung – Ursprünge und Grundzüge kleinianischer Weiterentwicklungen. *Psyche – Z. Psychoanal.* 59, 685–717.

Paris, J. (2000): Kindheitstrauma und Therapie der Borderline-Störungen. In: Kernberg, O. F., Dulz, B., Sachsse, U. (Hrsg.): *Handbuch der Borderline-Störungen.* Stuttgart, New York (Schattauer), 159–166.

Porro, P. (2004): Stichwort »Zeit" III. In: Ritter, J., Gründer, K., Gabriel. (Hrsg.): *Historisches Wörterbuch der Philosophie.* Bd. 12. Basel (Schwabe), 1209–1220.

Potamianou, A. (1992): *Un bouclier dans l'économie des états-limites: l'éspoir.* Paris (Presses Universitaires de France).

Quinodoz, J.-M. (1993): *Die gezähmte Einsamkeit. Trennungsangst in der Psychoanalyse.* Tübingen (edition diskord), 2004.

Racker, H. (1953): Contribution to the problem of counter-transference. *Int. J. Psycho-Anal.* 34, 313–324.

Racker, H. (1980): *Übertragung und Gegenübertragung.* München (Ernst Reinhardt).

Reich, A. (1951): On Counter-transference. *Int. J. Psycho-Anal.* 32, 25–31.

Reich, W. (1933): *Charakteranalyse.* Köln (Kiepenheuer & Witsch) 1989.

Resnik, S. (1995): *Mental space.* London (Karnac).

Rey, H. (1979): Schizoide Phänomene im Borderline-Syndrom, in: E. Bott Spillius (Hrsg.): *Melanie Klein Heute. Entwicklungen in Theorie und Praxis.* Bd. 1. Stuttgart (Klett-Cotta), 3. Aufl. 2002, 253–287.

Rey, H. (1986): Reparation. *Journal of the Melanie Klein Society* 4, 5–35.

Rey, H. (1994): *Universals of psychoanalysis in the treatment of psychotic and borderline states.* London (Free Association).

Ricœur, P. (1983–85): *Temps et récit.* Bd. 1–3. Paris (Editions du Seuil).

Ricœur, P. (1998): *Das Rätsel der Vergangenheit. Erinnern – Vergessen – Verzeihen.* Göttingen (Wallstein), 4. Aufl. 2004.

Riesenberg-Malcolm, R. (1970): Der Spiegel: die perverse Sexualphantasie einer

Frau, betrachtet als Abwehr eines psychotischen Zusammenbruchs: In: E. Bott Spillius (Hrsg.): *Melanie Klein Heute.* Bd. 2. Stuttgart (Klett-Cotta), 3. Aufl. 2002, 155–185.

Riesenberg-Malcolm, R. (1981): Selbstbestrafung als Abwehr. In: Dies. (1999): *Unerträgliche seelische Zustände erträglich machen* (Hrsg. P. Roth). Stuttgart (Klett-Cotta) 2003, 126–152.

Riesenberg-Malcolm, R. (1986): Deutung: Die Vergangenheit in der Gegenwart. In: E. Bott Spillius (Hrsg.): *Melanie Klein Heute.* Bd. 2. Stuttgart (Klett-Cotta), 3. Aufl. 2002, 101–122.

Riesenberg-Malcolm, R. (1990): Als-ob. Das Phänomen des Nicht-Lernens. In: Dies. (1999): *Unerträgliche seelische Zustände erträglich machen* (Hrsg. P. Roth). Stuttgart (Klett-Cotta) 2003, 168–182.

Riesenberg-Malcolm, R. (1999): *Unerträgliche seelische Zustände erträglich machen. Psychoanalytisches Arbeiten mit extrem schwierigen Patienten* (Hrsg. P. Roth). Stuttgart (Klett-Cotta) 2003.

Riesenberg-Malcolm, R. (2004): Bedeutsames Vergessen: Eine klinische Untersuchung. *Jahrb. Psychoanal.* 48, 9–26.

Rivière, J. (1936): Beitrag zur Analyse der negativen therapeutischen Reaktion. In: Dies. (1996): *Ausgewählte Schriften* (Hrsg. L. Gast). Tübingen (edition diskord), 138–158.

Rohde-Dachser, C. (1979): *Das Borderline-Syndrom.* Bern, Göttingen, Toronto, Seattle (Huber), 5. Aufl. 1995.

Rohde-Dachser, C. (2004): »In den Himmel kommen, ohne zu sterben« – Inszenierungen des Unmöglichen als Selbsterhaltungsstrategie. In: Dies., Wellendorf, F. (Hrsg.) (2004): *Inszenierungen des Unmöglichen. Theorie und Therapie schwerer Persönlichkeitsstörungen.* Stuttgart (Klett-Cotta), 36–59.

Rohde-Dachser, C., Wellendorf, F. (Hrsg.) (2004): *Inszenierungen des Unmöglichen. Theorie und Therapie schwerer Persönlichkeitsstörungen.* Stuttgart (Klett-Cotta).

Rose, J. (1997): Distortions of time in the transference. Some clinical and theoretical implications. *Int. J. Psycho-Anal.* 78, 453–468.

Rosenfeld, H. A. (1949): Über den Zusammenhang von männlicher Homosexualität mit Paranoia, paranoiden Ängsten und Narzissmus. In: Ders. (1965): *Zur Psychoanalyse psychotischer Zustände.* Frankfurt a. M. (Suhrkamp) 1989, 36–57.

Rosenfeld, H. A. (1950): Zur Psychopathologie von Verwirrtheitszuständen bei chronisch Schizophrenen. In: Ders. (1965): *Zur Psychoanalyse psychotischer Zustände.* Frankfurt a. M. (Suhrkamp) 1989, 58–71.

Rosenfeld, H. A. (1952a): Bemerkungen zur Psychoanalyse des Über-Ich-Konflikts bei einem akut schizophrenen Patienten. In: Ders. (1965): *Zur Psychoanalyse psychotischer Zustände.* Frankfurt a. M. (Suhrkamp) 1989, 72–119.

Rosenfeld, H. A. (1952b): Übertragungsphänomene und Übertragungsanalyse bei einem Fall von akuter katatoner Schizophrenie. In: Ders. (1965): *Zur Psychoanalyse psychotischer Zustände.* Frankfurt a. M. (Suhrkamp) 1989, 120–134.

Rosenfeld, H. A. (1954): Zur psychoanalytischen Behandlung akuter und chronischer Schizophrenie. In: Ders. (1965): *Zur Psychoanalyse psychotischer Zustände.* Frankfurt a. M. (Suhrkamp) 1989, 135–148.

Rosenfeld, H. A. (1964): Zur Psychopathologie des Narzissmus – ein klinischer Beitrag. In: Ders. (1965): *Zur Psychoanalyse psychotischer Zustände.* Frankfurt a. M. (Suhrkamp) 1989, 196–208.

Rosenfeld, H. A. (1965): *Zur Psychoanalyse psychotischer Zustände.* Frankfurt a. M. (Suhrkamp) 1989.

Rosenfeld, H. A. (1971a): Zur Psychopathologie psychotischer Zustände: Die Bedeutung der projektiven Identifizierung für die Ich-Struktur und die Objektbeziehungen des psychotischen Patienten. In: E. Bott Spillius (Hrsg.): *Melanie Klein Heute.* Bd. 1. Stuttgart (Klett-Cotta), 2. Aufl. 1995, 148–173.

Rosenfeld, H. A. (1971b): Beitrag zur psychoanalytischen Theorie des Lebens- und Todestriebes aus klinischer Sicht: eine Untersuchung der aggressiven Aspekte des Narzißmus. In: E. Bott Spillius (Hrsg.): *Melanie Klein Heute.* Bd. 1. Stuttgart (Klett-Cotta), 2. Aufl. 1995, 299–319.

Rosenfeld, H. A. (1987): *Sackgassen und Deutungen. Therapeutische und antitherapeutische Faktoren bei der psychoanalytischen Behandlung von psychotischen, Borderline- und neurotischen Patienten.* München, Wien (Verlag Internationale Psychoanalyse) 1990.

Rosenfeld, H. A. (2001): *The Italian Seminars.* London (Karnac).

Sandler, J. (1976): Gegenübertragung und Bereitschaft zur Rollenübernahme. *Psyche – Z. Psychoanal.* 30, 297–305.

Sandler, J. (Hrsg.) (1987): *Projection, identification, projective identification.* Madison (International Universities Press).

Sandler, J., Sandler, A.-M. (1984): Vergangenheits-Unbewusstes, Gegenwarts-Unbewusstes und die Deutung der Übertragung. *Psyche – Z. Psychoanal.* 39 (1985), 800–829.

Schmithüsen, G. (2004): »Die Zeit steht still in rasender Eile«. Eine psychoanalytische Einzelfallstudie zu frühem Trauma und Zeiterleben. *Psyche – Z. Psychoanal.* 58, 293–320.

Sebald, W. G. (2001a): *Austerlitz.* Frankfurt a. M. (S. Fischer) 2003.

Sebald, W. G. (2001b): *Die Ausgewanderten. Vier lange Erzählungen.* Frankfurt a. M. (Eichborn).

Sedlak, V. (1997): The dream space and countertransference. *Int. J. Psycho-Anal.* 71, 87–94.

Segal, H. (1949): Aspekte der Analyse eines schizophrenen Patienten. In: E. Bott Spillius (Hrsg.): *Melanie Klein Heute.* Bd. 2. Stuttgart (Klett-Cotta), 2. Aufl. 1995, 202–224.

Segal, H. (1956): Die Depression des schizophrenen Patienten. In: E. Bott Spillius (Hrsg.): *Melanie Klein Heute. Entwicklungen in Theorie und Praxis.* Bd. 1. Stuttgart (Klett-Cotta), 3. Aufl. 2002, 63–74.

Segal, H. (1957): Bemerkungen zur Symbolbildung. In: E. Bott Spillius (Hrsg.): *Melanie Klein Heute.* Bd. 1. Stuttgart (Klett-Cotta), 3. Aufl. 2002, 202–224.

Segal, H. (1972): A delusional system as a defence against the re-emergence of a catastrophic situation. *Int. J. Psycho-Anal.* 53, 393–401.

Segal, H. (1978): On symbolism. *Int. J. Psycho-Anal.* 59, 315–319.

Segal, H. (1981): *Wahnvorstellung und künstlerische Kreativität.* Stuttgart (Klett-Cotta) 1991.

Segal, H. (1991): *Traum, Phantasie und Kunst. Über die Bedingungen menschlicher Kreativität.* Stuttgart (Klett-Cotta) 1996.

Segal, H. (1997): The uses and abuses of counter-transference. In: Dies.: *Psychoanalysis, literature and war. Papers 1972–1995.* London, New York (Routledge), 111–119.

Shaked, J. (1999): »Zeit« in Übertragung und Gegenübertragung. Theoretische und therapeutische Beiträge der Psychoanalyse zum Phänomen der Zeit. *Werkblatt, Zschr. f. Psychoanal. u. Gesellschaftskritik* 16, 2, 3–24.

Sodré, J. (2004): Wer ist wer? Bemerkungen über pathologische Identifikationen. In: Frank, C., Weiß, H. (Hrsg.): *Projektive Identifizierung. Ein Schlüsselkonzept der psychoanalytischen Therapie.* Stuttgart (Klett-Cotta) 2007, 47–64.

Sohn, L. (1985): Narzisstische Organisation, projektive Identifzierung und die Bildung des Identifikanten. In: E. Bott Spillius (Hrsg.): *Melanie Klein Heute.* Bd. 1. Stuttgart (Klett-Cotta), 3. Aufl. 2002, 339–366.

Spillius, E. B. (1980): Klinische Überlegungen zur negativen therapeutischen Reaktion. In: Frank, C., Weiß, H. (Hrsg.): *Kleinianische Theorie in klinischer Praxis. Schriften von Elizabeth Bott Spillius.* Stuttgart (Klett-Cotta) 2002, 108–122.

Spillius, E. B. (Hrsg.) (1988): *Melanie Klein Heute. Entwicklungen in Theorie und Praxis.* Bd. 1: *Beiträge zur Theorie.* Bd. 2: *Anwendungen.* Stuttgart (Klett-Cotta), 3. Aufl. 2002.

Spillius, E. B. (1992): Klinische Erfahrungen mit projektiver Identifikation. In: Frank, C., Weiß, H. (Hrsg.): *Kleinianische Theorie in klinischer Praxis. Schriften von Elizabeth Bott Spillius.* Stuttgart (Klett-Cotta) 2002, 123–146.

Spillius, E. B. (2007): Projektive Identifizierung – Zurück in die Zukunft. In: Frank, C., Weiß, H. (Hrsg.): *Projektive Identifizierung. Ein Schlüsselkonzept der psychoanalytischen Therapie.* Stuttgart (Klett-Cotta), 130–154.

Steiner, J. (1982): Perverse relationships between parts of the self: a clinical illustration. *Int. J. Psycho-Anal.* 63, 241–251.

Steiner, J. (1987): Die Wechselwirkungen zwischen pathologischen Organisationen und der paranoid-schizoiden und depressiven Position. In: E. Bott Spillius (Hrsg.): *Melanie Klein Heute.* Bd. 1. Stuttgart (Klett-Cotta), 2. Aufl. 1995, 408–431.

Steiner, J. (1990): Pathological organizations as obstacles to mourning: the role of unbearable guilt. *Int. J. Psycho-Anal.* 71, 87–94.

Steiner, J. (1992): The equilibrium between the paranoid-schizoid and the depressive positions. In: Anderson, R. (Hrsg.): *Clinical lectures on Klein and Bion*. London (Routledge), 46–58.

Steiner, J. (1993): *Orte des seelischen Rückzugs. Pathologische Organisationen bei psychotischen, neurotischen und Borderline-Patienten*. Stuttgart (Klett-Cotta) 1998.

Steiner, J. (1996): The aim of psychoanalysis in theory and practice. *Int. J. Psycho-Anal.* 77, 1073-1083.

Steiner, J. (1997): Vergeltung und Groll in der ödipalen Situation. In: Britton, R., Feldman, M., Steiner, J.: *Groll und Rache in der ödipalen Situation*. Tübingen (edition diskord), 23–42.

Steiner, J. (1998): Identifikation und Imagination. In: Britton, R., Feldman, M., Steiner, J.: *Identifikation als Abwehr*. Tübingen (edition diskord), 45–64.

Steiner, J. (2000): Containment, affect and communication. *Int. J. Psycho-Anal.* 81, 245–255.

Steiner, J. (2002): Fortschritte in einer Analyse, Verlegenheit und Empörung. In: Weiß, H., Frank, C. (Hrsg.): *Pathologische Persönlichkeitsorganisationen als Abwehr psychischer Veränderung*. Tübingen (edition diskord), 67–88.

Steiner, J. (2006a): *Narzisstische Einbrüche: Sehen und Gesehenwerden. Scham und Verlegenheit bei pathologischen Persönlichkeitsorganisationen* (Hrsg. Weiß, H., Frank, C.). Stuttgart (Klett-Cotta) 2006.

Steiner, J. (2006b): Interpretative enactments and the analytic setting. *Int. J. Psycho-Anal.* 87, 315–320.

Stern, D. (1985): *Die Lebenserfahrung des Säuglings*. Stuttgart (Klett-Cotta), 7. Aufl. 2000.

Strachey, J. (1934): The nature of the therapeutic action of psycho-analysis. *Int. J. Psycho-Anal.* 15, 127–159.

Theunissen, M. (2004): Stichwort »Zeit« II, A. In: Ritter, J., Gründer, K., Gabriel, G. (Hrsg.): *Historisches Wörterbuch der Philosophie*. Bd. 12. Basel (Schwabe), 1190–1196.

Thomä, H. (1999): Zur Theorie und Praxis von Übertragung und Gegenübertragung im psychoanalytischen Pluralismus. *Psyche – Z. Psychoanal.* 53, 820–872.

Torgersen, S. (2000): Genetische Aspekte bei Borderline-Störungen. In: Kernberg, O. F., Dulz, B., Sachsse, U. (Hrsg.) (2000): *Handbuch der Borderline-Störungen*. Stuttgart, New York (Schattauer) 2000, 217–223.

Wallis-Budge, E.A. (1950): *The Rosetta stone*. London (British Museum) 1971.

Weiss, E. (1925): Über eine noch nicht beschriebene Phase der Entwicklung zur heterosexuellen Liebe. *Int. Zschr. Psychoanal.* 11, 76–90.

Weiß, C., Weiß, H. (1989): Dem Beispiel jener Forscher folgend. Zur Bedeutung der Archäologie im Leben Sigmund Freuds. *Luzifer-Amor, Zschr. f. Gesch. d. Psychoanal.* 3, 45–71.

Weiß, H. (1984): Zeitlichkeit bei Bergson und Minkowski. *Daseinsanalyse* 1, 157–162.

Weiß, H. (1988): *Der Andere in der Übertragung. Untersuchung über die analytische Situation und die Intersubjektivität in der Psychoanalyse.* Stuttgart-Bad Cannstatt (fromann-holzboog).

Weiß, H. (1996): Wunsch und Intersubjektivität in der Psychoanalyse. In: Marx, R., Stebner, G. (Hrsg.): *Ich und der Andere. Aspekte menschlicher Beziehungen.* St. Ingbert (Röhrig Universitätsverlag), 311–333.

Weiß, H. (1998a): Denken, Intersubjektivität und Bedeutungskonstituierung im psychoanalytischen Prozeß. In: Beaufort, J., Prechtl, P. (Hrsg.): *Rationalität und Prärationalität. Festschrift für Alfred Schöpf.* Würzburg (Königshausen & Neumann), 355–365.

Weiß, H. (1998b): Konstruktion und psychischer Raum. In: Kimmerle, G. (Hrsg.): *Konstruktionen (in) der Psychoanalyse.* Tübingen (edition diskord), 45–64.

Weiß, H. (Hrsg.) (1999): *Ödipuskomplex und Symbolbildung. Ihre Bedeutung bei Borderline-Zuständen und frühen Störungen.* Tübingen (edition diskord).

Weiß, H. (2001): Zur Beziehung zwischen einigen theoretischen Konzepten bei Melanie Klein und Wilfred Bion. *Psyche – Z. Psychoanal.* 55, 159–180.

Weiß, H. (2002a): Reporting a dream accompanying an enactment in the transference situation. *Int. J. Psycho-Anal.* 83, 633–645.

Weiß, H. (2002b): Über einige klinische Manifestationen des Todestriebes. Romantische Perversion, Masochismus und virtuelle Unsterblichkeit. *Forum Psychoanal.* 18, 37–50.

Weiß, H. (2003a): Zeiterfahrung und depressive Position. *Psyche – Z. Psychoanal.* 57, 857–873.

Weiß, H. (2003b): Verstehen als Wiedergutmachung – Deutung als Reprojektion. Zur Aktualität von R. Money-Kyrles Verständnis der Gegenübertragung als Transformationsprozeß. In: Frank, C., Weiß, H. (Hrsg.): *Normale Gegenübertragung und mögliche Abweichungen. Zur Aktualität von R. Money-Kyrles Verständnis des Gegenübertragungsprozesses.* Tübingen (edition diskord), 158–173.

Weiß, H. (2003c): Zur Missrepräsentation der Erfahrung von Getrenntheit und Verlust – Klinische Probleme. In: Eith, T., Wellendorf, F. (Hrsg.): *Fort – Da. Trennen und Verbinden im psychoanalytischen Prozess.* Heidelberg (Asanger), 135–152.

Weiß, H. (2005): Wenn das Geschehene erst dann geschieht, wenn wir es denken können – Überlegungen zur Konstruktion des inneren Raumes und zur zeitlichen Rekonstruktion. *Psyche – Z. Psychoanal.* 59, Beiheft, 65–77.

Weiß, H. (2007): Ein mehrphasiges Modell der projektiven Identifizierung. *Psyche – Z. Psychoanal.* 61, 153–171.

Weiß, H. (2008): Groll, Scham und Zorn. Überlegungen zur Differenzierung narzisstischer Zustände. *Psyche – Z. Psychoanal.* 62, 866–886.

Weiß, H., Frank, C. (Hrsg.) (2002): *Pathologische Persönlichkeitsorganisationen als Abwehr psychischer Veränderung.* Tübingen (edition diskord).

Weiß, H., Frank, C. (2007): Einführung. In: Frank, C., Weiß, H. (Hrsg.): *Projek-*

tive Identifizierung. Ein Schlüsselkonzept der psychoanalytischen Therapie. Stuttgart (Klett-Cotta), 7–26.

Weiß, H., Horn, E. (2007): Zur Entwicklung des Psychoseverständnisses in der kleinianischen Tradition. *Forum der psychoanalytischen Psychosentherapie* 18, 11–39.

Westermann, H. (2004): Stichwort »Zeit« II, B. In: Ritter, J., Gründer, K., Gabriel, G.: *Historisches Wörterbuch der Philosophie.* Bd. 12. Basel (Schwabe), 119–1207.

Will, H. (1999): Traumdeutung in der Stunde. Zur Entfaltung des klassischen Technikkonflikts. *Luzifer-Amor, Zschr. f. Gesch. d. Psychoanal.* 24, 65–84.

Williams, G. (1997): *Innere Landschaften und Fremdkörper. Abhängigkeitsbeziehungen bei Eßstörungen und anderen seelischen Erkrankungen.* Stuttgart (Klett-Cotta) 2003.

Winnicott, D. W. (1953): Übergangsobjekte und Übergangsphänomene. In: Ders. (1971): *Vom Spiel zur Kreativität.* Stuttgart (Klett-Cotta), 2. Aufl. 1979 (11. Aufl. 2006), 10–39.

Winnicott, D. W. (1960): Ich-Verzerrung in Form des wahren und des falschen Selbst. In: Ders. (1965): *Reifungsprozesse und fördernde Umwelt.* Frankfurt a. M. (S. Fischer) 1984, 182–199.

Winnicott, D. W. (1971): *Vom Spiel zu Kreativität.* Stuttgart (Klett-Cotta) (11. Aufl. 2006).

Wyss, D. (1980): *Zwischen Logos und Antilogos. Untersuchungen zur Vermittlung von Hermeneutik und Naturwissenschaft.* Göttingen (Vandenhoeck & Ruprecht).